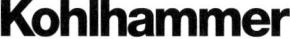

Der Autor

Jürgen Köhler ist Krankenpfleger mit der Fach- Weiterbildung für Anästhesie und Intensivpflege sowie Pflegeexperte für Chest Pain Unit. Er war in der Intensivpflege im Siloah St. Trudpert Klinikum und als Rettungsassistent in Pforzheim tätig.

2010 hat er die Leitung der Intermediate Care (Intensivüberwachungspflege-Abteilung) mit integrierter Chest Pain Unit im Siloah St. Trudpert Klinikum übernommen.

Jürgen Köhler

Chest Pain Unit

Ein multiprofessionelles Lehr- und Praxisbuch

Verlag W. Kohlhammer

Dieses Werk einschließlich aller seiner Teile ist urheberrechtlich geschützt. Jede Verwendung außerhalb der engen Grenzen des Urheberrechts ist ohne Zustimmung des Verlags unzulässig und strafbar. Das gilt insbesondere für Vervielfältigungen, Übersetzungen, Mikroverfilmungen und für die Einspeicherung und Verarbeitung in elektronischen Systemen.

Pharmakologische Daten, d. h. u. a. Angaben von Medikamenten, ihren Dosierungen und Applikationen, verändern sich fortlaufend durch klinische Erfahrung, pharmakologische Forschung und Änderung von Produktionsverfahren. Verlag und Autoren haben große Sorgfalt darauf gelegt, dass alle in diesem Buch gemachten Angaben dem derzeitigen Wissensstand entsprechen. Da jedoch die Medizin als Wissenschaft ständig im Fluss ist, da menschliche Irrtümer und Druckfehler nie völlig auszuschließen sind, können Verlag und Autoren hierfür jedoch keine Gewähr und Haftung übernehmen. Jeder Benutzer ist daher dringend angehalten, die gemachten Angaben, insbesondere in Hinsicht auf Arzneimittelnamen, enthaltene Wirkstoffe, spezifische Anwendungsbereiche und Dosierungen anhand des Medikamentenbeipackzettels und der entsprechenden Fachinformationen zu überprüfen und in eigener Verantwortung im Bereich der Patientenversorgung zu handeln. Aufgrund der Auswahl häufig angewendeter Arzneimittel besteht kein Anspruch auf Vollständigkeit.

Die Wiedergabe von Warenbezeichnungen, Handelsnamen und sonstigen Kennzeichen in diesem Buch berechtigt nicht zu der Annahme, dass diese von jedermann frei benutzt werden dürfen. Vielmehr kann es sich auch dann um eingetragene Warenzeichen oder sonstige geschützte Kennzeichen handeln, wenn sie nicht eigens als solche gekennzeichnet sind.

Es konnten nicht alle Rechtsinhaber von Abbildungen ermittelt werden. Sollte dem Verlag gegenüber der Nachweis der Rechtsinhaberschaft geführt werden, wird das branchenübliche Honorar nachträglich gezahlt.

Dieses Werk enthält Hinweise/Links zu externen Websites Dritter, auf deren Inhalt der Verlag keinen Einfluss hat und die der Haftung der jeweiligen Seitenanbieter oder -betreiber unterliegen. Zum Zeitpunkt der Verlinkung wurden die externen Websites auf mögliche Rechtsverstöße überprüft und dabei keine Rechtsverletzung festgestellt. Ohne konkrete Hinweise auf eine solche Rechtsverletzung ist eine permanente inhaltliche Kontrolle der verlinkten Seiten nicht zumutbar. Sollten jedoch Rechtsverletzungen bekannt werden, werden die betroffenen externen Links soweit möglich unverzüglich entfernt.

1. Auflage 2018

Alle Rechte vorbehalten
© W. Kohlhammer GmbH, Stuttgart
Gesamtherstellung: W. Kohlhammer GmbH, Stuttgart

Print:
ISBN 978-3-17-032101-4

E-Book-Formate:
pdf: ISBN 978-3-17-032102-1
epub: ISBN 978-3-17-032103-8
mobi: ISBN 978-3-17-032104-5

Für den Inhalt abgedruckter oder verlinkter Websites ist ausschließlich der jeweilige Betreiber verantwortlich. Die W. Kohlhammer GmbH hat keinen Einfluss auf die verknüpften Seiten und übernimmt hierfür keinerlei Haftung.

Das Buch ist meiner Familie gewidmet, die mich in stressigen Tagen unterstützt und getragen hat. Der Aufbau und die Zertifizierungen der CPU in »meinem« Krankenhaus, die Fachweiterbildung zum »Pflegeexperte Chest Pain Unit« und das Schreiben dieses Buches erforderte viel Geduld von Euch.

Dafür bin ich Euch unendlich dankbar:
Simone, Joshua, Aaron und Elias

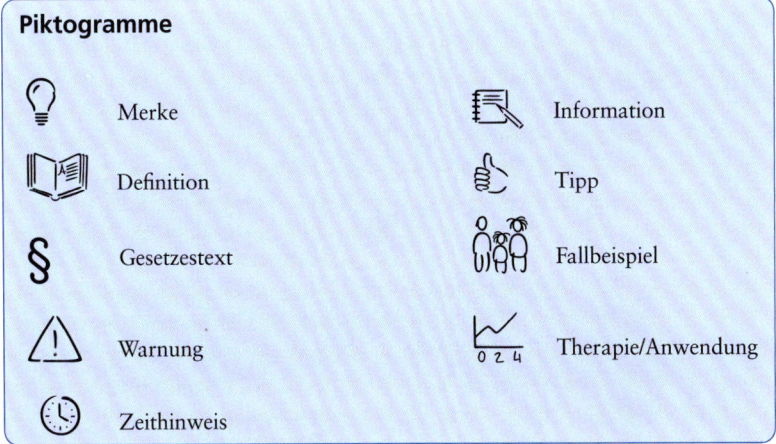

Geleitwort

Brustschmerzen auf Grund eines akuten Koronarsyndroms sind Zeichen eines potentiell lebensbedrohlichen Zustandes, dem durch rasche Diagnose und adäquate, in der Regel interventionelle Therapie Abhilfe mit gesicherter Lebenserwartung geschaffen wird. Dies setzt eine entsprechende Organisation und Logistik voraus. Den verbesserten Behandlungsmöglichkeiten dieses instabilen Zustandes, der bis zum ausgedehnten Herzinfarkt reicht, hat die DGK mit der Erstellung von Definition, Aus- und Weiterbildung sowie Zertifizierung spezieller Einrichtungen zur raschen Betreuung betroffener Patienten Rechnung getragen. Zertifizierungen von Chest Pain Units (CPU) finden seit 2008, entsprechende Bemühungen im ambulanten Bereich seit 2010 statt.

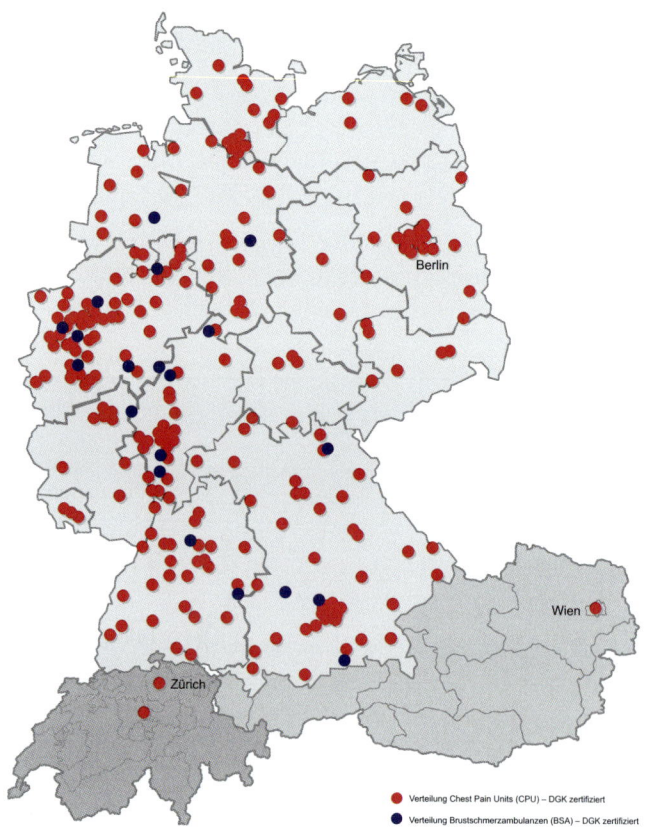

Die Abbildung zeigt anschaulich die Auswirkung dieser Bemühungen für die gesamte Bundesrepublik.

Bisherige Daten aus Deutschland, den USA und England sprechen für einen günstigen Einfluss auf die Prognose der CPU-betreuten Patienten. Außerdem zeigen die Daten, dass die auf der Zertifizierung basierten Organisationsmodelle auch zu einer Verkürzung der durchschnittlichen Liegedauer und einer Kostenreduktion aufgrund der rationellen Diagnostik und Therapie führen.

Die Zertifizierung umfasst auch die Implementierung und Überprüfung von Ausbildungsmodellen, sowohl für das betreuende Pflegepersonal als auch die Ärzte, die durch ein spezielles Schulungsprogramm auf die Aufgaben vorbereitet werden. Eine Weiterbildung zum Pflegeexperten »Chest Pain Unit«, die durch die DGK zertifiziert wird, ist sinnvoll. Ein regelmäßiges Notfalltraining ist obligat und sollte mindestens zwei Mal pro Jahr durchgeführt werden. Der in der CPU eingesetzte Arzt muss zwei Jahre internistische Berufserfahrung, echokardiographische Kenntnisse und ausreichende Erfahrung in internistischer Intensivmedizin vorweisen.

Das sachgerechte und problemorientierte Vorgehen, trägt wesentlich zu der verbesserten Lebenserwartung unserer Patienten bei. Das vorliegende Buch versucht anschaulich, Verständnis und Umgang zu optimieren.

Deutsche Gesellschaft für Kardiologie - Herz- und Kreislaufforschung e. V.
Presse/Kommunikation
September 2017

Vorwort

Die Idee für ein »Chest Pain Unit-Lehrbuch« entstand während meiner täglichen Praxis als Pfleger in der Chest Pain Unit. Die Fachweiterbildung zum »Pflegeexperten Chest Pain Unit« der Universitätsmedizin Mainz, an der ich teilnahm, hat mich sehr gut auf meine Arbeit vorbereitet. Jedoch fehlte ein Lehrbuch zum Nachschlagen. Dieses Buch soll nun u. a. die Lücke füllen und für alle diejenigen, die nicht an einer Fachweiterbildung teilnehmen können, ein wichtiges Lehr- und Nachschlagewerk sein. Wer ein hochwissenschaftliches Fachbuch mit unzähligen Fallstudien erwartet, könnte möglicherweise enttäuscht werden. Wer jedoch ein Fachbuch für die tägliche Praxis sucht – ist jetzt fündig geworden.

Als ehemaliger »Ausbilder für Pflegeberufe« (= Praxisanleiter) und freier Dozent in einer Rettungsdienstschule sowie in einer Krankenpflegeschule, bin ich es gewohnt, medizinisches Wissen möglichst unkompliziert zu vermitteln.

Dieses Buch ist das erste deutschsprachige Lehrbuch für Mitarbeiter in den Chest Pain Units. Schon allein deshalb sollte es bundesweit in keiner Chest-Pain-Unit- oder Notaufnahme-Bibliothek fehlen.

> Das Buch beinhaltet eine Vielzahl an verschiedensten EKG-Streifen, welche im klinischen Alltag und auch in freundlicher Zusammenarbeit mit Ralf Kleindienst entstanden sind. Aus diversen Gründen konnten nicht alle EKG-Streifen als 12-Kanal-Ausdruck abgebildet werden, so dass manche EKG-Abbildungen Ein-Kanal-Mitschriebe aus dem Defibrillator sind.

Danksagung

Die Kapitel »Geschichte der CPU«, »Krankenbeobachtung« und »Kommunikation« sind mit freundlicher Unterstützung von

- Karin Kaufmann,
- Wiebke Wilcke und
- Christa Mellis entstanden.

Auch an dieser Stelle noch einmal ein herzliches Dankeschön für eure Unterstützung.

Weiterhin möchte ich mich bei meinem Berufskollegen Ralf Kleindienst bedanken, der mir für dieses Buch diverse EKG-Streifen zur Verfügung gestellt hat.

Einen ganz besonderen Dank möchte ich meiner Lektorin, Alexandra Schierock, aussprechen: Sie haben es geschafft, für mich unlösbare Computerprobleme zu lösen und diese wie ein Kinderspiel aussehen zu lassen. Dafür und auch für all Ihre sonstige Arbeit rund um dieses Buch möchte ich von Herzen »DANKE« sagen.

Pforzheim im Oktober 2017　　　　　　　　　　　　　　　　Jürgen Köhler

Inhalt

Abkürzungsverzeichnis		19
Abbildungsverzeichnis		21
Tabellenverzeichnis		24
1	**Einleitung**	**27**
1.1	Die Chest Pain Unit – was ist das?	27
1.2	Sinn und Zweck einer CPU	27
2	**Geschichte der CPU**	**29**
2.1	Wie alles begann	29
2.2	Entwicklung der Pflege	29
2.3	Von der Laien- zur Krankenpflege	30
2.4	Reise durch die Zeit	30
2.5	Spezialisierung der einzelnen Fachbereiche	31
2.6	Die Aufgaben von Arzt und Pflegepersonal damals und heute am Beispiel des Myokardinfarktes	31
2.7	Neue Rollenbilder	32
3	**Aufbau und Ausstattung einer CPU**	**33**
3.1	Ausstattung der Station	33
3.2	Ausstattung der Bettenplätze	35
3.3	Personelle Besetzung	37
	3.3.1 Assistenz- und Reinigungspersonal	37
	3.3.2 Ärzte	37
	3.3.3 Pflege	37
	3.3.4 Fortbildungen	38
4	**Die »Human Factors« in der Chest Pain Unit**	**39**
4.1	Die Krankenbeobachtung	39
	4.1.1 Körperhaltung	40
	4.1.2 Mimik	41
	4.1.3 Stimme und Sprache	41
	4.1.4 Bewusstseinslage	42
	4.1.5 Schmerzen	42
	4.1.6 Die Augen	43
	4.1.7 Atmung	44

		4.1.8	Puls	47
		4.1.9	Der Blutdruck	47
		4.1.10	Haut und Hautanhangsgebilde	48
		4.1.11	Ernährungszustand und Körpergewicht	49
		4.1.12	Ausscheidungen	49
		4.1.13	Fazit	50
	4.2	Grundlagen der Kommunikation		50
		4.2.1	Wer fragt führt – Fragetechniken	54
		4.2.2	Welche Fragen haben welche Wirkung?	54
		4.2.3	Gesprächsförderer	56
		4.2.4	Gesprächsstörer	57
		4.2.5	Kritik, Rückmeldung, ›Feedback‹ sind ein Geschenk?!	59
	4.3	Übergabe		62
5	**Rechtliche Grundlagen**			**64**
	5.1	Die wichtigsten Gesetze		64
	5.2	Erläuterung zur Schweigepflicht		67
	5.3	Befreiung von der Schweigepflicht		67
	5.4	Delegation		67
6	**Spezielle Anatomie**			**69**
	6.1	Gerinnung		69
		6.1.1	Die Fibrinolyse	72
		6.1.2	Antikoagulantien	72
		6.1.3	Kontrolle der Blutgerinnung	72
	6.2	Herz		75
		6.2.1	Anatomische Lage	75
		6.2.2	Größe und Gewicht	76
		6.2.3	Die Wandschichten des Herzens von innen nach außen	76
	6.3	Der Blutkreislauf		81
		6.3.1	Der kleine Blutkreislauf	81
		6.3.2	Der große Blutkreislauf	82
	6.4	Das vegetative Nervensystem im Herzen		83
	6.5	Das Reizleitungssystem		84
	6.6	Das Ruhe- und Aktionspotential am Herzen		85
		6.6.1	Schrittmacherzellen in Aktion	85
		6.6.2	Die Refraktärzeit und Vulnerable Phase des Herzens	86
	6.7	Der Herzzyklus		86
7	**Medizinischer Erstkontakt und diagnostische Verfahren**			**89**
	7.1	Infarktdiagnostik		94
		7.1.1	Labordiagnostik	94
		7.1.2	EKG-Diagnostik	95

	7.2	Bildgebende Untersuchungsverfahren	95
		7.2.1 TEE (= Transösophageale Echokardiographie)	96
		7.2.2 Szintigramm	97
		7.2.3 CT	97
		7.2.4 MRT	98
		7.2.5 Herzkatheteruntersuchung	99
		7.2.6 Die Koronarangiographie	101
		7.2.7 Laevokardiographie/Ventrikulographie	101
		7.2.8 Die Rechtsherzkatheter-Untersuchung	102
	7.3	Die Blutgasanalyse (BGA) und das (Infarkt-) Labor	102
		7.3.1 BGA	102
		7.3.2 Labor	110
8	EKG	....	114
	8.1	Die Zacken und Wellen im EKG	114
	8.2	Das physiologische Reizleitungssystem im Herzen	115
	8.3	Die Null- oder Referenzlinie	116
	8.4	Berechnung der Herzfrequenz	117
	8.5	EKG-Ableitungen	118
		8.5.1 Extremitäten-Ableitungen nach Einthoven	119
		8.5.2 Goldberger (unipolare) Ableitungen	119
		8.5.3 Der Cabrerakreis	120
		8.5.4 Wilson-Brustwandableitungen (unipolar) ...	121
		8.5.5 Nehb-Ableitung	125
		8.5.6 Die Ableitungen am Monitor-Überwachungs-EKG	125
	8.6	Rhythmusanalyse und Befundung des EKG	126
		8.6.1 Die Rhythmusanalyse	126
		8.6.2 Die EKG-Auswertung – in acht Schritten zum Befund	128
9	Die unterschiedlichen Rhythmen im EKG		133
	9.1	Der Sinusrhythmus	133
	9.2	Herzrhythmusstörungen	133
	9.3	Formen der Herzrhythmusstörungen	135
		9.3.1 Sinusbradykardie	136
		9.3.2 Sinustachykardie	136
		9.3.3 Vorhofflattern	136
		9.3.4 Vorhofflimmern	137
		9.3.5 AV-Block	138
		9.3.6 Schenkelblock	140
		9.3.7 Extrasystolen	144
		9.3.8 Bigeminus/Trigeminus/Quadrigeminus	145

	9.3.9	Couplet/Triplet	146
	9.3.10	Salve	146
	9.3.11	R-auf-T-Phänomen	146
	9.3.12	Lown-Klassifikation	147
	9.3.13	Kammertachykardie, Ventrikeltachykardie, VT	147
	9.3.14	Torsade-de-Pointes	148
	9.3.15	Kammerflimmern/-flattern	149
	9.3.16	Asystolie	150
	9.3.17	Pulslose Elektrische Aktivität (PEA)	150
9.4	Das Brugada-Syndrom		151
9.5	WPW-Syndrom		152
9.6	Akute Hypothermie – Die Osborne-Welle		152

10 Das Infarkt-EKG **154**
- 10.1 EKG-Veränderungen entsprechend den Stadien des Myokardinfarkts ... 156
- 10.2 Lokalisation des Infarktes ... 157
- 10.3 EKG-Beispiele ... 159

11 Koronare Herzkrankheit **162**
- 11.1 Risikofaktoren ... 162
- 11.2 Einteilung der Schweregrade ... 163
- 11.3 Klinik der KHK ... 163

12 Die Herzinsuffizienz **164**
- 12.1 Rechtsherzinsuffizienz ... 165
- 12.2 Linksherzinsuffizienz ... 166
- 12.3 Kardiale Globalinsuffizienz ... 168
- 12.4 Kompensationsmechanismen ... 168
  - 12.4.1 Der Frank-Starling-Mechanismus ... 168
  - 12.4.2 Die Hypertrophie des Herzmuskels ... 168
  - 12.4.3 Steigerung des Sympathikotonus ... 168
- 12.5 Therapie ... 170

13 Herzrhythmusstörungen **171**

14 Stabile Angina Pectoris **173**
- 14.1 Symptome der Angina pectoris ... 174
- 14.2 Therapie der Angina pectoris ... 175
- 14.3 Besondere Formen der Angina pectoris ... 175
  - 14.3.1 Prinzmetal Angina ... 175
  - 14.3.2 Koronare mikrovaskuläre Dysfunktion (KMD) ... 176

15 Das akute Koronarsyndrom **179**
- 15.1 Instabile Angina pectoris ... 179

15.2	NSTEMI		180
15.3	STEMI		180
15.4	Der Plötzliche Herztod		181
15.5	ACS-Algorithmus		182
15.6	Therapie		184
15.7	Die Revaskularisierende Therapie		187

16 Der Myokardinfarkt — 188

16.1	STEMI und NSTEMI		191
16.2	Symptome des Myokardinfarkts		192
16.3	Diagnostik		193
16.4	Die Therapie im Akut-Stadium des Myokardinfarktes		194
16.5	Reperfusionsstrategien		195
	16.5.1	Die Akut-PTCA	195
	16.5.2	Lyse	197
	16.5.3	Bypass-OP	197
	16.5.4	Die Langzeittherapie des Myokardinfarktes	198
16.6	Komplikationen des Myokardinfarktes		198
	16.6.1	Der Kardiogene Schock	199
	16.6.2	Mitralklappeninsuffizienz	200
	16.6.3	Myokardruptur	201
	16.6.4	Papillarmuskelabriss	202
	16.6.5	Sehnenfadenruptur	202

17 Differentialdiagnose des akuten Thoraxschmerz — 204

17.1	Kardiale Ursachen		204
	17.1.1	Akutes Koronarsyndrom	204
	17.1.2	Aortendissektion	205
	17.1.3	Herzinsuffizienz	206
	17.1.4	Herzrhythmusstörungen	207
	17.1.5	Herzvitien	207
	17.1.6	Kardiomyopathie	207
	17.1.7	Tako-Tsubo-Kardiomyopathie	208
	17.1.8	Mediastinitis	209
	17.1.9	Myokarditis	210
	17.1.10	Perikarditis	210
17.2	Pulmonale Ursachen		210
	17.2.1	Lungenembolie/Lungenarterienembolie	210
	17.2.2	Lungeninfarkt	212
	17.2.3	Malignom	212
	17.2.4	Pneumonie	212
	17.2.5	Spannungspneumothorax	212
17.3	Traumatische Ursachen		213
	17.3.1	Rippenfraktur	213
	17.3.2	Rippenkontusion	214

17.4		Gastroösophageale Ursachen	214
	17.4.1	Boerhaave-Syndrom (Ösophagusruptur)	214
	17.4.2	Cholezystitis	214
	17.4.3	Pankreatitis	214
	17.4.4	Refluxösophagitis	215
	17.4.5	Ulcus duodeni	215
	17.4.6	Ulcus ventriculi	215
17.5		Neurologische Ursachen	216
	17.5.1	Bandscheibenprolaps	216
	17.5.2	Herpes Zoster	216
	17.5.3	Kokain-Intoxikation	216
	17.5.4	Spinalkanalstenose	217
	17.5.5	Radikulopathie	217

18 Der Herzschrittmacher und AICD/S-ICD — 218

18.1		Herzschrittmacherimplantation	219
18.2		Herzschrittmachersysteme	219
	18.2.1	Einkammersystem	219
	18.2.2	Zweikammersystem	220
	18.2.3	Dreikammersystem	221
18.3		Der NBG-Schrittmachercode	221
18.4		Der Automatisch-implantierbare-Cardioverter-Defibrillator (AICD)	223
18.5		Der Subcutan-implantierbare-Cardioverter-Defibrillator (S-ICD)	223
18.6		Die Kardiale Resynchronisationstherapie (CRT)	224
18.7		Passagere Schrittmacher	225
18.8		Transkutaner Schrittmacher	225
	18.8.1	Indikationen	226
	18.8.2	Komplikationen	228

19 Pflegerische Maßnahmen — 229

19.1		Patientenaufnahme	229
19.2		Pflegerische Maßnahmen vor und nach einer Herzkatheteruntersuchung	230
	19.2.1	Vorbereitung des Patienten	230
	19.2.2	Administrative Vorbereitungen	232
	19.2.3	Transport zum Herzkatheterlabor	232
	19.2.4	Die Herzkatheteruntersuchung – Nachsorge	232
19.3		Monitoring und Krankenbeobachtung	233
19.4		Lagerung und Mobilisation des Patienten	233
19.5		Pflegerische Maßnahmen vor, während und nach einer TEE	234
	19.5.1	Vorbereitung des Patienten	234
	19.5.2	Unmittelbar vor der Untersuchung	235
	19.5.3	Administrative Vorbereitungen	235

		19.5.4	Maßnahmen während der TEE	235
		19.5.5	Die TEE-Nachsorge	236
	19.6	Periphervenöser Zugang		236
		19.6.1	Punktionsstellen	236
		19.6.2	Größenauswahl der Venenverweilkanüle	237
		19.6.3	Benötigtes Material	238
		19.6.4	Technik der VVK-Anlage	239
		19.6.5	Komplikationen der Venenverweilkanüle	239
	19.7	Zentraler Venenkatheter (ZVK)		239
		19.7.1	Indikationen	240
		19.7.2	Benötigtes Material	240
		19.7.3	Komplikationen des ZVK	241
	19.8	Arterielle Kanüle		241
		19.8.1	Punktionsstellen	241
		19.8.2	Der Allen-Test	242
		19.8.3	Benötigtes Material	242
		19.8.4	Komplikationen der Arterienkanüle	243
	19.9	Die Kardioversion		243
		19.9.1	Vorbereitung	244
		19.9.2	Durchführung	244
		19.9.3	Komplikationen	245
		19.9.4	Pflegerische Maßnahmen nach der Kardioversion	246
		19.9.5	Dokumentation nach erfolgter Kardioversion	247
20	**Notfallmanagement in der Chest Pain Unit**			**248**
	20.1	Das Airwaymanagement		248
		20.1.1	Der Guedel-Tubus	248
		20.1.2	Der Beatmungsbeutel	250
		20.1.3	Die Intubation	251
		20.1.4	Indikationen	252
		20.1.5	Benötigtes Material	252
	20.2	Supraglottische Atemwegshilfen		254
		20.2.1	Larynxmaske	255
		20.2.2	Larynxtubus	256
	20.3	Die Pulsoxymetrie		258
	20.4	Die Kapnographie		259
	20.5	Anaphylaxie		259
	20.6	Elektrolytentgleisungen		260
	20.7	Peri-Arrest-Rhythmen		262
	20.8	Die Defibrillation		262
	20.9	Die Kardiopulmonale Reanimation		266
		20.9.1	Diagnose des Kreislaufstillstands	267
		20.9.2	Basic Life Support	267
		20.9.3	Mechanische Reanimationsgeräte	278
		20.9.4	Reanimation – Abseits der Routine	280

| 21 | Pharmakotherapie | 283 |

22	Fragensammlung und EKG-Übungen	325
22.1	Krankenbeobachtung	325
22.2	Anatomie	325
22.3	Bildgebende Untersuchungsverfahren	326
22.4	BGA	326
22.5	Labor	326
22.6	EKG	326
22.7	Herzinsuffizienz	327
22.8	Der Myokardinfarkt	327
22.9	Differentialdiagnose des akuten Thoraxschmerz	328
22.10	Der Herzschrittmacher und AICD/S-ICD	328
22.11	Pflegerische Maßnahmen	328
22.12	Notfallmanagement in der Chest Pain Unit	329
22.13	Die Kardiopulmonale Reanimation	329
22.14	EKG-Übungen	330

Literaturverzeichnis 390

Stichwortverzeichnis 393

Anhang 399

Lösungen zum EKG-Übungsteil 410

Abkürzungsverzeichnis

A	Arterie
Aa.	Arteriae
AAU	Arzt Anordnung
ACS	Akutes Koronar Syndrom
ACVB	Aorto Koronaren Venenbypass
AF	Atemfrequenz
AG	Atemgeräusch / Atemgeräusche
ALS	Advanced Life Support (Erweiterte Reanimations Maßnahmen)
AP	Angina pectoris
BLS	Basic Life Support (Basismaßnahmen der Reanimation)
bpm	beats per minute
BZ	Blutzucker
CCU	Cardiac Care Unit (Herzeinheit)
COPD	Chronic Obstructive Pulmonary Disease
CPU	Chest Pain Unit
CVRF	Kardio Vaskuläre Risikofaktoren
DCM	Dilatative Kardiomyopathie
DGK	Deutsche Gesellschaft für Kardiologie und Herz- und Kreislaufforschung
EKG	Elektrokardiogramm/Elektrokardiographie
ERC	European Resuscitation Council
GKP	Gesundheits- und Krankenpflege
HKL	Herzkatheter Labor
HK-Untersuchung	Herzkatheteruntersuchung
HOCM	Hypertrophe obstruktive Kardiomyopathie
HRST	Herzrhythmusstörungen
HZV	Herzzeitvolumen
ICR	Intercostalraum (Zwischenrippenraum)
i. E.	internationale Einheiten
IMC	Intermediate Care (-Station)
i. o.	intraossär
ITS	Intensivstation
i. v.	intravenös
Jhd.	Jahrhundert
KG	Körpergewicht
KHK	Koronare Herzkrankheit

KIN (-Prophylaxe)	Kontrastmittel Induziertes Nierenversagen
LSB	Linksschenkelblock
MEK	Medizinischer Erstkontakt
mg	Milligramm
msec	Millisekunde
mV	Millivolt
NSTEMI	Non-ST-Elevation Myocardial Infarction
NW	Nebenwirkung/Nebenwirkungen
PCI	Perkutane Koronarintervention
POCT	Point-of-Care-Testing (patientennahe Laboranalyse)
PTCA	Perkutane Transluminale Koronarangioplastie)
RG	Rasselgeräusch / Rasselgeräusche
RSB	Rechtsschenkelblock
RR	Riva-Rocci, der Erfinder der (manuellen) Blutdruckmessung
s. c.	sub cutan
s. l.	sub lingual
SpO2 %	Sauerstoffsättigung im Blut
STEMI	ST-Elevation Myocardial Infarction
SVES	Supraventrikuläre Extrasystolen
TIA	Transitorische ischämische Attacke
V.	Vena
V. a.	Verdacht auf
VES	Ventrikuläre Extrasystolen
Vv.	Venae
VVK	Venenverweilkanüle
ZGV	Zentrale Gasversorgung
Z. n.	Zustand nach
ZNA	Zentrale Notaufnahme
ZVD	Zentraler Venendruck

Abbildungsverzeichnis

Abb. 1:	Notfallwagen	35
Abb. 2:	Vollständig aufgerüsteter Bettplatz einer CPU	36
Abb. 3:	Die vier Seiten einer Nachricht	51
Abb. 4:	Stark vereinfachte Gerinnungskaskade	71
Abb. 5:	Antikoagulantien in der Gerinnungskaskade	73
Abb. 6:	Das Herz im Querschnitt	75
Abb. 7:	Herz-Vorderansicht	78
Abb. 8:	Herz-Hinteransicht	78
Abb. 9:	Rechte Koronararterie	79
Abb. 10:	Linke Koronararterie	80
Abb. 11:	Der Blutkreislauf	83
Abb. 12:	Der Herzzyklus	87
Abb. 13:	MEK-Algorithmus	93
Abb. 14:	Herzkatheterlabor	99
Abb. 15:	PQRST	114
Abb. 16:	PQRST-Strecken	116
Abb. 17:	Sinusrhythmus 1	117
Abb. 18:	Der Cabrerakreis	120
Abb. 19:	Extremitäten- und Brustwandableitungen	122
Abb. 20:	V7–V9	122
Abb. 21a:	EKG-Ableitung auf der Brust	124
Abb. 21b:	EKG-Ableitung unter der Brust	124
Abb. 22:	EKG mit 3, 4 und 5 Ableitungen	126
Abb. 23:	Fragen zur Rythmusanalyse	127
Abb. 24:	Fragen bei der Befundung der Rythmusanalyse	128
Abb. 25:	Lagetypen-Algorithmus	130
Abb. 26:	Sinusrhythmus (2)	133
Abb. 27:	Sinusbradykardie	136
Abb. 28:	Sinustachykardie	136
Abb. 29:	Vorhofflattern	137
Abb. 30:	Vorhofflimmern	138
Abb. 31:	AV-Block 1. Grades	139
Abb. 32:	AV-Block 2. Grades Typ I (Wenckebach-Periodik)	139
Abb. 33:	AV-Block 2. Grades Typ 2 (Mobitz 2)	140
Abb. 34:	AV Block 3. Grades	140
Abb. 35:	Rechtsschenkelblock	141
Abb. 36:	Linksschenkelblock	143

Abb. 37:	SVES	144
Abb. 38:	Monotope VES	145
Abb. 39:	Polytope VES	145
Abb. 40:	Bigeminus	145
Abb. 41:	Couplet	146
Abb. 42:	Salve	146
Abb. 43:	R-auf-T-Phänomen	146
Abb. 44:	VT	148
Abb. 45:	Torsade-de-Pointes-Tachykardie	149
Abb. 46:	Kammerflattern	149
Abb. 47:	Kammerflimmern	150
Abb. 48:	Pankardiale Asystolie	150
Abb. 49:	Ventrikuläre Asystolie	150
Abb. 50:	PEA	151
Abb. 51:	ST-Hebungen im Überblick	154
Abb. 52:	ST-Senkungen im Überblick	155
Abb. 53:	T-Senkungen im Überblick	155
Abb. 54:	Erstickungs-T und Hyperkaliämie	156
Abb. 55:	Infarktstadien	156
Abb. 56:	Häufige Engstellen im rechten Herzen	157
Abb. 57:	Häufige Engstellen im linken Herzen	158
Abb. 58:	STEMI	160
Abb. 59:	Vorderwandinfarkt 1	160
Abb. 60:	Hinterwandinfarkt 1	161
Abb. 61:	Arten der Herzinsuffizienz	164
Abb. 62:	Rechtsherzinsuffizienz	166
Abb. 63:	Linksherzinsuffizienz	167
Abb. 64:	Stabile Angina pectoris	173
Abb. 65:	EKG-Fallbeispiel	177
Abb. 66:	ACS-Algorithmus	182
Abb. 67:	Inferior-Infarkt 2	184
Abb. 68:	Ballondilatation/Stent	196
Abb. 69:	NSTEMI-Algorithmus	Anhang
Abb. 70:	STEMI-Algorithmus	Anhang
Abb. 71:	Klassifikations-Typen der Aortendissektion	205
Abb. 72:	Herzschrittmacher-Aggregat	218
Abb. 73:	Einkammerschrittmacher	220
Abb. 74:	Zweikammerschrittmacher	220
Abb. 75:	CRT-Schrittmacher	224
Abb. 76:	Guedel-Tuben in verschiedenen Größen	249
Abb. 77:	Guedel-Tubus anpassen	249
Abb. 78:	Beatmungsbeutel	250
Abb. 79a:	Einführen des Laryngoskops, Seitenansicht	251
Abb. 79b:	Einführen das Laryngoskops, Vorderansicht	251
Abb. 80:	Freie Sicht auf die Stimmbänder	252
Abb. 81:	Larynxmaske »Supreme«	255
Abb. 82:	Anatomische Übersicht mit LaMa »Supreme«	256

Abb. 83:	Larynxtubus	257
Abb. 84:	Larynxtubus mit anatomischer Übersicht	257
Abb. 85a:	Kapnometrie I	Anhang
Abb. 85b:	Kapnometrie II	Anhang
Abb. 86:	Kapnometrie bei CPR	Anhang
Abb. 87:	Algorithmus Anaphylaxie	Anhang
Abb. 88:	Algorithmus Hyperkaliämie	Anhang
Abb. 89:	Algorithmus Bradykardie	Anhang
Abb. 90:	Algorithmus Tachykardie	Anhang
Abb. 91:	Position der Hände	269
Abb. 92:	Position des Helfers	270
Abb. 93:	AED-Pads aufkleben	272
Abb. 94:	AED-Analyse	273
Abb. 95:	AED-Schockabgabe	274
Abb. 96:	AED+HDM	274
Abb. 97:	Algorithmus Innerklinische Reanimation	Anhang
Abb. 98:	Algorithmus ALS	Anhang
Abb. 99a:	AutoPulse®	278
Abb. 99b:	AutoPulse® am Patienten	278
Abb. 100:	LUCAS 2™	279
Abb. 101:	Präkordialer Faustschlag	280

Tabellenverzeichnis

Tab. 1:	Pathologische Atemmuster	44
Tab. 2:	Pathologische Atemgeräusche	46
Tab. 3:	Der vier Ohren des Empfängers	52
Tab. 4:	Verbale und nonverbale Kommunikation	52
Tab. 5:	Die RSVP-Methode	62
Tab. 6:	Gerinnungsfaktoren und ihre Aufgaben	70
Tab. 7:	IPPAF-Untersuchungsmethode	90
Tab. 8:	Die Zeichen der Instabilität	92
Tab. 9:	ABCDE-Schema	92
Tab. 10:	Abbruchkriterien und Komplikationsmanagement der TEE	96
Tab. 11:	Unterschiede zwischen Links- und Rechtsherzkatheter	100
Tab. 12:	Normwerte der BGA und deren Bedeutung	103
Tab. 13:	Säure-Basen- Störung	105
Tab. 14:	Herzenzyme auf einen Blick	113
Tab. 15:	Zeiteinheiten der Reizleitung	116
Tab. 16:	Extremitäten- Ableitungen nach Einthoven (bipolar)	119
Tab. 17:	Goldberger- Ableitungen	119
Tab. 18:	Wilson Brustwandableitungen	121
Tab. 19:	Nehb-Ableitung	125
Tab. 20:	Hypertrophie im EKG	132
Tab. 21:	Kardiale Ursachen	134
Tab. 22:	Sonstige internistische Ursachen	134
Tab. 23:	Akute und chronische Intoxikationen	135
Tab. 24:	Chirurgische Ursachen	135
Tab. 25:	Physikalische Ursachen	135
Tab. 26:	Neurologische Ursachen	135
Tab. 27:	Psychologische Ursachen	135
Tab. 28:	Die Lown- Klassifikation	147
Tab. 29:	Infarktlokalisation	158
Tab. 30:	NYHA-Stadien	169
Tab. 31:	Therapie gemäß NYHA-Stadien	170
Tab. 32:	Einteilung der Angina pectoris nach Canadian Cardiovascular Society	174
Tab. 33:	Einteilung der Angina pectoris nach der New York Heart Association	175

Tab. 34:	»Eckpfeiler« eines Gesunden Lebensstils	185
Tab. 35:	Pharma-Therapie der KHK	186
Tab. 36:	CVRF	188
Tab. 37:	Der Herzinfarktrisiko-Rechner	190
Tab. 38:	Herzinfarktrechner – Auswertung	190
Tab. 39:	NSTEMI vs. STEMI	192
Tab. 40:	Bypass-OP-Variationen	198
Tab. 41:	Erläuterung der Klassifikationen	206
Tab. 42:	Der revidierte NASPE/BPEG-Code von 2002	223
Tab. 43:	Patientenaufnahme	229
Tab. 44:	Schemata zur KIN-Prophylaxe	231
Tab. 45:	VVK-Größenübersicht	238
Tab. 46:	BAP-Score	246
Tab. 47:	BAP-Score-Auswertung	247
Tab. 48:	Übersicht der Elektrolytentgleisungen	260
Tab. 49:	EKG-Interpretation nach Defibrillation	265
Tab. 50:	ABC-Check	267
Tab. 51:	Viers Hs und HITS	277
Tab. 52:	Klassifikationen der Antiarrhythmika	284
Tab. 53:	Katecholamine im Überblick	285
Tab. 54:	Sympathikus vs. Parasympathikus	287
Tab. 55:	Myokardinfarkt vs. Lungenembolie	288
Tab. 56:	Dosiertabelle Aggrastat®	292
Tab. 57:	Dosiertabelle Arixtra®	295

1 Einleitung

1.1 Die Chest Pain Unit – was ist das?

Die Chest Pain Unit (CPU) oder auch Brustschmerzeinheit, ist eine innerklinische Diagnostik- und Therapieeinheit zur Aufnahme und (notfall-) medizinischen Versorgung von Patienten mit akuten Brustschmerzen.

1.2 Sinn und Zweck einer CPU

Die CPUs gehören zu den jüngsten Neuerungen in der Versorgung von Notfalleinheiten. In diesen speziellen Einrichtungen werden Patienten versorgt und diagnostiziert, welche mit unklarem Brustschmerz bzw. mit dem Verdacht auf einen akuten Myokardinfarkt in die Klinik kommen.

Akute Brustschmerzen sind, aus Sicht der Inneren Medizin, der zweithäufigste Grund, weshalb Patienten die Notaufnahme aufsuchen, wobei fast jeder zweite dieser »Brustschmerz-Patienten« (ca. 45 %) eine kardiale Ursache aufweist.

Der Brustschmerz als solches kann viele Ursachen haben (siehe auch ▶ Kap. 17 Differentialdiagnose des akuten Thoraxschmerz). Aus diesem Grund wurden und werden die Chest Pain Units in die moderne Kliniklandschaft eingefügt, um die Patienten mit akutem Herzinfarkt so schnell wie möglich zu identifizieren und dann entsprechend zu therapieren.

Die Etablierung einer CPU in eine kardiologische Klinik bietet eine Vielzahl an Vorteilen:

- Die Diagnostik verläuft schneller und organisierter.
- Die Sterblichkeit der ACS-Patienten wird gesenkt.
- Die stationären Aufnahmen werden gesenkt.
- Die Verweildauer der Patienten wird gesenkt.
- Die Patienten sind zufriedener.
- Die Auslastung der Klinik wird optimiert.
- Finanzielle Mittel können gespart werden.

Wenn, wie oben erwähnt, ca. 45 % aller Patienten mit Brustschmerzen eine kardiale Ursache haben, bedeutet dies, dass ca. 55 % keine kardiale Ursache aufweisen. So werden nicht selten Patienten mit thorakalen Muskelzerrungen bis hin zu lebensbedrohlichen Lungenembolien oder Aortenrupturen präklinisch fehldiagnostiziert und dann, fälschlicherweise, in eine CPU eingewiesen. Folglich muss das in einer CPU eingesetzte Personal ein breit gefächertes (notfall-)medizinisches Wissen sowie eine hohe geistige Flexibilität mit sich bringen, um den Anforderungen und stets wechselnden Situationen gewachsen zu sein.

2 Geschichte der CPU

2.1 Wie alles begann

Schon in früheren Zeiten beschäftigten sich Menschen mit Seuchen, Epidemien und Krankheiten. Bereits in der Antike entstanden mehrere große medizinische Traditionen, die oft einhergingen mit Götterglaube und Kräuterkunde. Eine der wichtigsten Lehren war die Lehre der Körpersäfte, diese wurde u. a. von Hippokrates und Galen vertreten. Diese Lehre sagt aus, dass der Mensch aus vier Grundelementen bzw. vier Körpersäften besteht (Blut, Schleim, gelbe und schwarze Galle). Jeder der vier Säfte entspricht einem der vier Elemente (Feuer, Wasser, Luft und Erde) und wird einem Organ zugordnet. Eine Erkrankung steht immer für eine Störung des Säftegemisches. Diese Lehre besaß bis ins 19. Jhd. Gültigkeit.

Das chirurgische Handwerk wurde meist von Barbieren ausgeführt, die im Gegensatz zu Ärzten keine akademische Ausbildung hatten. Sie waren eher Handwerksleute, die als Friseure und später auch als Wundärzte galten und mit Pferdewagen durch Stadt und Land zogen. Bei den Gelehrten wurde die Arbeit der Barbiere meist als unehrlich angesehen. Arme Menschen, die sich keine Ärzte leisten konnten, nahmen diese Dienste in Anspruch. Ab dem 15. Jhd. wuchs das Ansehen der Barbiere und sie durften sich in Handwerkszünften organisieren und ihnen wurde die Ausübung von chirurgischen Eingriffen gestattet.

Ab dem 16. Jhd. wurden erste Versuche unternommen, den ärztlichen Stand als Berufsvereinigung zu organisieren. Im 18. Jhd. konnte die universitäre Medizin ihre Stellung langsam ausbauen. Hebammen wurden durch Ärzte ersetzt und Bader bzw. Barbiere durften nicht mehr praktizieren. Ärzte spezialisierten sich auf bestimmte Fachbereiche. Ab dem 19. Jhd. löste die Zelltheorie endgültig die Lehre der Körpersäfte ab. Diese besagt, dass alle Organe aus einzelnen Zellen bestehen und diese Zellen wiederum neue Zellen bilden können.

2.2 Entwicklung der Pflege

Seit dem Mittelalter wird die Pflege an kranken und alten Menschen als ein caritativer Dienst beschrieben. Seit dem Christentum wird Nächstenliebe und Pflege in einem engen Zusammenhang gesehen. Nach dem ersten Weltkrieg, in dem viele Armenhäuser zerstört wurden, arbeiteten viele Witwen und Unverheiratete ehrenamtlich in Spitälern und Pflegeanstalten. Durch das Rollenverständnis dieser Zeit, bei dem die Frau dem Mann untergeordnet war, war auch die Pflege der Medizin unterordnet. Dieses Werteverständnis wirkt sich teilweise noch bis in die heutige Zeit aus.

2.3 Von der Laien- zur Krankenpflege

Ab dem 18. Jhd. gab es in der Pflege einen Wendepunkt. Die erste Schule für Krankenwärter wurde 1781 von Franz Anton May gegründet. Dort konnte man erstmals eine dreimonatige Ausbildung absolvieren. 1836 gründeten das Ehepaar Friederike und Theodor Fliedner den Verein für Christliche Krankenpflege. Dort wurde zum ersten Mal eine theoretische und praktische Berufsausbildung angeboten.

2.4 Reise durch die Zeit

Zahlreiche Kriege im 19. Jhd. machten es notwendig, dass sich Frauen freiwillig meldeten, um die Verwundeten zu versorgen. Diese schlossen sich in Frauenvereinen zusammen. In dieser Zeit bildete sich das Rote Kreuz. Die Rotkreuzschwestern wurden dazu ausgebildet, sich um die Verwundeten in den Lazaretten zu kümmern. Durch die Emanzipation der Frau ging erneut eine Veränderung in der Pflege vonstatten. Frauen hatten eigene Forderungen und erwarteten eine Bezahlung für ihre Arbeit. So sah man in den Krankenhäusern zusätzlich zu den Ordensschwestern auch »freie Schwestern«. Ab dem 20. Jhd. gab es eine gesetzlich vorgeschriebene Prüfung von Krankenpflegepersonen, welche den Pflegenden in der Gesellschaft erneut mehr Ansehen und Akzeptanz verliehen.

Seit dem 20. Jhd. werden in den Krankenhäusern die einzelnen Abteilungen und Stationen nach verschiedenen Fachbereichen aufgeteilt (Innere Medizin, Chirurgie, Geburtshilfe, Kardiologie …). Dementsprechend wurde das Personal des ärztlichen und pflegerischen Dienstes im Umgang mit ausgewählten Krankheitsbildern, Therapien und Versorgungsmöglichkeiten geschult und spezialisiert.

2.5 Spezialisierung der einzelnen Fachbereiche

Da es immer bessere, schnellere und zuverlässigere Untersuchungsmethoden gibt, muss das Personal auch dementsprechend fortgebildet werden. Heutzutage werden in fast allen Kliniken interne und externe Fortbildungsmöglichkeiten angeboten, die zur Qualitätssicherung dienen und einen hohen Standard gewährleisten sollen.

2.6 Die Aufgaben von Arzt und Pflegepersonal damals und heute am Beispiel des Myokardinfarktes

Der Pflege- und Behandlungsplan

1976: Der Patient wird für drei Tage auf der Intensivstation am Monitor überwacht. Jede eigenständige Bewegung soll vermieden werden, absolute Bettruhe ist oberstes Gebot. Damit das Herz weitestgehend entlastet wird, soll der Patient nur auf der rechten Seite oder dem Rücken gelagert werden. Sedierung, Heparinisierung und Digitalisierung sind die wichtigsten medikamentösen Verordnungen.

> »Rehabilitiert ist der Herzpatient, der die ihm durch die Krankheit gesetzten Grenzen akzeptiert, ohne Angst an seinem Platz in der Gemeinschaft steht und dort nach eigener Einschätzung und in den Augen der Umgebung eine nützliche Tätigkeit ausübt.« (Schwester Liliane Juchli, 1976:504)

1983: In den ersten 2-4 Tagen sollte eine Überwachung auf der Intensivstation mit ständigen EKG-Kontrollen erfolgen. Die wichtigsten Parameter sind die Blutdruck- und Pulskontrollen, damit eine Kreislaufveränderung rechtzeitig erkannt werden kann. Die Therapie in der Frühphase besteht aus dem Legen eines ZVKs, Schmerzbekämpfung, Sedierung und Sauerstoffzufuhr, sowie aus dem Einleiten einer Antikoagulation. Die Mobilisation des Patienten erfolgt in dieser Zeit nach einem strengen Stufenplan. Die Entlassung des Patienten wurde nach 3–4 Wochen angestrebt.

2011: Der Patient mit einem Herzinfarkt wird mit Oberkörperhochlagerung gebettet und beengende Kleidung wird entfernt. Unmittelbar danach folgen Vitalzeichen- und EKG-Kontrolle, medikamentöse Behandlung und Sauerstoffgabe. Schnellstmögliche Versorgung durch Koronarangiographie oder Überwachung in einer Intensivstation oder – wenn vorhanden – in einer Chest Pain Unit. Nach erfolgter Intervention (PCI, Stent-Implantation) darf der Patient am nächsten Tag langsam wieder mobilisiert werden. Aufregungen und Anstrengungen sollten auf ein Minimum begrenzt werden. Der

Krankenhausaufenthalt beschränkt sich auf wenige Tage. Die anschließende Rehabilitation erfolgt in den meisten Fällen ambulant.

Wandel der Aufgaben

In den Anfängen der Medizin und der Krankenpflege konnten Ärzte und Schwestern immer nur auf ein Problem reagieren, was schon vorhanden war, z. B.: der Herzinfarkt, der entzündete Blinddarm oder der schlecht eingestellte Diabetes. Heutzutage werden über Prävention, Aufklärung und Schulungen von Patienten und Angehörigen viele Erkrankungen früher erkannt, besser behandelt und die Folgen auf ein Minimum begrenzt.

2.7 Neue Rollenbilder

Durch die Veränderung der Aufgaben ist die Rolle des Arztes und die Rolle der Pflegekraft eine andere geworden. Der Arzt ist nicht nur der anweisungsgebende Halbgott in Weiß und die Pflegekraft die demütige, ausführende Hilfskraft. Vielmehr sollten sich die beiden Berufsgruppen auf Augenhöhe begegnen und zu einem Team ergänzen. Ihre Aufgaben heute sind unter anderem die Beratung, das Anleiten, die Gesprächsführung und sämtliche Hilfestellungen, die zur Vorbeugung von Krankheiten beitragen können. Ein Patient, der gut informiert und aufgeklärt ist, kann beispielsweise die Warnsignale eines Herzinfarktes eher erkennen und deshalb schneller Hilfe aufsuchen.

3 Aufbau und Ausstattung einer CPU

Die meisten CPUs sind an Notaufnahmen, Intensivstationen oder IMC-Einheiten angeschlossen. Dadurch kann beispielsweise diverses Verbrauchsmaterial kostengünstiger beschafft und auch gelagert werden. Nur sehr große Kliniken mit entsprechend hohen Fallzahlen können es sich leisten, eine CPU als eigenständige Einheit zu betreiben.

Unabhängig davon, ob die CPU nun eigenständig oder in eine der o. g. Notfalleinheiten integriert ist, muss diese entsprechend räumlich gekennzeichnet sein und von einem Kardiologen geleitet werden.

Räumlich sollte eine CPU möglichst nahe an der Rettungsdiensteinfahrt sowie an dem Herzkatheter-Labor, welches 365 Tage/24 h handlungsfähig ist, gelegen sein. Dies bedeutet nicht, dass die Chest Pain Unit zwangsläufig im Erdgeschoss der Klinik lokalisiert sein muss. Ein entsprechend positionierter Aufzug verbindet stockwerksübergreifend die einzelnen Schnittstellen ohne größeren Zeitverlust.

Da der Einweisung in eine Chest Pain Unit meistens eine kardiale Ursache zugrunde liegt, sind lebensbedrohlich Herzrhythmusstörungen bis hin zum Kreislaufstillstand keine Seltenheit in diesem Bereich, weshalb die CPU entweder bei Bedarf durch das klinikinterne Notfall- oder Reanimationsteam unterstützt wird oder aber materiell und personell so aufgebaut ist, dass auch lebensbedrohliche Ereignisse CPU-Intern behandelt werden können.

Da oftmals die kardialen Marker im Blut über das weitere Vorgehen entscheiden, muss ein entsprechendes Labor 365 Tage/24 h verfügbar sein, wobei die Zeit der Blutentnahme bis zur Parameterdokumenation nicht länger als 45–60 min. dauern darf. Kann dies nicht gewährleistet werden, muss eine POCT (»Point-of-Care-Test-Einheit«) verwendet werden. Weiterhin muss die Bestimmung einer Blutgasanalyse innerhalb von 15 Min. möglich sein.

3.1 Ausstattung der Station

- Personalaufenthaltsraum
- Personaltoilette
- Stützpunkt mit Computer und Zentralmonitor

- Fäkalraum
- Lager für Verbrauchsmaterial
- Vorratsraum für orale und intravenöse Medikamente, Infusionen und Betäubungsmittel
- Komplett ausgestattete Notfalleinheit inkl. der Möglichkeit der Atemwegssicherung durch Intubation und/oder supraglottische Atemwegshilfen
- Passagere Herzschrittmacher
- Defibrillator oder mindestens AED
- Transportabler Überwachungsmonitor
- Transportbeatmungsgerät
- 12-Kanal-EKG
- Ultraschallgerät zur transthorakalen Diagnostik von Wandbewegungsstörungen, Rechtsherzbelastung, usw.
- Überwachungsplätze in ausreichender Menge (mindestens 4 Betten plus 1 je 50.000 Einwohner im Einzugsgebiet)
- Wartebereich für Angehörige
- Besprechungsraum

Zur Versorgung von Notfallpatienten haben sich in verschiedenen Kliniken entsprechende Wagen bewährt. Neben den fast schon überall eingesetzten Notfallwagen (▶ Abb. 1) mit Materialien zur Atemwegssicherung, verschiedener Medikamente, Infusionen und Venenverweilkanülen werden auch immer öfter speziell eingerichtete Wagen zur ZVK- und Arterien-Anlage sowie Wagen für Punktionen (wie z. B. Pericardpunktionen, Pleurapunktionen, usw.) vorgehalten.

Dank solcher speziellen Wagen sind die benötigten Materialen stets sofort griffbereit und ohne umständliches »Zusammensuchen« schnell an den Ort des Geschehens gebracht.

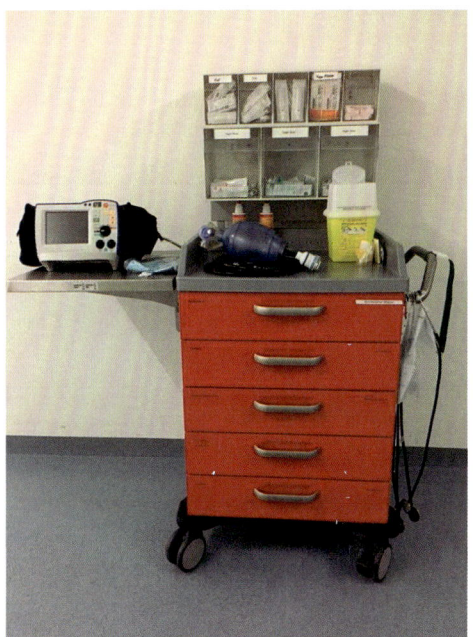

Abb. 1:
Notfallwagen

3.2 Ausstattung der Bettenplätze

- Überwachungsmonitor mit NIBP, EKG, SpO2, AF, empfehlenswert: invasive RR-Messung
- mind. je zwei Druckluft-, Vacuum-, O2-Anschlüsse an der ZGV
- Beatmungsbeutel mit Beatmungsmaske
- vollständig aufgerüstete und funktionsbereite Absaugeinheit
- mind. je zwei Spritzen- und eine Infusionspumpe
- mehrere Steckdosen
- je ein Stethoskop, Fieberthermometer und BZ-Messgerät
- mehrere »Schütten« oder Schrankplätze für Spritzen, Kanülen, Blutentnahmesets, usw.
- Schrankplätze für Klinikwäsche
- Abwurfbehälter für Kanülen, offene Ampullen usw.
- Entsorgungsboxen für Restmüll, Wertstoffe und gebrauchte Klinikwäsche
  (▶ Abb. 2)

3 Aufbau und Ausstattung einer CPU

Warnung

Die Vorhaltung der gängigsten Medikamente und Infusionen in den Patientenzimmern kann aus betriebswirtschaftlichen, Sicherheits- und hygienischen Gründen nicht empfohlen werden.

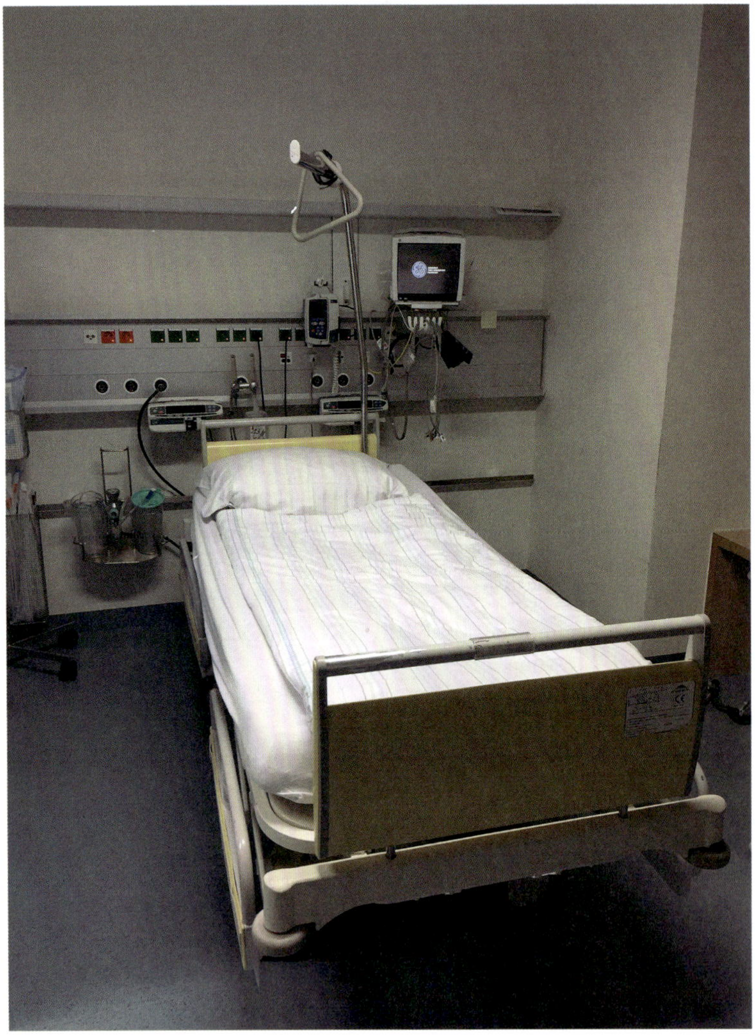

Abb. 2:
Vollständig aufgerüsteter Bettplatz einer CPU

3.3 Personelle Besetzung

3.3.1 Assistenz- und Reinigungspersonal

RaumpflegerInnen, Stationshilfen, Service-Assistenten und StationssekretärInnen erleichtern insbesondere den CPU-Pflegekräften den Alltag, so dass sich die PflegerInnen voll und ganz auf die Patienten konzentrieren können.

3.3.2 Ärzte

Die Chest Pain Unit muss unter der ärztlichen Leitung eines Kardiologen stehen.

Die diensthabenden Assistenzärzte müssen eine mindestens zweijährige Berufserfahrung in der Inneren Medizin oder Kardiologie sowie ausreichende Erfahrung in der Intensivmedizin und in der Echokardiographie vorweisen können.

Grundsätzlich ist es dem CPU-Stationsarzt erlaubt, auch zusätzliche Aufgaben außerhalb der CPU zu übernehmen, vorausgesetzt, dass er zu jedem Zeitpunkt innerhalb von 10 Minuten wieder zurück in der Chest Pain Unit sein kann.

Ein Kardiologe muss permanent, also 24 h/365 Tage im Jahr, rufbereit und ab Alarmierung innerhalb von spätestens 30 Minuten in der CPU anwesend sein.

Es ist empfohlen, dass die Ärzte am Chest-Pain-Unit-Schulungsprogramm der DGK teilnehmen.

3.3.3 Pflege

In den Chest Pain Units werden, neben Rettungsdienst-Praktikanten, Hospitanten anderer Stationen oder Kliniken und GKP-SchülerInnen, hauptsächlich examinierte Gesundheits- und KrankenpflegerInnen eingesetzt.

Diese spezifische Mitarbeitergruppe in der CPU muss sich unter anderem eine hohe Fachkompetenz erarbeiten, psychische und physische Belastungssituationen bewältigen, Sicherheit in der Arbeit ausstrahlen, Bereitschaft zur Teamarbeit aufweisen und eine hohe Flexibilität mitbringen.

CPU-Patienten und deren Begleitpersonen haben in dieser für sie sehr beängstigenden Situation eine hohe Erwartungshaltung an die Pflegekräfte und Ärzte dieser speziellen Versorgungseinheit. Gefordert wird ein hohes Maß an Leistungsfähigkeit und Versorgungsqualität.

Um diesen Anforderungen gerecht werden zu können, hat die DGK entsprechende Empfehlungen ausgesprochen, welche u. a. die Mindestqualifikation der Pflegekräfte und den Betreuungsschlüssel betreffen und von zertifizierten CPUs und solchen, die eine Zertifizierung anstreben, eingehalten werden müssen.

Die diensthabenden Pflegekräfte müssen die dreijährige GKP-Ausbildung inklusive Staatsexamen erfolgreich abgeschlossen haben. Weiterhin wird empfohlen, dass die Pflegekräfte der CPU eine entsprechende Weiterbildung, idealerweise die Fachweiterbildung »Pflegeexperte Chest Pain Unit« abgeschlossen haben, bzw. diese absolvieren können.

Bzgl. des Betreuungsschlüssels wird von Seiten der DGK eine Pflegekraft für vier CPU-Patienten empfohlen. Vorausgesetzt, dass die klinikinterne Infrastruktur so geregelt ist, dass diese Pflegekraft keine Botengänge zum Labor o. Ä. machen muss.

3.3.4 Fortbildungen

Ärzte und Pflegekräfte der CPU müssen mindestens zwei Mal jährlich an speziellen CPU-Notfalltrainings/ALS-Trainings teilnehmen. Weiterhin sollen in regelmäßigen Abständen (z. B. quartalsweise) Fall-Konferenzen stattfinden, in denen Ärzte und Pflegekräfte im gegenseitigen, konstruktiven Austausch Situationen besprechen und ggf. Verbesserungsmöglichkeiten erarbeiten.

4 Die »Human Factors« in der Chest Pain Unit

Typischerweise werden in der Chest Pain Unit Fertigkeiten wie z. B. EKG-Interpretation, Umgang mit dem Überwachungsmonitor, Anlegen intravenöser Zugänge, Reanimation usw. als wichtige Faktoren betrachtet. Dies sind alles »technical skills«, also technisches Know-how, das in Semiaren, Simulationstrainings usw. gelernt werden kann. Natürlich sind diese Fertigkeiten innerhalb der CPU enorm wichtig, dennoch sind diese nicht ausreichend. Einen wichtigen Faktor kann aber jeder noch so vielseitige Apparat nicht ersetzen: den »Faktor Mensch« – die Pflegekraft und den Arzt.

Der erfahrene Arzt und die erfahrene Pflegekraft erkennen allein durch die Beobachtung und die Gespräche mit dem Patienten Veränderungen am Zustand des Patienten, oftmals noch bevor der Monitor reagiert.

Darum sollen nachfolgend die »non-technical-skills« Krankenbeobachtung und Kommunikation näher erläutert werden:

4.1 Die Krankenbeobachtung

Fallbeispiel

In der Silvesternacht findet sich gegen 2:30 Uhr eine 56-jährige Frau in der Notaufnahme ein. Sie klagt über Oberbauchschmerzen, welche sie bereits seit ca. 23:00 Uhr verspürte. Die Patientin ist dabei gangunsicher und hat großperlige Schweißtropfen auf der Stirn. »Das ist jetzt schon die Dritte, welche sich nun in der Sylvesternacht nach zuviel Alkoholgenuss mit einem solchen Zustand hier vorstellt«, denkt sich die Krankenschwester der ZNA und bringt die Patientin in den Wartebereich. Zwei Stunden später wird das Pflegeteam der Notaufnahme durch weitere Patienten im Wartebereich auf die mittlerweile bewusstlose Frau aufmerksam gemacht.

Die aufnehmende Pflegekraft verkannte die Situation einer klassisch atypischen Symptomatik eines Herzinfarktes, wie er insbesondere bei Frauen gehäuft auftreten kann. Der Grund hierfür ist eine Verallgemeinerung, die umgangssprachlich als »Schubladendenken« Beschreibung findet. Hinzu kommt eine mangelnde Krankenbeobachtung. Unter Beachtung der Grundprinzipien einer ganzheitlichen Krankenbeobachtung wäre der zuständigen Pflegekraft ein solch fataler Fehler nicht unterlaufen.

Die Krankenbeobachtung kann Aufschlüsse über leichte Veränderungen, die nicht lebensbedrohlich sind, geben, aber auch auf schwerwiegende Veränderungen bis hin zu lebensbedrohlichen Zuständen hinweisen. Selbst die aufwendigsten und teuersten Geräte können nicht die Wahrnehmung einer erfahrenen Pflegekraft ersetzen.

Krankenpflege ist gleichzeitig auch immer ein kontinuierlicher Akt der Krankenbeobachtung mit fachlich versierter Auswertung des Gesehenen, Gefühlten, Gehörten oder Gerochenen.

Die wichtigsten Analysemöglichkeiten hat man also immer dabei: sehen, hören, fühlen, sprechen, riechen. Ziel der Krankenbeobachtung ist es, Veränderungen früh und fachgerecht zu erkennen, um frühestmöglich reagieren und Gegenmaßnahmen ergreifen zu können.

Leider neigen besonders die jungen, unerfahrenen CPU-Pflegekräfte dazu, mehr den Monitor als den Patienten zu beobachten, frei nach dem Motto der Katzenfutter-Werbung: »Sind die Monitor-Parameter ›ok‹, freut sich der Mensch«. Dies ist aber grundlegend falsch, denn wie bereits erwähnt: Der Monitor kann kein geübtes Auge einer Pflegekraft ersetzen.

Darum gilt: »Behandle nicht den Monitor, sondern den Patienten.« (Quelle unbekannt)

Ein Patient besteht nicht nur aus Vitalzeichen, manchmal genügt ein Blick, um zu sehen, dass mit dem Patienten etwas nicht stimmt, auch wenn auf dem Monitor an der zentralen Überwachung offensichtlich noch alles im Normalbereich ist.

»Wer viel misst, misst viel Mist.« (Quelle unbekannt)

Die Frage ist also: wie sieht eine Krankenbeobachtung in der CPU aus, in einem Bereich, in dem sich ein stabiler Patient innerhalb von einer Sekunde zum instabilen Patienten wandeln kann?

Nachfolgend werden einzelne Teilaspekte der Beobachtung beleuchtet, mit dem Ziel, die Relevanz einer ganzheitlichen Betrachtung des Zustandes eines Patienten in das Bewusstsein des Lesers zu transportieren. Hierzu wird der anfänglich beschriebene Fall immer wieder exemplarisch herangezogen.

4.1.1 Körperhaltung

Die Körperhaltung verrät sehr viel über den (Gemüts-)Zustand des Patienten und ist als eine Art der nonverbalen Kommunikation zu verstehen. Eine angespannte, möglicherweise gebeugte Haltung kann auf Schmerzen hinweisen. Ebenso Schonhaltungen, diese sind von Patienten meist schwer zu kaschieren. Als wichtigster Punkt bei der Körperhaltung in Bezug auf die CPU ist eine Schonhaltung, die z. B. durch Thoraxschmerzen mit oder auch ohne Ausstrahlung in die Schulter auftreten können.

4.1 Die Krankenbeobachtung

Eine weitere typische Körperhaltung der CPU-Patienten ist nach Dr. Levine benannt:

Patienten mit ACS-/Myokardinfarkt-Symptomatik greifen sich meist mit der rechten Hand vor das Brustbein. Dort ballen sie eine Faust, die dann gleichzeitig mit der linken Hand »verdeckt« wird. Die Körperhaltung ist dabei leicht nach vorne gebeugt, das Gesicht schmerzverzerrt.

Um das eingangs geschilderte Szenario der vorstellig gewordenen Frau in der Notaufnahme aufzugreifen, hätte der Pflegekraft die aufrechte Sitzposition mit Einsatz der Atemhilfsmuskulatur auffallen müssen. Diese deutet auf Atembeschwerden hin. Sie vermied die Beanspruchung der Bauchmuskeln und starke Bewegungen mit den Armen, was die Aussage der Patientin über ihre Oberbauchschmerzen glaubhaft unterstreicht. Durch ihre Unruhe und die Schmerzen saß sie angespannt und nestelte am Reißverschluss ihrer Jacke.

> **Merke**
>
> Die Art, wie ein Mensch vor Ihnen steht, sitzt oder liegt, gehört zu den ersten wichtigen »Parametern« der Krankenbeobachtung die wahrgenommen werden.

4.1.2 Mimik

Die Mimik/ das Gesicht eines Gegenübers wird als erstes wahrgenommen. Diese/s hat einen hohen Wiedererkennungswert. Über das Zusammenspiel der einzelnen Muskeln, welche die Mimik wiedergeben, lässt sich viel beobachten und deuten. Schmerz, Ärger, Leid und natürlich auch Freude sind wichtige Beobachtungspunkte. Jedoch ist Vorsicht geboten, da die Mimik durch bestimmte Krankheiten beeinträchtigt sein kann. Wenn die Mimik z. B. durch eine Facialesparese beeinträchtigt ist oder ein hängendes Augenlied auffällt, sollten besonders bei Patienten mit Herz-Kreislauferkrankungen aufgrund ihres hohen Schlaganfallrisikos (durch embolische Ereignisse) folgerichtige Schlüsse gezogen werden. Die Mimik ist einer von vielen Beobachtungspunkten, bei denen eine Monitorüberwachung im Dienstzimmer keine Auskunft gibt. Wiederum wird der anfänglich beschriebene Kasus reflektiert: Bei der thematisierten Dame ist die Mimik angespannt, ausdruckslos und schmerzverzerrt mit einem leicht abwesenden Gesichtsausdruck. Dieser Patientin sieht man an, dass sie ernsthaft erkrankt ist.

4.1.3 Stimme und Sprache

Jeder Mensch hat seine eigene Sprache, die sich von der anderer unterscheidet, anhand des Gesagten kann man die Stimmung der Person beurteilen. Sie ist der Spiegel des Gemütszustandes. Die Sprache kann Leid,

Schmerz, aber auch Freude ausdrücken. Sie ist das wichtigste Instrument bei der Kommunikation. In einem Gespräch kann man fast alle Beobachtungspunkte beachten und miteinbringen. Anamnestische Erhebungen werden vorwiegend im Laufe eines gezielten Gespräches getätigt. Informationen über vergangene Schlüsselereignisse, Rahmenbedingungen und/oder vorangegangene Gesundheitszustände können selten anderweitig gewonnen werden. Umso wichtiger ist es, eben diese Möglichkeiten der Informationsgewinnung zu nutzen. Mit einem intensiveren Gespräch und den damit entstandenen Informationen hätte man wesentliche Anhaltspunkte zur Diagnosestellung der Dame aus dem genannten Beispiel erfahren können. Mit nur einem kurzen Gespräch wäre man in Kenntnis darüber, dass bereits ihre Mutter mit 55 Jahren an einem Myokardinfarkt gestorben sei und sie selbst in den vergangenen Wochen Atemnot beim Treppensteigen verspürte.

4.1.4 Bewusstseinslage

Bei Bewusstsein ist man, wenn man frei handeln und denken kann und adäquat das Erlebte und Gesagte verarbeitet. Es gibt viele Gründe für eine Bewusstseinseintrübung, z. B. diabetisches Koma oder Intoxikationen. Die klassische Indikation für eine reduzierte Bewusstseinslage in der CPU ist letztendlich eine Minderversorgung des Hirns, die wiederum auf ein hämodynamisch ineffizienten Tätigkeit des Herzens bzw. dem Aussetzen seiner Funktion beruht. An unserem Fallbeispiel ist ersichtlich, wie schnell sich die Bewusstseinslage ändern kann. Zum Zeitpunkt des Erstkontaktes mit der Patientin hatte sie noch keine Bewusstseinseinschränkung. Nach einiger Zeit im Wartebereich wirkte sie bereits benommen. Erst zwei Stunden später, als die Patientin komatös im Wartebereich liegt, handeln die anderen Patienten und suchen Hilfe beim Pflegepersonal. Ebenso kann dieses bei Patienten passieren, die schon in einem Zimmer in der CPU am Monitor angeschlossen liegen. Die Bewusstseinslage lässt sich nur im persönlichen Kontakt mit dem Patienten feststellen und nicht anhand der Vitalwerte der zentralen Monitorüberwachung.

4.1.5 Schmerzen

Schmerzen sind eines der ersten Symptome, die wahrgenommen und von den meisten Patienten auch ernst genommen werden. Sie sind mit vielen Erkrankungen in Verbindung zu bringen und können in ihrer Intensität variieren. Von den verschiedenen Schmerzarten ist der ausstrahlende Schmerz für eine CPU von zentraler diagnostischer Bedeutung (bezüglich des klinischen Erscheinungsbildes). Dabei ist dieser Schmerz oftmals schwer zu lokalisieren. Denn der gefühlte Ursprungsort des Schmerzes ist oft nicht unmittelbar mit dem Herzen in Verbindung zu bringen.

Abermals wird auf das eingangs erwähnte Szenario verwiesen. Unsere Patientin berichtete über einen für einen Herzinfarkt nicht typischen Eingeweideschmerz. Den Schmerz hat sie als erstes wahrgenommen, noch bevor weitere Symptome aufgefallen sind. Die schwerwiegende Erkrankung wird, durch die atypisch ausgeprägten Symptome, nicht erahnt. Unsere Dame nimmt sich eher zurück und will dem Pflegepersonal »keine Arbeit machen«, doch anhand des Erscheinungsbildes der Patientin hätte man die starken Schmerzen auch ohne ihre Aussage erkennen müssen. Typischerweise fängt der Schmerz im Thorax an und zieht dann in den linken Arm und Unterkiefer, es gibt aber auch Patienten die ihre Schmerzen im Schulterblatt oder im Hals-/Kieferbereich schildern. Besondere Vorsicht gilt bei Patienten mit einem Diabetes Mellitus, diese haben oft abgemilderte oder keinerlei Schmerz-Symptome (auch bei nicht-Diabetikern kann ein Herzinfarkt ohne Schmerzen auftreten). Thoraxschmerzen können zusätzlich auch auf andere schwerwiegende Erkrankungen aus der CPU hinweisen. Beispielsweise könnte sich auch eine Lungenarterien-Embolie oder eine Aortendisektion hinter dem Schmerz »verbergen«.

4.1.6 Die Augen

Die Augen sind der Spiegel der Seele. Alleine darüber wie unser Gegenüber uns anschaut, können wir einiges über seinen Gemütszustand erfahren. Der Blick in seine Augen verrät uns jedoch noch weitaus mehr:

- **Die Pupillen**: Sind die Pupillen auffällig weit oder eng, spricht dies für eine mögliche Einnahme von Drogen. Aber auch die Applikation von Adrenalin im Rahmen der Reanimation bewirkt eine Weitstellung der Pupillen, weshalb diese dann im weiteren Verlauf der Reanimation keine Aussage über die Sauerstoffversorgung des Gehirns machen (was aber oftmals fälschlicherweise angenommen wird).

  Ist nur eine Pupille deutlich erweitert, spricht dies sehr eindeutig für eine Raumforderung im Kopf. Eine akute intrazerebrale Blutung, ein intrakranielles Hämatom, ein Hirnödem oder ein Tumor könnten der Auslöser dieser Anisokorie sein. Dies klingt zunächst sehr nach einem neurologischen oder neurochirurgischen Problem, jedoch können diese Patienten im EKG deutliche ST-Hebungen aufweisen, so dass sie vom Rettungsdienst durchaus (fehlgeleitet) mit der Fehldiagnose »STEMI mit Bewusstseinsstörung« in die CPU gebracht werden.
- **Die Skleren:** Die Skleren sind normalerweise weiß. Sind sie gelblich verfärbt, ist dies ein deutlicher Hinweis auf eine Leberfunktionsstörung. Sind die Skleren (ein- oder beidseitig) blutunterlaufen, könnte dies eine Bindehautentzündung sein, aber ggf. auch für eine Hypertonie oder Obstipation sprechen. Punktförmige Einblutungen in den Skleren geben Hinweise auf eine Strangulation.
- **Die Augenlider:** im Normalfall sind die Innenseiten der Lider aufgrund der Durchblutung rötlich gefärbt. Sind diese eher hell oder gar weiß, ist dies ein deutliches Zeichen für einen massiven Blutverlust.

4.1.7 Atmung

Mit der Atmung hält der Körper den Sauerstoff- und den Kohlendioxid-Gehalt sowie den Blut-pH-Wert kontinuierlich in seinem Normbereich. Abweichungen aus diesem Normbereich können lebensbedrohlich sein. Darum gehört die Atmung zu einem sehr wichtigen »Parameter« der Krankenbeobachtung.

Dabei muss die Beobachtung der Atmung mehrere Atmungskriterien beinhalten:

- Atemfrequenz
- Atemtiefe
- Atemrhythmus
- Atemgeräusche
- Atemgeruch

Normalerweise atmet ein Erwachsener in Ruhe ca. 12–18 Mal pro Minute ein und aus. Atmet der Patient deutlich schneller (**Tachypnoe**), gibt dies Hinweise auf mögliche Probleme, wie Fieber, Schmerzen, Herzerkrankungen, Lungenerkrankungen, Stress oder Angst.

Eine **Bradypnoe** spricht für Schädigungen im ZNS (z. B. bei einem SHT), Intoxikationen mit Benzodiazepinen oder eine ausgeprägte Hypothyreose. Eine Bradypnoe, einhergehend mit tiefen Atemzügen ist ein deutlicher Hinweis auf eine Opiat-Intoxikation oder eine iatrogene Opiat-Überdosierung.

Die **Atemtiefe** kann mit bloßem Auge nicht gemessen werden, jedoch sollte sich bei einer ausreichenden Atemtiefe der Thorax heben und senken. Hebt sich der Thorax nur einseitig, könnte dies an einem (Spannungs-)Pneumothorax liegen.

Der Atemrhythmus ist unter physiologischen Bedingungen eine relativ regelmäßige und gleichmäßig tiefe Abfolge von Inspiration und Exspiration. Das Verhältnis zwischen In- und Exspiration ist dabei ca. 1:2. Die Exspirationsphase dauert also ca. doppelt so lange wie die Inspiration.

Die Abweichungen vom physiologischen Atemrhythmus können sehr vielseitig sein, weshalb die wichtigsten tabellarisch dargestellt werden (▶ Tab. 1):

Tab. 1: Pathologische Atemmuster

Bezeichnung	Erläuterung	Ursache
Biotsche-Atmung	Die Biotsche-Atmung ist dadurch gekennzeichnet, dass mehrere regelmäßige, aber tiefe Atemzüge aufeinander folgen, welche dann wieder durch eine kurze Pause unterbrochen sind.	Dieser Atemrhythmus kann bei Neugeborenen und Säuglingen auftreten und gilt hier als normal. Erwachsene mit Biotscher-Atmung leiden meist an einer Meningitis oder einer Hirndrucksteigerung nach SHT.

Bezeichnung	Erläuterung	Ursache
Cheyne-Stokes-Atmung	Die Cheyne-Stokesche Atmung ist durch ein periodisches An- und Abschwellen der Atemtiefe, unterbrochen von bis zu 10 Sekunden dauernden Atempausen gekennzeichnet.	Schwere Störungen des ZNS z. B. durch Meningitis oder Enzephalitis. Intoxikationen, Erkrankungen des Herzkreislaufsystems.
Kussmaul-Atmung	Die Kussmaul-Atmung ist eine abnorm vertiefte, regelmäßige Atmung.	Bei der metabolischen Azidose wird vom Körper versucht, durch das Abatmen von CO_2 den Blut-pH-Wert in einem physiologischen Bereich zu halten. Diese Patienten sind oft bewusstlos oder somnolent.
Schnapp-Atmung	Die Schnapp-Atmung wird oft auch als »Fischmund-Atmung« bezeichnet. Sie ist durch das »Schnappen nach Luft« (wie ein Fisch an Land) einhergehend mit langen Atempausen gekennzeichnet. Die Schnapp-Atmung ist keine suffiziente Atmung. Luft wird lediglich im Totraum hin und her bewegt, ohne am Gasaustausch beteiligt zu werden. Diese Form der »Atmung« ist mit einem Atemstillstand gleichzusetzen und geht i. d. R. mit einem Herzstillstand einher. Sofern keine DNR oder Patientenverfügung vorliegt, muss sofort mit der Reanimation begonnen werden!	Die Schnapp-Atmung ist die »Finale Atmung«. Sie ist Ausdruck der letzten Versuche des Körpers, das CO_2 abzuatmen. i. d. R. hat zuvor das Herz aufgehört zu schlagen. Im EKG ist meist eine Asystolie erkennbar.
Schlafapnoesyndrom	Das Schlafapnoesyndrom stellt sich als periodische Atemform dar, die von langen Atempausen (30 Sekunden und mehr!) gekennzeichnet ist. Nach der Atempause folgt meist ein sehr tiefer, schnarchender Atemzug gefolgt von mehreren periodischen Atemzügen. Das Atemmuster kann dem der Cheyne-Stoke-Atmung, aber auch dem Biotschen Atemmuster gleichen.	Obstruktion der oberen Atemwege durch Erschlaffung der Rachenmuskulatur. Störungen des zentralen Atemantriebs im Schlaf. Diese Patienten sind meist männlich und adipös.

Tab. 1: Pathologische Atemmuster – Fortsetzung

Die Atemgeräusche können oftmals ohne jegliches Hilfsmittel oder aber mit einem Stethoskop auskultiert werden. Viele Pflegekräfte sind im Auskultieren der Lungen nicht oder nur wenig geübt, zumal sie innerhalb der GKP-Ausbildung das Stethoskop nur zum manuellen RR-Messen benötigt haben.

> **Tipp**
>
> Nachdem Sie dieses Kapitel gelesen und verstanden haben, beschaffen Sie sich ein eigenes Stethoskop und fangen damit an, Ihre Patienten zu auskultieren. Üben Sie dies zunächst an gesunden »Probanden« und danach an den Patienten.

Tab. 2: Pathologische Atemgeräusche

Atemgeräusch	Ursachen
Schnarchen	Erschlaffen der Schlundmuskulatur im Schlaf oder bei Bewusstlosen mit schwerer Schädigung im Atemzentrum.
Gurgelnde Geräusche	Flüssigkeits- oder Sekretansammlung im Rachenraum. Hohe Gefahr der Aspiration.
Inspiratorischer Stridor	Laryngospasmus, Glottisödem, Verlegung des Kehlkopfes durch Fremdkörper.
Exspiratorischer Stridor	Asthma-Anfall, chronische Bronchitis.
Grobblasige Rasselgeräusche	Sekretansammlung in den Bronchiolen oder Alveolen.
Feinblasige Rasselgeräusche	Kardial oder toxisch bedingtes Lungenödem, u. U. einhergehend mit schaumigem, fleischwasserfarbenem Sputum.

Die Atemfrequenz bei unserer Dame im Fallbeispiel ist etwas erhöht und wirkt leicht angestrengt. Sie kann ohne Probleme ganze Sätze sprechen und hat keine Zyanose.

> **Tipp**
>
> Die Messung der Atemfrequenz unternimmt man vom Patienten unbemerkt. Spricht man diesen auf die stattfindende AF-Auszählung an, wird er unbewusst seine Atemfrequenz und –tiefe verändern.

> **Warnung**
>
> Besondere Vorsicht gilt bei Sauerstoffsättigungsclips der Monitorüberwachung. Hier können erfahrungsgemäß, durch Verrutschen des Clips oder lackierte Fingernägel, falsche Werte abgeleitet werden. Bevor Panik ausbricht, sollte erst einmal der Patient Betrachtung finden. Gibt es Defizite zwischen der Patientenbeobachtung und dem angezeigten Wert, so ist der richtigen Sitz des Clips und/oder sind die Fingernägel zu prüfen. Bei Patienten mit peripheren Durchblutungsstörungen oder auch sehr kalten Händen kann die Ableitung mitunter ebenfalls gestört sein.

4.1.8 Puls

Der Puls wird für gewöhnlich an der Arteria radialis getastet. Unmittelbar oberhalb des Handgelenkes ist die A. radialis relativ oberflächlich, so dass sie dort gut palpiert werden kann. Der Ort der Pulspalpation hängt auch von der Pulsqualität ab. Ein schwacher Puls lässt sich am besten an der Arteria Carotis oder der Arteria femoralis tasten. Der Puls kann tachykard (schneller Puls) oder bradykard (langsamer Puls) sein. Der Normbereich des Pulses eines Erwachsenen liegt zwischen 60 und 80 Schlägen pro Minute. Es kann krankheitsbegründete Unregelmäßigkeiten im Rhythmus der Herztätigkeit geben, sogenannte Arrhythmien. Bei unserer beispielhaften Patientin wurden leider aus Zeitgründen keine Vitalwerte gemessen. Der Puls wäre dann mit einer Frequenz von 122 bpm tachykard und rhythmisch.

In einer Notaufnahme sollte jeder Patient mit diagnostizierter Tachykardie an den Überwachungsmonitor angeschlossen werden. Denn an der Monitorüberwachung wäre sofort die signifikante ST-Strecken-Hebung aufgefallen und die Prognose der Patienten hätte sich deutlich verbessert.

4.1.9 Der Blutdruck

Der Blutdruck wird in den systolischen Blutdruck und den diastolischen Blutdruck unterteilt. Der systolische Blutdruck entsteht durch das pro Herzschlag ausgeworfene Blut in der Aorta, das mit einem bestimmten Volumen einhergeht und die Aorta somit ausdehnt. Am Ende einer Systole ist somit der Druck im Gefäßsystem am stärksten, dieser Druck entsteht durch das langsame Weiterfließen in das periphere Blutsystem und ist der systolische Blutdruck. Die Diastole ist der tiefste Blutdruck in der Aorta, dieser entsteht durch das Weiterfließen des Blutes. Bei der Aufnahme ist der Blutdruck an beiden Armen zu messen, bei Unterschieden ist an dem Arm mit dem höheren Wert weiterzumessen. Beim Erwachsenen ist der Idealwert bei 120/80 mmHg, jedoch ist der Blutdruck auch unter normalen Bedingungen von vielen Faktoren abhängig, z. B. Stress und körperliche Anstrengung. Ein erhöhter Blutdruck ab einem Blutdruck von 160/95 mmHg wird als Hypertonie bezeichnet. Die Hypertonie wird in die essentielle (primäre) Hypertonie und in den symptomatischen (sekundären) Hypertonus eingeteilt. Der essentielle Hypertonus ist durch äußere Einflüsse wie z. B. Überernährung und Alkoholkonsum manifestiert, sowie wahrscheinlich genetisch bedingt. Die am häufigsten vertretene Hypertonie ist die symptomatische Hypertonie, es treten Symptome wie Ohrensausen und Kopfschmerzen auf. Eine Erkrankung der Nieren kann zu einer renalen Hypertonie führen, diese gehört zu den sekundären Hypertonien. Der kardiovaskuläre Hypertonus entsteht durch eine Verminderung der Durchblutung der Nierenarterien bei arteriosklerotischen Veränderungen. Ein kardiovaskulärer Hypertonus liegt bei Erkrankungen des Herz-Kreislaufsystems oder der Gefäße, was zu einem erhöhten Blutdruck führt vor. Bei Problemen mit dem endokrinen System liegt eine endokrine Hypertonie vor, z. B. Überfunktion der Schilddrüse. Der erniedrigte Blutdruck wird als Hypotonie bezeichnet. Ein systolischer Blutdruck bei Männern unter 110 mm/Hg, bei Frauen unter 100 mm/Hg, wird als ein hypertoner Wert gesehen. Eine Vielzahl der Hypotoniker klagt über z. B. Schwindel, Müdigkeit und Abgeschlagenheit. Die primären Hypotonie-Formen sind meistens ungefährlich und mit regelmäßig sportlicher Aktivität in Form zuhalten. Der sekundären Hypotonie liegen meist schwere Erkrankungen zu Grunde. Bei einem starken Absinken des Blutdrucks mit Minderdurchblutung der Peripherie spricht man von einem Schock.

Bei der Patientin unseres Fallbeispiels wurden, wie bereits erwähnt, keine Vitalzeichen erhoben. Der Blutdruck unserer Dame war bei Ankunft hyperton. Im Verlauf, nach Abklingen des Stresses und der Ausschüttung von Adrenalin, sank der Blutdruck ab und sie erreichte einen hypotonen Blutdruck mit einem kardiogenen Schock. Im Allgemeinen ist die Blutdruckmessung mit dem Monitor praktisch, jedoch muss man vermehrt den Sitz der Manschette kontrollieren. Dies ist für eine genaue Messung erforderlich. Bei Werten, die stark von den zuletzt erhobenen abweichen, wird die Manschette neu angelegt. Ist die Schwankung weiterhin existent, sollte unverzüglich ein Arzt benachrichtigt werden.

4.1.10 Haut und Hautanhangsgebilde

Die Haut kann als selbstständiges Organ mit vielen Funktionen bezeichnet werden. Das Hautkolorit sagt oft viel über den Zustand des Patienten aus. Die Haut kann blass sein, dies kann z. B. bei einer Anämie (akut oder chronisch), bei einer Kreislauf-Dysfunktion oder bei vielen weiteren Erkrankungen auftreten. Besonders auffällig ist der Ikterus (Gelbfärbung der Haut), der durch Ablagerung von Bilirubin auftritt und auf eine Erkrankung der Leber schließen lässt. Es kann eine Zyanose (Blaufärbung der Haut und Schleimhaut) entstehen, z. B. bei Erkrankungen des Herz-Kreislaufsystems, diese bildet sich durch eine verminderte Sauerstoffsättigung im Blut. Wichtig ist es, auf Hautrötungen, die durch Druck entstehen, zu achten und einen Dekubitus zu vermeiden. Der Spannungszustand der Haut kann Aufschluss über den Flüssigkeitshaushalt des Patienten geben. Bei einem hohen Flüssigkeitsdefizit bilden sich nach Anheben der Haut die Falten nicht sofort wieder zurück, da die Elastizität fehlt. Es kann auch zu einer Ödembildung kommen, durch das vermehrte Einlagern von Wasser im Gewebe steigt die Hautspannung. Drückt man die Haut mit einem Finger ein, bleibt für eine kurze Zeit der Abdruck sichtbar. Ödeme können z. B. durch Herz- und Nierenerkrankungen entstehen.

Im Falle unserer Patientin hätte man beim Anbringen der Blutdruckmanschette die Haut fühlen können. Unsere Patientin ist kaltschweißig und sehr blass, diese beiden Punkte darf man nicht übersehen, selbst wenn man die Haut der Patientin nicht berührt, ist dieses Erscheinungsbild wahrnehmbar. Eventuell hat unsere Patientin schon länger bestehende Herzprobleme und dadurch entstandene Ödeme an den Beinen. Lagert die Patientin Wasser ein, arbeitet das Herz insuffizient. Sind Ödeme vorhanden, ist eine genaue Beobachtung auf Zu- und Abnahme selbiger zu tätigen. Zur genauen Kontrolle sind Gewichts- sowie die Ein- und Ausfuhrkontrollen zur Bilanzierung durchzuführen.

4.1.11 Ernährungszustand und Körpergewicht

Um ein Untergewicht oder Übergewicht zu vermeiden, ist es wichtig, auf eine ausgeglichene Ernährung zu achten, die sich individuell nach den Bedürfnissen eines Menschen richtet. Verschiedene Erkrankungen beeinflussen sowohl Verbrauch als auch Bedarf von Kalorien. Starkes Über- oder Untergewicht kann auf Dauer zu Erkrankungen führen. Das Übergewicht als eine der Hauptursachen eines Herzinfarktes oder eines Hypertonus wird zunehmend zum Gesellschaftsproblem. Es kann jedoch auch zur Gewichtszunahme durch Einlagerung von Wasser bei einer dekompensierten Herzinsuffizienz kommen. Das tägliche Messen des Körpergewichts ist hierbei von zentraler Bedeutung, um den Erfolg der Kompensation zu beurteilen. Bezüglich unserer Beispielpatientin gehört sie weder äußerlich zur ernährungsbedingten Risikogruppe (Übergewicht) noch ist eine signifikante Gewichtszunahme durch periphere Ödeme gegeben.

4.1.12 Ausscheidungen

Die tägliche Urinausscheidung eines gesunden Erwachsenen beträgt zwischen 1000 und 2000 Milliliter, die Urinmenge variiert je nach Flüssigkeitsbedarf und Flüssigkeitseinfuhr Flüssigkeitseinfuhr. Die beschriebene Dame hat momentan kaum Urinausscheidung. Durch den niedrigen Blutdruck und den beginnenden kardiogenen Schock ist die Nierenproduktion nahezu zum Erliegen gekommen. In der CPU ist die Urinausscheidung von zentraler Bedeutung. Es sollte ein Gleichgewicht zwischen Ein- und Ausfuhr oder – im Falle einer Linksherz-Dekompensation – eine Negativbilanz angestrebt werden. Kommt es zu einem Missverhältnis im

Flüssigkeitshaushalt, kann dieses auf eine beginnende kardiale Dekompensation hindeuten. Zwar nicht direkt bedingt jedoch auf keinen Fall zu vernachlässigen sind Anzeichen für eine gastrointestenale Blutung. Die meisten Patienten in der CPU nehmen gerinnungshemmende Medikamente oder werden auf diese eingestellt. Eine gastrointestenale Blutung unter der Einnahme von gerinnungshemmenden Medikamenten kann lebensbedrohlich werden.

4.1.13 Fazit

Anhand des Fallbeispiels, welches den Leser durch die verschiedenen Kapitel der Krankenbeobachtung begleitet hat, zeichnet sich ab, dass die ganzheitliche Krankenbeobachtung von zentraler Bedeutung ist. Ein unvoreingenommenes anamnestisches Gespräch gepaart mit einer umfänglichen zielgerichteten Wahrnehmung des Patientenzustandes kann wesentliche Informationen zu Tage fördern, die mitunter von erheblicher klinischer Relevanz sind. Eine ganze Kaskade von verkannten Warnsignalen und allem voran die Voreingenommenheit der Pflegekraft verschlechterten die Prognose der Patientin erheblich (aufgrund der verschleppten Diagnosestellung, Überwachung, und Therapie). Den persönlichen Kontakt zum Patienten kann kein Apparat ersetzen. Die Häufigkeit des Patientenkontaktes ist wichtig. Bestenfalls findet der erste Patientenkontakt noch während der Übergabephase zur vorangegangenen Schicht statt, da so Auffälligkeiten noch mit der selbigen besprochen und geklärt werden können (ob diese bei Aufnahme schon vorhanden waren). Gerade in der CPU kann sich eine Situation schnell wenden. Um dies frühzeitig zu bemerken und Gegenmaßnahmen ergreifen zu können, ist die Krankenbeobachtung von enormer Bedeutung. Mit der Berufserfahrung wächst die Beobachtungs-/Auffassungsgabe gerade für das Ungewöhnliche und nicht Alltägliche. Die Krankenbeobachtung ist eines der bedeutendsten Elemente der Krankenpflege, besonders in einem Bereich wie der CPU. Durch bewusste Nutzung der Sinne hin zur Krankenbeobachtung kann die diesbezügliche Auffassungsgabe geschult werden. Die Qualität der fachlichen und sozialen Kompetenz einer Pflegekraft kann man durchaus an ihrer Fähigkeit zur hochwertigen Krankenbeobachtung messen.

4.2 Grundlagen der Kommunikation

Das Thema »Kommunikation« ist sehr breit und vielschichtig. Ganze Bücher wurden nur für dieses Thema geschrieben. Der Inhalt dieses Kapitels kann gar nicht erschöpfend besprochen werden, da dies den Rahmen sprengen und das Thema des Buches verfehlen würde.

4.2 Grundlagen der Kommunikation

> **Merke**
>
> Kommunikation findet überall und immer statt, wo Menschen aufeinandertreffen.
> Sie kommunizieren immer. Sie kommunizieren auch, wenn Sie nicht reden, denn man kann nicht nicht kommunizieren (vgl. Watzlawik 1969).

Kommunikation beinhaltet verbale Verständigung und Körpersprache, Reden und Zuhören.

Kommunikation hat auch immer einen sachlichen und einen emotionalen Aspekt.

Wenn zwei Menschen miteinander reden, tun sie das meist unbewusst auf sehr vielschichtige Art und Weise. Nicht nur was gesagt wird, sondern auch wer etwas wie mit welcher Absicht und in welchem Kontext sagt, ist entscheidend.

Bei allem, was gesagt wird, stecken vier Aspekte, »Seiten«, in der Nachricht (▶ Abb. 3):

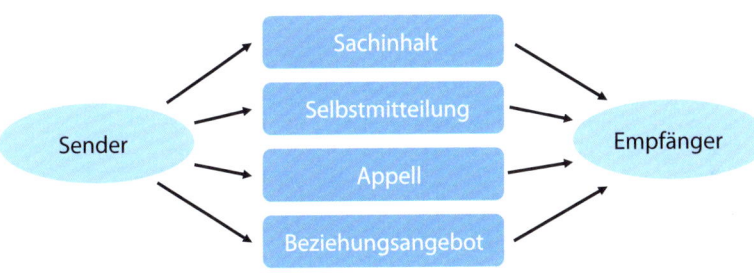

Abb. 3:
Die vier Seiten einer Nachricht, in Anlehnung an von Thun (1981)

> Auf welcher der vier Seiten sendet der Sender?
>
> - Ihre Kollegin war da aber kooperativer.
> - Sie gehen/Du gehst aber früh.
> - Seit die/der Neue hier ist, geht dauert was schief.
> - Immer wenn ich X brauche, macht die gerade Pause.
> - Warum haben Sie/warum hast Du denn nicht früher Bescheid gesagt?
> - Ja ist Ihnen denn noch nicht aufgefallen, dass Herr Müller immer zu spät kommt?
> - Ich habe überhaupt keine Lust auf den Betriebsausflug.
> - Finden Sie nicht auch, dass Frau Müller nicht ins Team passt?
> - Warum haben Sie/ warum hast Du denn nicht früher Bescheid gesagt?
> - Immer muss ich einspringen.
> - Seit zwei Jahren bin ich jetzt schon an Weihnachten (Silvester, Brückentage, …) im Dienstplan eingetragen.

So wie jede Nachricht vier Seiten hat, verfügt jeder Empfänger, jede Empfängerin über vier Ohren, die wahlweise auf Empfang geschaltet werden können (vgl. von Thun 1981).

Tab. 3: Der vier Ohren des Empfängers, vgl. Schulz von Thun (1981)

Ohr	Bedeutung
1. Sachohr	Wie ist der Sachverhalt?
2. Appellohr	Was soll ich tun?
3. Selbstmitteilungsohr	Was sagt der/die über sich selbst? Für wen hält der mich/wen glaubt der vor sich zu haben?
4. Beziehungsohr	Was ist mit ihm los?

> **Merke**
>
> Kommunikation verläuft immer (!!) auf verbaler und nonverbaler Ebene ab.

Tab. 4: Verbale und nonverbale Kommunikation

Verbal	Nonverbal
Wortwahl, Satzbau Sprechweise: Stimme, Sprachmelodie Lautstärke Tempo Pausen	Mimik, Gestik Blickkontakt Bewegung Haltung Aussehen Auftreten Äußeres Erscheinungsbild

Bei jedem Gespräch spielen Rolle, Status, Geschlecht, Alter, ... der Gesprächspartner/innen, der Kontext und das Ziel, die Absicht des Gesprächs eine Rolle:

1) Inhaltsebene/Sachebene: Was sage ich, welche Botschaft bringe ich rüber?
2) Verhaltensebene/Beziehungsebene: Wie wirke ich?

Nicht nur was Sie sagen wirkt, sondern auch, wie Sie etwas sagen und wie Sie auftreten!

Je nach Studien-Autor gibt es unterschiedliche prozentuale Angeben, über die man sicherlich auch streiten könnte, aber es ist unbestritten, dass die nonverbale (meist unbewusste) Kommunikation eine enorm wichtige Rolle spielt.

Jedes Gespräch, ob privat oder dienstlich, ob mit Patienten, Mitarbeiter/innen, Vorgesetzten oder Kolleginnen und Kollegen besteht aus Reden,

Fragen, Zuhören und Pausen. Wenn nur eine/r redet, haben wir einen Monolog (Anweisung, Urteilsverkündung, ...), wenn nur gefragt wird, entsteht ein Verhör. Darum sollten die Redeanteile der Gesprächsteilnehmer/innen im Gespräch etwa gleich verteilt sein.

> **Merke**
>
> Zuhören ist wesentlicher Bestandteil der Gesprächsführung.

Aktives Zuhören erfordert:

- Volle Aufmerksamkeit und Konzentration
- Eine positive Einstellung gegenüber den Gesprächspartner/innen
- Kritische Überprüfung der eigenen Wahrnehmung/Wahrnehmungshemmnisse
- Bewusstmachen von Interpretationen, Projektionen
- Erfassen innerer Zusammenhänge

Hindernisse beim aktiven Zuhören:

- Ablenkung durch äußere Bedingungen
- Ablenkung durch eigene Gedanken
- Nicht zuhören können oder wollen
- Unkonzentriert sein
- Abschweifen
- Gleichgültigkeit gegenüber den Gesprächspartner/innen
- Nichterfassen der Sachinformation
- Nichterfassen der emotionalen Information
- Sich Unverstanden fühlen
- Verschlossenheit
- »Pokern«
- Unehrlichkeit

Wie kann ich signalisieren, dass ich aktiv zuhöre:

- Verbal: Paraphrasieren, Verbalisieren, Rückfragen:
  Mit eigenen Worten das wiederholen, was ich verstanden habe.

Dadurch gebe ich meiner Gesprächspartnerin, meinem Gesprächspartner die Sicherheit, dass ich wirklich zuhöre, ich lege offen, was und wie ich das Gesagte verstanden habe, und ich gebe meinen Gesprächspartner/innen die Chance, gegebenenfalls Einspruch zu erheben, wenn sie sich falsch verstanden fühlen. Das kann Missverständnisse schon im Keim beseitigen. Die durch Paraphrasieren, Verbalisieren und Rückfragen (z. B. ›Habe ich richtig verstanden, dass ...‹) entstehende Entschleunigung verringert die Gefahr der Eskalation.

- Gesprächsverstärker: Ach, so, wirklich, ja, mhm, aha...
- Körpersprachlich: Blickkontakt, sich zuwenden, ...
- Pausen aushalten, denn mein Gegenüber braucht gegebenenfalls Zeit zum Nachdenken

4.2.1 Wer fragt führt – Fragetechniken

Jedes Gespräch besteht auf der verbalen Ebene aus Fragen und Antworten, generell aus Aktionen und Reaktionen. Es ist wichtig, im entscheidenden Moment die richtige Frage stellen zu können, die Antwort so zu verstehen, wie sie gemeint war und Pausen zu ertragen, denn wer bei einer Frage nachdenkt, braucht »Bedenkzeit«.

> **Merke**
>
> Wenn Sie wissen wollen, was die Menschen denken, müssen Sie sie fragen!

»Richtig« fragen Sie, wenn:

- Sie ein Klima schaffen, in dem andere gern antworten.
- Sie sich vergewissern, ob die/der andere antworten will.
- Sie Zeit zum Nachdenken und Antworten lassen.
- Sie mit Ihren Fragen zum positiven Nachdenken anregen.
- Sie sich selbst im Klaren sind, in welche Richtung Sie fragen.
- Sie die dem Gespräch und dem Anlass angemessene Frageform wählen.
- Sie mit Ihrer Frage die anderen nicht dominieren, bloßstellen, abkanzeln, verhören, reinlegen oder aushorchen wollen.
- Sie die anderen mit Fragen nicht festnageln oder auf eine Meinung festlegen.
- Sie kurz und leicht verständlich fragen.
- Sie nur jeweils eine Frage auf einmal stellen.

4.2.2 Welche Fragen haben welche Wirkung?

Entscheidungsfragen

- *Wohnen Sie in XY-Stadt?* → Ja/nein-Frage
- *Soll ich, darf ich...?* → Erlaubnisfrage
- *Möchten Sie Kaffee oder Tee?* → Alternativfrage

Entscheidungsfragen, Ja/Nein-Fragen – auch geschlossene Fragen genannt – sind der Form nach Fragen ohne Fragepronomen.
  Sie sind dann konstruktiv, wenn Sie ein Thema abschließen wollen, ein Ergebnis oder Zwischenergebnis sichern wollen. Geschlossene Fragen brin-

gen ein Gespräch auf den Punkt, fassen (Zwischen)-Ergebnisse zusammen, beenden ein Gespräch.

Suggestivfragen sind der Form nach Entscheidungsfragen (kein Fragepronomen), sie lassen aber keine Entscheidungsfreiheit, sondern geben die gewünschte Antwort manipulativ vor.

Suggestivfragen belasten die Beziehungsebene, weil sie die Gesprächspartnerin, den Gesprächspartner einengen, manipulieren.

- *Ihnen ist doch sicher an einer guten Teamarbeit gelegen?* → erwartete Antwort: »ja«
- *Sie sind doch auch der Meinung, dass, ...*
- *Wollen Sie etwa, dass die Kollegin kündigt?* → erwartete Antwort: »nein«

W-Fragen, offene Fragen:

- *Was machen Sie beruflich?*
- *Wie sehen Sie den Sachverhalt?*
- *Wie meinen Sie das?*

W-Fragen beginnen mit einem Fragepronomen: wie, wer, was, wo, wann, welche, wie oft, wie viel, warum, ... Vorsicht mit der Frage »warum?«, sie löst Rechtfertigungsdruck aus.

W-Fragen »öffnen« das Gespräch, bringen die Gesprächspartnerin, den Gesprächspartner zum Reden. Sie bekommen zusätzliche, neue Informationen, erfahren, was die/ der Andere meint, will – vorausgesetzt Sie hören zu. Das Phänomen des »Ins-Wort-Fallens« zeigt, dass wir oft mehr mit dem beschäftigt sind, was wir denken, als damit, was die/ der Andere sagt.

Nicht selten werden offene Fragen gestellt und wenn nicht sofort eine Antwort kommt, eine geschlossene Frage nachgeschoben.

- *Was wollen Sie trinken? – Pause – Wollen Sie einen Kaffee?*

Wer an der Antwort des Gesprächspartners interessiert ist, muss Pausen aushalten.

Rhetorische Fragen sind üblich und sparsam verwendet sinnvoll bei Reden, Vorträgen, aber ungeeignet in Gesprächen, da sie kein Interesse an der Meinung der Gesprächspartner/innen zeigen.

- *Wie ist heutzutage die berufliche Situation im sozialen Bereich?*
- *Wer trägt schon gern Konflikte aus?*
- *Wer fühlt sich nicht überlastet?*

Es gibt keine dummen Fragen, aber leider manchmal dumme Antworten.

Wenn ich wissen will, was Menschen beschäftigt, was sie denken und fühlen, muss ich Fragen stellen. Es ist gefährlich, mit Vermutungen zu arbeiten oder davon auszugehen, dass andere so empfinden, denken wie ich selbst.

Die folgende, in verschiedenen Varianten oft zitierte Geschichte, illustriert, was passiert, wenn wir aufgrund von Vermutungen handeln:

»Ein altes Ehepaar feierte seine goldene Hochzeit. Während sie am Frühstückstisch saßen, dachte die Frau: ›Schon seit 50 Jahren nehme ich immer Rücksicht auf meinen Mann und gebe ihm den knusprigsten Teil des Brötchens. Heute möchte ich endlich auch einmal diese Delikatesse genießen.‹ Sie strich auf den oberen Teil des Brötchens Butter und gab die untere Hälfte ihrem Mann.
Entgegen all ihren Erwartungen war er sehr erfreut, küsste ihre Hand und sagte: ›Mein Schatz, du hast mir gerade die größte Freude dieses Tages gemacht. Schon 50 Jahre lang habe ich die untere Hälfte eines Brötchens nicht mehr gegessen, obwohl ich sie am liebsten mag. Ich dachte immer, dass du sie haben darfst, weil du sie so gerne isst.‹« (Quelle unbekannt)

4.2.3 Gesprächsförderer

Offene Fragen

- *Wie sehen Sie die Situation?*

Nachfragen

- *Was meinen Sie mit ›irgendwie‹?*
- *Was heißt ›vielleicht‹?*
- *Meinen Sie, dass ...?*

Zielorientierte Fragen

- *Was könnte zur Lösung des Problems beitragen?*

Aufmerksamkeit Interesse, Präsenz zeigen

- *Mhm, ja, aha, (Blickkontakt, Mimik)*

Paraphrasieren, Umschreiben, Zusammenfassen

- *Habe ich Sie richtig verstanden, dass ...*
- *Sie meinen, dass ...*

Klären, auf den Punkt bringen

- *Wenn ich Sie richtig verstanden habe, geht es Ihnen um ... und nicht um ...*

Wünsche, Anliegen, Bedürfnisse herausarbeiten

- *Sie möchte also am liebsten, …*
- *Ihnen ist wichtig, …*

Gefühle ansprechen

- *Sie fühlen sich ungerecht behandelt.*
- *Sie sind verletzt.*

Ich Botschaften, Kritik aussprechen

- *Es ärgert mich, wenn ich an allen Brückentagen arbeiten muss und Sie frei haben.*

Namentliche Ansprache

- *Ja, Frau Mellis …*

Positive Formulierungen

- *Ich kann die Arbeit bis Ende der Woche fertig stellen.*

Verbindlichkeit

- *Ich mache das bis…*
- *Ich kümmere mich sofort darum und gebe Ihnen bis … Bescheid.*

Verständnis zeigen

- *Das kann ich mir gut vorstellen.*
- *Ich kann Sie gut verstehen.*

4.2.4 Gesprächsstörer

Ausfragen

- *Warum haben Sie das denn so gemacht?*

Befehlen

- *Sie müssen dann eben …*

Belehren

- *Das habe ich Ihnen doch schon vorher gesagt.*

Bewerten

- *Das sehen Sie falsch.*
- *So kann man das nicht machen.*

Verallgemeinerungen, Vorwürfe

- *Sie sind …, Sie machen … (immer!), (nie)…*
- *Immer musst Du alles …*

Herunterspielen

- *Das ist doch nicht so schlimm, …*
- *Da müssen wir alle durch …*

Unterstellungen

- *Das liegt nur daran, dass …*
- *Sie beschweren sich ja nur, weil …*

Warnen, drohen

- *Das würde ich mir gut überlegen.*
- *Denken Sie an die Konsequenzen.*

Killerphrasen

- *Das geht bei uns nicht.*
- *Wer soll das bezahlen?*

»Lebensweisheiten«

- *Ohne Fleiß kein Preis.*
- *Aller Anfang ist schwer.*

Reizwörter

- *aber, trotzdem, nur, doch, Problem*

Negativformulierungen

- *geht nicht, können wir nicht, haben wir nicht*

Weichmacher

- *vielleicht, irgendwie, eventuell, ein bisschen, unter Umständen, könnte, würde, müsste, …*

4.2.5 Kritik, Rückmeldung, ›Feedback‹ sind ein Geschenk?!

Rückmeldung hilft uns, mehr darüber zu erfahren, wie wir auf andere wirken, wie andere uns sehen. (Abgleich Selbstbild/Fremdbild)

Nur dadurch können wir den »blinden Fleck« in unserer Selbstwahrnehmung verkleinern und Verhaltensweisen und Reaktionen unserer Gesprächs- und Konfliktpartner/innen besser einordnen.

Wer keine Rückmeldung bekommt, läuft Gefahr, sich selbst falsch einzuschätzen. Rückmeldung ist ein Geschenk, auf das Sie keinen Anspruch haben, für das Sie dankbar sein sollten, auch wenn es nicht immer gefällt.

Da es in hierarchischen Strukturen üblicher und deshalb leichter ist, von oben nach unten Rückmeldung zu geben, ist es Aufgabe der Führungskraft, mit gutem Beispiel voran zu gehen und eine »Rückmeldekultur« zu schaffen, die auch die Rückmeldung der Mitarbeiter/innen an die Vorgesetzten ermöglicht (360° Feedback).

Warum ist es oft so schwierig, mit Rückmeldung umzugehen?
Ich kann nur konstruktiv Rückmeldung geben, wenn ich mein Gegenüber wahrnehme, wenn ich erkenne, was sie/er wie tut, wenn der Rahmen (Ort, Zeit, Person und Inhalt) und wenn die Form für die Rückmeldung stimmen.

Der springende Punkt bei jeder Rückmeldung sind die Fragen:
Wie geht die/ der Empfänger/in mit dem um, was ich sage? Wie wirkt sich das auch für mich aus? Welche Absicht steckt hinter der Rückmeldung?

- Konstruktive Kritik = Die Sache soll gut werden
- Destruktive Kritik = Die Person ist unmöglich.

> **Merke**
>
> Entscheidend ist, wer zu wem, mit welcher Absicht, wann, wo, wie, was sagt.
> Rückmeldung geben heißt auch loben!!!

Kritik aussprechen – aber wie?
»Als ich heute Morgen kam, brannte schon wieder das Licht in allen Räumen.«
Hinter diesem Satz verstecken sich die folgenden Botschaften:

- *Nie machst Du das Licht aus, wenn Du gehst.*
- *Immer muss ich alles kontrollieren.*
- *Du bist völlig unzuverlässig.*

»Als ich heute Morgen kam, brannte das Licht.«

Hinter diesem Satz verstecken sich die folgenden Botschaften:

- *Du bist gestern als Letzte/r gegangen.*
- *Mich ärgert die Energieverschwendung.*
- *Bitte schalte das Licht aus, bevor Du abschließt.*

Die Ich-Botschaft

- *benennt* den Ist/Soll-Abgleich, beschreibt die Situation und zeigt die eigene Gefühlslage
- *bewirkt* Betroffenheit, Nachdenklichkeit, Bereitschaft zur Klärung

Ich-Botschaften formulieren
Eine Ich-Botschaft besteht aus vier Teilen:

1. Situation, störendes Verhalten aus eigener Sicht konkret beschreiben, benennen.
   Vermeiden Sie Wertungen und Verallgemeinerungen wie z. B. immer, dauernd, nie.
2. Auswirkungen schildern.
   Vermeiden Sie dabei Begriffe, die eine Bewertung des Gesprächspartners beinhalten wie z. B. enttäuscht, missbraucht, verletzt.
3. Die eigenen Gefühle ausdrücken, eigene Bedürfnisse benennen.
   Vermeiden Sie, dem anderen die Schuld daran zu geben, dass Ihr Bedürfnis nicht erfüllt ist. Das Ziel besteht darin, klar zu formulieren, um was es Ihnen geht. (Ich konnte nicht rechtzeitig gehen, weil Du/Sie, ...)
4. Äußern Sie eine Bitte (, je nach Rolle auch eine Anweisung). Damit geben Sie dem anderen die Möglichkeit, zu reagieren und machen klar, dass Sie an einer konstruktiven Lösung interessiert sind und es Ihnen nicht um Schuldzuweisungen geht.
   Vermeiden Sie, Forderungen zu stellen. Damit drängen Sie den anderen in eine Ecke und verhindern ein Gespräch.

Ratschläge/Tipps für (Konflikt)-Gespräche
Wenn ich wissen will, was Menschen denken/ wollen, muss ich sie fragen!

- kurze offene W-Fragen stellen
- Entscheidungsfragen (ja/nein) zur Ergebnissicherung
- aktiv zuhören
- keine Monologe führen
- nicht ins Wort fallen
- machen Sie die Betroffenen zu Beteiligten; nicht übereinander, sondern miteinander sprechen

Konstruktive Kritik üben

- es geht nicht in erster Linie um vergangenes, sondern um zukünftiges Verhalten

- Ziel ist Korrektur und Motivation
- Sachebene und Beziehungsebene strikt trennen

> **Merke**
>
> Lob verstärkt erwünschtes Verhalten.

Nicht zwischen Tür und Angel, sondern Zeit und Raum schaffen:

- Störungen (Telefon, Besucher, etc.) verhindern
- zeitliche Begrenzung allen Beteiligten mitteilen
- Gesprächsziele transparent machen
- vertraulich, unter vier Augen
- nicht über-, sondern miteinander reden
- niemanden bloßstellen
- gute Gesprächsatmosphäre, freundliche Begrüßung
- sich gut vorbereiten (inhaltlich und stimmungsmäßig)
- sich kundig machen (Akten, mündliche Berichte)
- sich ein eigenes Bild machen
- sich nur auf Tatsachen berufen, keine Vermutungen, keine Verallgemeinerungen
- bei Kritik Beispiele nennen, positive Ansätze hervorheben
- einen Schritt zurückgehen, tief durchatmen, die zu besprechende Situation auch aus der Sicht der/des anderen ansehen

> **Merke**
>
> Jedes Ding hat drei Seiten: meine, deine und die Richtige!

Sachlich bleiben

- Gefühle direkt ansprechen
- Ich-Botschaften senden
- nicht »siegen« wollen, denn solange es »Gewinner und Verlierer« gibt, geht der »Krieg« weiter.
  Verlierer sinnen auf »Rache«.
- Den Gesprächspartner/die Gesprächspartnerin ernst nehmen/achten

4.3 Übergabe

Die Übergabe beim Schichtwechsel an die übernehmenden Kollegen oder die rasche Situationsschilderung im Rahmen eines Notfalles an den übernehmenden Arzt sollte immer strukturiert, wertneutral und auf »den Punkt kommend« gestaltet werden. »So viel wie nötig, so wenig wie möglich«. Wenn in einer Übergabe beispielsweise die gesamte Medikation vorgelesen wird und/oder die Appendektomie vor 30 Jahren Erwähnung findet, dann sind das unnötige Informationen, die zum einen Zeit kosten, zum anderen den Kopf des Übernehmenden »blockieren«, so dass möglicherweise die wichtigen Informationen »verloren gehen«.

Die strukturierte Übergabe, die u. a. auch vom ERC propagiert wird, ist die RSVP-Methode (▶ Tab. 5).

Tab. 5: Die RSVP-Methode

Buchstabe	Bedeutung	Inhalt	Beispiel
R	Reason (Grund)	• ggf. eigene Vorstellung • Name des Patienten und dessen Einweisungsgrund • Schilderung des aktuellen Problems • Schildern Sie, was jetzt benötigt wird	Hallo Herr/Frau Oberarzt NN?, hier ist CPU-Pfleger XY Es geht um Herrn »Mustermann«, der vor 2 h mit ACS eingeliefert wurde. Er hat jetzt massive Rhythmusstörungen und ist RR-instabil. Kommen Sie bitte umgehend auf die CPU ins Zimmer 2.
S	Story (Vorgeschichte)	• Hintergrundinformationen bzgl. dem Patienten • Grund der Einweisung • Relevante Vorerkrankungen	Herr Mustermann ist 76 Jahre alt, wurde vor 2 h vom Rettungsdienst mit ACS eingeliefert. Seine Begleiterkrankungen sind insulinpflichtiger Diabetes, chronisches Nierenversagen und Hypertonie
V	Vitalfunktionen	Systematische Schilderung gemäß dem ABCDE-Schema • Atemwege • Belüftung • Cirkulation • Defizite im neurologischen Bereich	Deutliche Zustandsverschlechterung. Atemwege sind frei. Belüftung eingeschränkt, feinblasige Rasselgeräusche über beiden Lungen, SpO2 = 86 % bei 10 L/O2 über Reserviormaske, HF tachyarrhythmisch,

Tab. 5: Die RSVP-Methode – Fortsetzung

Buchstabe	Bedeutung	Inhalt	Beispiel
		• Exposure – sonstige Untersuchungsergebnisse	*Salven, RR ca. 75/45 mmHg Patient ist erweckbar Infarktmarker im Labor deutlich angestiegen, im EKG jetzt deutliche Hebungen in II, III und AVF*
P	Plan	Wie soll das weitere Vorgehen »aussehen«? Verdeutlichen Sie Ihrem Gegenüber, was als nächstes geschehen soll.	*Informieren Sie jetzt das HKL, während ich einen weiteren i.v.-Zugang etabliere und Katecholamine vorbereite. Gemeinsam werden wir dann den Patienten ins HKL fahren.*

5 Rechtliche Grundlagen

Im Klinikalltag übernehmen immer öfter die Pflegekräfte der »Spezialabteilungen« wie z. B. Chest Pain Units, Intensivstationen, IMC-Einheiten, Zentrale Notaufnahmen usw. Aufgaben, die auf einer »normalen« Krankenstation ausschließlich den Ärzten vorbehalten sind. Punktion peripherer Venen, Applikation intravenöser Medikament, selbständige Defibrillation bei Reanimationen usw. sind nur einige dieser übertragenen Aufgaben.

Für die einen mag dies als »zusätzliche Last« erscheinen, für die anderen – diejenigen, die gerne und mit Freude in diesen Bereichen arbeiten – ist es eine Bereicherung und Aufwertung der beruflichen Tätigkeit.

In diesen besonderen Bereichen der Kliniken ist ein sehr enges und kooperatives Miteinander sämtlicher beteiligter Berufsgruppen notwendig und insbesondere bei Notfällen müssen Ärzte und Pflegekräfte Hand in Hand zusammenarbeiten. Weiterhin kommt es immer wieder vor, dass Pflegekräfte der »Spezialabteilungen« kurzfristig, ohne »ärztlichen Beistand«, einen medizinischen Notfall selbständig managen müssen.

> »... es ist unwichtig WER die Defibrillation oder Atemwegssicherung durchführt, aber es ist wichtig DASS diese Maßnahmen durchgeführt werden...« (Quelle unbekannt)

Dieser Satz klingt zunächst logisch, ist er aber auch juristisch haltbar? Darf eine Pflegekraft im Notfall beispielsweise selbständig defibrillieren?

Um diese und evtl. weitere rechtliche Fragen zu klären, werden nachfolgend die wichtigsten Gesetze kurz dargestellt:

5.1 Die wichtigsten Gesetze

§ **§ 34 StGB Rechtfertigender Notstand**
Wer in einer gegenwärtigen, nicht anders abwendbaren Gefahr für Leben, Leib, Freiheit, Eigentum oder ein anderes Rechtsgut eine Tat begeht, um die Gefahr von sich oder einem anderen abzuwenden, handelt nicht rechtswidrig, wenn bei Abwägung der widerstreitenden Interessen, namentlich der betroffenen Rechtsgüter und des Grades der

beeinträchtigte wesentlich überwiegt. Dies gilt jedoch nur, soweit die Tat ein angemessenes Mittel ist, die Gefahr abzuwenden.

§ 323c StGB Unterlassene Hilfeleistung
Wer bei Unglücksfällen oder gemeiner Gefahr oder Not nicht Hilfe leistet, obwohl dies erforderlich und Ihm den Umständen nach zuzumuten, insbesondere ohne erhebliche Gefahr und ohne Verletzung anderer wichtiger Pflichten möglich ist, wird mit Freiheitsstrafe bis zu einem Jahr oder mit Geldstrafe bestraft.

§ 223 StGB Körperverletzung
1) Wer eine andere Person körperlich misshandelt oder an der Gesundheit schädigt, wird mit Freiheitsstrafe bis zu fünf Jahren oder mit Geldstrafe bestraft.
2) Der Versuch ist strafbar.

§ 224 StGB Gefährliche Körperverletzung
1) Wer die Körperverletzung

- durch Beibringung von Gift oder anderen gesundheitsschädlichen Stoffen,
- mittels einer Waffe oder eines anderen gefährlichen Werkzeugs,
- mittels eines hinterlistigen Überfalls,
- mit einem anderen Beteiligten gemeinschaftlich oder
- mittels einer das Leben gefährdenden Behandlung

begeht, wird mit Freiheitsstrafe von sechs Monaten bis zu zehn Jahren, in minder schweren Fällen mit Freiheitsstrafe von drei Monaten bis zu fünf Jahren bestraft.
2) Der Versuch ist strafbar

§ 823 BGB Deliktischer Schadensanspruch
1) Wer vorsätzlich oder Fahrlässig das Leben, den Körper, die Gesundheit, die Freiheit, das Eigentum oder sonstiges Recht eines anderen widerrechtlich verletzt, ist dem anderen zum Ersatze des daraus entstehenden Schadens verpflichtet.

§ 278 BGB Verantwortlichkeit des Schuldners für Dritte
Der Schuldner hat ein Verschulden seines gesetzlichen Vertreters und der Personen, deren er sich zur Erfüllung seiner Verbindlichkeit bedient, in gleichem Umfang zu vertreten wie eigenes Verschulden. Die Vorschrift des § 276 Abs. 3 findet keine Anwendung.

§ 831 Haftung für den Verrichtungsgehilfen
(1) Wer einen anderen zu einer Verrichtung bestellt, ist zum Ersatz des Schadens verpflichtet, den der andere in Ausführung der Verrichtung

einem Dritten widerrechtlich zufügt. Die Ersatzpflicht tritt nicht ein, wenn der Geschäftsherr bei der Auswahl der bestellten Person und, sofern er Vorrichtungen oder Gerätschaften zu beschaffen oder die Ausführung der Verrichtung zu leiten hat, bei der Beschaffung oder der Leitung die im Verkehr erforderliche Sorgfalt beobachtet oder wenn der Schaden auch bei Anwendung dieser Sorgfalt entstanden sein würde.
(2) Die gleiche Verantwortlichkeit trifft denjenigen, welcher für den Geschäftsherrn die Besorgung eines der im Absatz 1 Satz 2 bezeichneten Geschäfte durch Vertrag übernimmt.

§ 677 BGB Ordnungsgemäße Geschäftsführung (Geschäftsführung ohne Auftrag)
Wer ein Geschäft für einen anderen besorgt, ohne von ihm beauftragt oder ihm gegenüber sonst dazu berechtigt zu sein, hat das Geschäft so zu führen, wie das Interesse des Geschäftsherrn mit Rücksicht auf dessen wirklichen oder mutmaßlichen Willen es erfordert.

§ 203 StGB Verletzung von Privatgeheimnissen (Schweigepflicht)
(1) Wer unbefugt ein fremdes Geheimnis, namentlich ein zum persönlichen Lebensbereich gehörendes Geheimnis oder ein Betriebs- oder Geschäftsgeheimnis, offenbart, das ihm als
1. Arzt, Zahnarzt, Tierarzt, Apotheker oder Angehörigen eines anderen Heilberufs, der für die Berufsausübung oder die Führung der Berufsbezeichnung eine staatlich geregelte Ausbildung erfordert,
[...]
(2) Ebenso wird bestraft, wer unbefugt ein fremdes Geheimnis, namentlich ein zum persönlichen Lebensbereich gehörendes Geheimnis oder ein Betriebs- oder Geschäftsgeheimnis, offenbart, das ihm als Amtsträger,
2. für den öffentlichen Dienst besonders Verpflichteten,
[...]
anvertraut worden oder sonst bekanntgeworden ist. Einem Geheimnis im Sinne des Satzes 1 stehen Einzelangaben über persönliche oder sachliche Verhältnisse eines anderen gleich, die für Aufgaben der öffentlichen Verwaltung erfasst worden sind; Satz 1 ist jedoch nicht anzuwenden, soweit solche Einzelangaben anderen Behörden oder sonstigen Stellen für Aufgaben der öffentlichen Verwaltung bekanntgegeben werden und das Gesetz dies nicht untersagt.
(3) Den in Absatz 1 Genannten stehen ihre berufsmäßig tätigen Gehilfen und die Personen gleich, die bei ihnen zur Vorbereitung auf den Beruf tätig sind. Den in Absatz 1 und den in Satz 1 Genannten steht nach dem Tod des zur Wahrung des Geheimnisses Verpflichteten ferner gleich, wer das Geheimnis von dem Verstorbenen oder aus dessen Nachlaß erlangt hat.
(4) Die Absätze 1 bis 3 sind auch anzuwenden, wenn der Täter das fremde Geheimnis nach dem Tod des Betroffenen unbefugt offenbart.

> (5) Handelt der Täter gegen Entgelt oder in der Absicht, sich oder einen anderen zu bereichern oder einen anderen zu schädigen, so ist die Strafe Freiheitsstrafe bis zu zwei Jahren oder Geldstrafe.

5.2 Erläuterung zur Schweigepflicht

Mit der Schweigepflicht des (medizinischen) Personals wird dem Patienten garantiert, dass niemand (auch nicht der Ehepartner) von seiner Krankheit oder damit im Zusammenhang stehenden Dingen erfährt, außer er entbindet den Arzt, ... von seiner Schweigepflicht.

Dadurch kann der Patient darauf vertrauen, dass er sich mit seinen körperlichen und seelischen Problemen dem Arzt, der Pflegeperson oder dem Personal des Rettungsdienstes anvertrauen kann.

Beispielhaft seien hier uneheliche Beziehungen/Entbindungen, frühere Suizidversuche, Infektionskrankheiten oder sonstige »Gebrechen« genannt, deren »Veröffentlichung« seelische oder materielle Schäden zur Folge hätten.

5.3 Befreiung von der Schweigepflicht

Einige wenige Ausnahmen entbinden jedoch auch ohne ausdrückliche Erlaubnis von der Schweigepflicht:

- Die Verhinderung einer Straftat.
- Die gesetzliche Meldepflicht diverser Krankheiten.
- Die Übergabe an den behandelnden Arzt, sofern dies zur Therapie notwendig ist.
- Wenn die Wahrnehmung eigener Interessen eine Offenbarung erfordert, wie z. B. die eigene Verteidigung vor Gericht.

5.4 Delegation

Eine besondere Herausforderung für das Personalmarketing ist der Umgang mit dem Ärzte- und Pflegemangel. Hier spielen Organisationsentwicklung und Change-Management als Instrumente des Personalmarketings eine entscheidende Rolle.

Arbeitsteilung zwischen den Berufsgruppen ermöglicht Spezialisierung, Effizienzgewinne und Qualitätsverbesserung. In Verbindung mit der Delegation anspruchsvoller Aufgaben bietet Arbeitsteilung auch neue Chancen zur Entwicklung attraktiver Berufsbilder mit entsprechenden Personalentwicklungsmöglichkeiten. Verschiedene Modellversuche beweisen, dass durch Delegation ärztlicher Leistungen der Medizinbetrieb effizienter gestaltet werden kann und gleichzeitig zentrale Ziele des Personalmarketings (Motivation) erreichbar sind.

Voraussetzung für die Übertragung ärztlicher Aufgaben ist, dass auch die Pflege entlastet wird, und zwar durch die Übertragung »patientennaher Serviceaufgaben« auf Servicekräfte, die niedrigere Kosten verursachen als examinierte Pflegekräfte. Für die Pflege ergeben sich damit attraktive Berufsbildperspektiven.

Zu beachten ist, dass die Delegation ärztlicher Aufgaben auf examiniertes Pflegepersonal an rechtliche Voraussetzungen geknüpft ist, die hier schlagwortartig zusammengestellt sind:

- Möglich ist die Übertragung von ärztlichen Tätigkeiten im Wege der Delegation unter ärztlicher Aufsicht und nach fachlicher Weisung des Arztes auf examiniertes Pflegepersonal.
- Bringschuld: Sorgfältige Behandlung des Patienten mit dem Standard (Qualität) eines Facharztes.
- Schaden: Anspruch auf Schadensersatz aus positiver Vertragsverletzung § 278 BGB und unerlaubter Handlung § 831 BGB.
- Gerichte verlangen »eine am Maßstab höchstmöglicher Patientensicherheit orientierte Organisation der ärztlichen Versorgung« (LG Augsburg, Urteil vom 30.09.2004).
- Einer Pflegekraft dürfen jegliche Aufgaben übertragen werden, die sie beherrscht.
- Haftung des Arztes für Auswahl, Schulungsqualität und Überwachung.
- Haftung der Pflegekraft für Übernahme- und Durchführungsverantwortung (§ 230 StGB Fahrlässige Körperverletzung).

6 Spezielle Anatomie

Pflegekräfte in den Chest Pain Units müssen ein sehr spezialisiertes Wissen bzgl. der Pathophysiologie des Myokardinfarktes, der verschiedenen Differentialdiagnosen, der Pflege und Betreuung betroffener Patienten und deren Angehörigen, der EKG-Interpretation, der pharmakologischen und interventionellen Therapie, des Notfallmanagements, usw. aufweisen.

Hierzu ist es unerlässlich, dass auch die Anatomie und Physiologie nicht nur bekannt sind, sondern auch verstanden wurden. Daher muss dieses Thema auch seinen festen Platz in einem Chest-Pain-Unit-Lehrbuch haben.

6.1 Gerinnung

Das Gerinnungssystem hat grundsätzlich zwei Aufgaben, welche in ihrer Art kaum unterschiedlicher sein könnten:

1. Die *Antikoagulation*, so dass der flüssige Zustand des Blutes und somit ein kontinuierlicher Blutfluss gewährleistet ist.
2. Die *Koagulation*, so dass nach einer Verletzung des Gefäßsystems sofort und auf den Blutungsort begrenzt die Stillung der Blutung eintritt und die verletzte Gefäßwand abgedichtet wird (Hämostase).

Die Hämostase ist eine lebensnotwendige Funktion, die in zwei Stufen unterteilt ist.

1. Die primäre Hämostase (vorläufige Blutstillung), welche grob in drei Schritten abläuft:
   - Gefäßkonstriktion, welche zur Verengung der Gefäße vor der Verletzung führt und somit den Blutfluss verlangsamt.
   - Thrombozytenadhäsion. Ausgelöst durch den Glykoproteinrezeptor Ib (GPIb) bzw. den Glykoproteinrezeptor Ic/IIa (GPIc/IIa) kommt es zur Adhäsion (Verklebung) der Thrombozyten mit dem Gefäßendothel, so dass eine erste dünne Bedeckung der Läsion entsteht. Durch diese Bindung der Thrombozyten an die defekte Gefäßwand kommt es zur Aktivierung der Thrombozyten, welche bisher als »Schläfer-Zellen« im Blut vorhanden waren.

- Thrombozytenaggregation. Ein weiterer Rezeptor, nämlich der Glykoproteinrezeptor IIb/IIIa (GPIIb/IIIa), vermittelt den Thrombozyten nach deren Aktivierung die Ausbildung von »Zellarmen«, wodurch eine gegenseitige Aggregation, also die »Verklumpung« miteinander, stattfinden kann.
2. Die sekundäre Hämostase (endgültige Blutstillung = Blutgerinnung)
Die sekundäre Hämostase ist die endgültige Blutstillung, also die tatsächliche Blutgerinnung. Hier spricht man auch von der plasmatischen Gerinnung.
Hier wird ein Fibrinnetz gebildet, in dem sich die »angespülten« Erythrozyten und Thrombozyten »verfangen« und dadurch ein Thrombus entsteht, der die betroffene Stelle verschließt.

Damit dies alles geschehen kann, bedarf es eines optimalen Zusammenspiels aus Enzymen, Ca2+ und den verschiedenen Gerinnungsfaktoren, welche nachfolgend tabellarisch aufgeführt werden:

Tab. 6: Gerinnungsfaktoren und ihre Aufgaben[1]

Gerinnungsfaktor		Aufgabe
I	Fibrinogen	Bildet das Fibrinnetz
II	Prothrombin	Die aktive Form Thrombin (IIa) aktiviert die Faktoren I, V, VII und XIII Vitamin K-abhängig
III	Thrombokinase	Co-Faktor von VIIa
IV	Ca2+	Katalysator
V	Proakzelerin	Co-Faktor von X
VI	Akzelerin	Bildet als C-Faktor zusammen mit Calcium-Ionen und dem Faktor Xa die Prothrombinase, welches das Prothrombin zu Thrombin spaltet
VII	Proconvertin	Aktiviert IX und X Vitamin K-abhängig
VIII	Antihämophiles Globulin »A«	Co-Faktor von IX
VIII Ag	VIII-assoziiertes Antigen	Aktiviert die Plättchenadhäsion (Bindung an G Ib) und die Plättchenaggregation (Bindung an G IIb/IIIa) Bindung an VIII
IX	Christmas-Faktor Antihämophiles Globulin »B«	Aktiviert X Vitamin K-abhängig

---

1 Der Einfachheit wegen wurden die verschiedenen Gerinnungsfaktoren mit römischen Zahlen durchnummeriert. Dabei entsprechen die jeweiligen Zahlen nicht der Reihenfolge, in der die Aktivierung der Gerinnungsfaktoren abläuft.

Gerinnungsfaktor		Aufgabe
X	Stuart-Prower-Faktor	Aktiviert Prothrombin Vitamin K-abhängig
XI	Rosenthal-Faktor/PTA (Plasmathromboplastin antecedent)	Aktiviert IX und XII
XII	Hagemann-Faktor	Aktiviert die Fibrinolyse
XIII	Fibrinstabilisierender Faktor	Stabilisiert das Fibrin

Tab. 6: Gerinnungsfaktoren und ihre Aufgaben – Fortsetzung

Auf den ersten Blick mag das Gerinnungssystem bzw. die Blutgerinnung äußerst kompliziert erscheinen. Das ist durchaus korrekt. »Bricht« man jedoch die Blutgerinnung auf das Wichtigste herunter, ist auch dieses Thema leicht zu verstehen:

Aufgrund intrinsischer (veränderter Gefäßoberflächen wie z. B. durch unphysiologische Oberflächen, Fremdmaterial) oder extrinsischer (geschädigtes bzw. verletztes Gefäßendothel) Faktoren wird die plasmatische Gerinnung aktiviert, welche dann den Faktor X innerviert. Faktor Xa (= Faktor X aktiviert) aktiviert wiederum Faktor II, so dass das daraus resultierende Thrombin (Faktor IIa) sich mit dem vorhandenen Fibrinogen verbindet und ein Fibrinnetz entsteht. In diesem Netz »verfangen« sich dann vorbeischwimmende Blutzellen, die dadurch miteinander verkleben und einen Thrombus bilden (▶ Abb. 4).

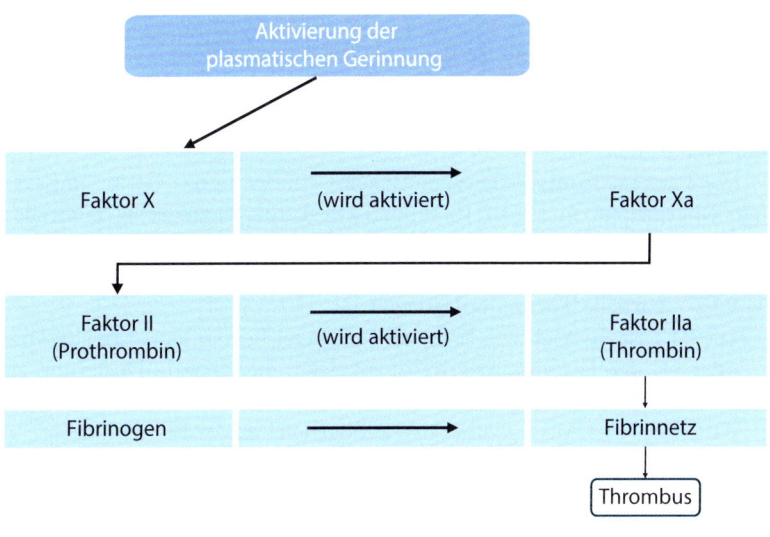

Abb. 4: Stark vereinfachte Gerinnungskaskade

6.1.1 Die Fibrinolyse

Fibrinolyse, oder auch Thrombolyse genannt, ist die Bezeichnung für die körpereigene Auflösung eines Blutgerinnsels (Thrombus) durch das Enzym Plasmin. Sobald der Thrombus seine Aufgabe beim Verschließen der verletzten Blutgefäße erfüllt hat, muss er für den weiteren Heilungsprozess des betroffenen Gefäßes wieder aufgelöst werden.

Dabei wird Plasminogen zu Plasmin aktiviert, welches sich an einzelne Fibrinverbindungen bindet und diese dann an bestimmten Schnittstellen durchtrennt, so dass der Thrombus zerfällt und sich letztendlich auflöst.

6.1.2 Antikoagulantien

Pharmakologisch kann man durch die Applikation von Antikoagulantien unmittelbar in die Gerinnungskaskade eingreifen und somit die Gerinnbarkeit des Blutes herabsetzen. Je nachdem, wo genau in der Gerinnungskaskade eingegriffen werden soll, wird ein anderes Medikament eingesetzt. Während beispielsweise Heparin® durch die Inaktivierung von Thrombin die Blutgerinnung hemmt, wirkt Marcumar® als Vitamin-K-Antagonist und hemmt dadurch in der Leber die Vitamin-K-abhängige Synthese von diversen Gerinnungsfaktoren wie z. B. Prothrombin.

Folgende Grafik gibt einen kleinen Überblick über die gängigsten Antikoagulantien und ihrem Einsatzgebiet innerhalb der Gerinnungskaskade (▶ Abb. 5):

6.1.3 Kontrolle der Blutgerinnung

Damit die Blutgerinnung in den Gefäßen nicht unkontrolliert abläuft, sorgen unter physiologischen Bedingungen verschiedene Mechanismen für ein permanentes Gleichgewicht der aktivierenden und hemmenden Gerinnungsfaktoren.

Wird aus medizinisch-therapeutischen Gründen in das Gerinnungssystem eingegriffen, muss der therapeutische Erfolg engmaschig laborchemisch kontrolliert werden. Dabei werden folgende Parameter beachtet:

1) **PTT – Partielle Thromboplastinzeit**
   Die PTT ist ein wichtiger Kontroll-Parameter bei der Heparin-Therapie oder bei der Thrombolyse und dient dazu, die Heparin-Dosierung zu steuern sowie Gerinnungsstörungen zu erkennen. Weiterhin macht der PTT-Wert eine Aussage über den endogenen Teil der Blutgerinnung
   - Referenzwert (bei gesunden Erwachsenen):   28–40 Sek.
   - Zielwert bei Heparin-Therapie: 60–80 Sek.

   Abweichungen des Norm- oder Zielwertes:
   Ist die PTT verkürzt, liegt eine Hyperkoagulabilität vor.

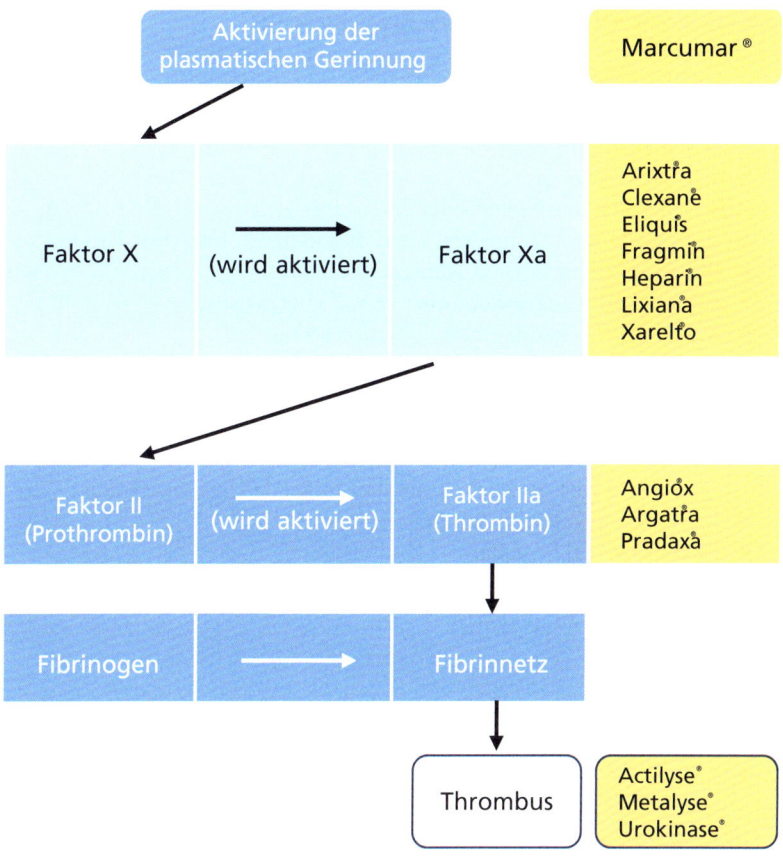

Abb. 5:
Antikoagulantien in der Gerinnungskaskade

Ist die PTT verlängert, kann dies mehrere Ursachen haben:
- Blutgerinnungsfaktoren-Mangel (Faktor I, II, V, VIII, IX, X, XI, XII)
- Fibrinogen-Mangel
- Hämophilie (Bluterkrankheit)
- Heparin-Therapie bzw. Überdosierung
- Verbrauchskoagulopathie (Gerinnungsfaktoren werden aufgrund von Sepsis, Schock, Polytrauma, höhergradige Verbrennungen, usw. unkontrolliert verbraucht)

2) Qick-Wert

Der Quick-Wert (Thromboplastinzeit) macht eine Aussage über den so genannten exogenen Teil des Gerinnungssystems. Der Test dient zur Steuerung der Marcumar®-Therapie sowie zur Diagnose von Störungen der Blutgerinnung.

Der Quick-Test gilt heute als eher veraltet, zumal der Quick-Wert je nach Labor und Testmethode deutlich variieren kann. Darum sind die Quick-Werte aus unterschiedlichen Laboren nicht miteinander zu vergleichen.

- Referenzwerte (bei gesunden Erwachsenen):[2]
  - Untergrenze: 70
  - Obergrenze: 120
- Zielwerte bei Behandlung mit Cumarinen (z. B. Marcumar®):
  - Untergrenze: 15
  - Obergrenze: 36

Abweichungen des Norm- oder Zielwertes
Ist der Quick-Wert zu niedrig, kann dies mehrere Ursachen haben:
- Blutgerinnungsfaktoren-Mangel
- Funktionsstörungen der Leber (z. B. Leberzirrhose)
- Marcumar®-Therapie bzw. Überdosierung
- Verbrauchskoagulopathie (Gerinnungsfaktoren werden aufgrund von Sepsis, Schock, Polytrauma, höhergradige Verbrennungen usw. unkontrolliert verbraucht)
- Vitamin-K-Mangel

Ist der Quick-Wert zu hoch, kann dies folgende Ursachen haben:
- Einnahme von Barbituraten
- Einnahme von Penicillin
- Marcumar®-Unterdosierung
- Der INR-Wert

3) **Der INR-Wert**
(International Normalized Ratio) macht, wie der Quick-Wert auch, eine Aussage über den so genannten exogenen Teil des Gerinnungssystems. Der Test dient zur Steuerung der Marcumar®-Therapie sowie zur Diagnose von Störungen der Blutgerinnung. Dabei gibt der INR-Wert den Faktor an, um den die Gerinnungszeit des Blutes verlängert ist. Da der INR-Wert einem international standardisiertem Mess-/Berechnungsverfahren unterliegt, hat er sich gegenüber dem Quick-Test durchgesetzt.
- Referenzwerte (bei gesunden Erwachsenen):
  - Untergrenze: 0,85
  - Obergrenze: 1,15
- Zielwerte bei Behandlung mit Cumarinen (z. B. Marcumar®):
  - Untergrenze: 2,0
  - Obergrenze: 3,5

Abweichungen des Norm- oder Zielwertes
Ist der INR-Wert zu niedrig, kann dies folgende Ursachen haben:
- Einnahme von Barbituraten
- Einnahme von Penicillin
- Marcumar®-Unterdosierung

Ist der INR-Wert zu hoch, kann dies mehrere Ursachen haben:
- Blutgerinnungsfaktoren-Mangel
- Funktionsstörungen der Leber (z. B. Leberzirrhose)

---

[2] Je nach Labor können die Referenz- und Zielwerte um wenige %-Punkte von den hier angegebenen Werten differieren.

- Marcumar®-Therapie bzw. Überdosierung
- Verbrauchskoagulopathie (Gerinnungsfaktoren werden aufgrund von Sepsis, Schock, Polytrauma, höhergradige Verbrennungen usw. unkontrolliert verbraucht)
- Vitamin-K-Mangel

6.2 Herz

Das Herz (lat. Cor) ist ein muskuläres Hohlorgan und ist sozusagen der »Motor« des Lebens der Menschen (und der Tiere). Es wird durch die Herzscheidewand (Septum cardiale) in eine rechte und linke Hälfte getrennt. Beide Herzhälften werden jeweils wiederum in Vorhof (Atrium) und Herzkammer (Ventrikel) unterteilt (▶ Abb. 6). Gemeinsam mit den Arterien und Venen bildet dieser »Motor« das Herzkreislaufsystem, wobei das rechte Herz für den »kleinen« bzw. Lungenkreislauf und somit für den Gasaustausch in den Alveolen zuständig ist, während das linke Herz für den »großen« bzw. Körperkreislauf und somit für die Organdurchblutung verantwortlich ist.

Dabei pumpt das rechte Herz sauerstoffarmes Blut in die Lungen, wo es dort in den Alveolen mit Sauerstoff »beladen« wird, um es dann über das linke Herz in den Körperkreislauf zu den Organen und Muskeln zu pumpen.

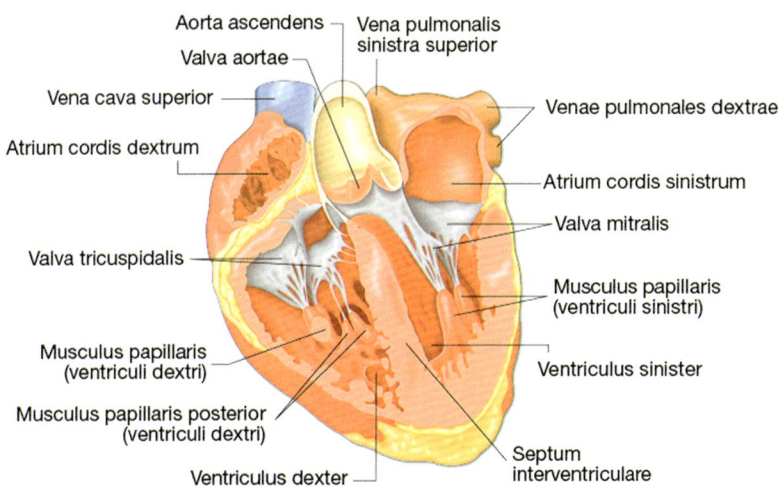

Abb. 6:
Das Herz im Querschnitt, mit freundlicher Genehmigung der SERVIER Deutschland GmbH

6.2.1 Anatomische Lage

Das Herz befindet sich im Mediastinum (»Mittelfellraum«), auf Höhe der 4. bis 8. Rippe zwischen der Wirbelsäule und dem Sternum, sowie zwischen den beiden Lungenflügeln. Dabei ist es jedoch nicht mittig im Thorax angelegt, sondern eher nach links ausgerichtet. Es liegt zu 1/3 in der rechten und zu 2/3 in der linken Thoraxhälfte. Seine Ausdehnung erstreckt sich hier bis zur linken Medioklavikularlinie, also einer imaginären, senkrechten Linie vom Schlüsselbein nach unten. Die untere Grenze ist das Zwerchfell, auf dem das Herz teilweise aufsitzt.

Die Herzspitze berührt die Brustwand im 5. ICR und ist hier in der Kontraktionsphase tastbar (Herzspitzenstoß).

6.2.2 Größe und Gewicht

Das gesunde Herz eines erwachsenen Menschen ist in etwa so groß wie seine geschlossene Faust, wobei bei trainierten Sportlern, insbesondere bei Leistungssportlern, eine physiologische Hypertrophie bis zu der Größe von 1,5 geschlossenen Fäusten erkennbar ist.

Abhängig von Geschlecht, Körpergewicht, Alter und Trainingszustand wiegt das Herz:

- Bei Frauen ca. 280–300 g
- Bei Männern ca. 320-350 g

Als kritisch wird ein Gewicht von ca. 500 g eingestuft, da dann die Sauerstoffversorgung des Myokards aufgrund des nicht ausreichenden Blutflusses vermindert wird.

6.2.3 Die Wandschichten des Herzens von innen nach außen

Die Wand des Herzens besteht aus insgesamt drei unterschiedlich starken Schichten:

- Das Endokard (die Innenhaut)
- Das Myokard (der eigentliche Herzmuskel)
- Das Epikard (die Außenhaut)

Das Epikard bildet gemeinsam mit dem Perikard den Herzbeutel, welcher die anatomische Abgrenzung zu den Mediastinalorganen (Trache, Ösophagus, Thymusdrüse) bildet.

Das Endokard

Das Endokard ist die innerste der drei Schichten der Herzwand. Sie besteht aus einer glatten Endothelhaut, elastischen Fasern und Bindegewebe. Es ist ungefähr 0,5–1,0 mm dick und kleidet den Raum im Herzinneren vollständig aus.

Das Myokard

Das Myokard ist der eigentliche Herzmuskel, welcher aus glatter und quergestreifter Muskulatur besteht. Das Myokard ist für das typische Aussehen des Herzens verantwortlich. In dieser Schicht sind die Erregungs- und Überleitungsbahnen gelagert, welche für die Funktion des Herzens verantwortlich sind.

Das Epikard

Das Epikard bildet die Außenhaut des Herzens und ist fest mit dem Myokard verwachsen. Weiterhin ist es auch das viszerale Blatt (Lamina visceralis) des Herzbeutels (Perikard). Es besteht aus einem einschichtigen Plattenepithel sowie einer subserösen Schicht aus Fett und Bindegewebe, in welchem die größeren Koronargefäße eingelagert sind.

Das Epikard produziert in geringen Mengen eine spezielle Flüssigkeit, den Liquor pericardii, welche den Raum zwischen dem viszeralen und dem parietalen Blatt des Herzbeutels befeuchtet. Das Liquor pericardii reduziert die Reibung zwischen den beiden Perikard-Blättern und gewährleistet dadurch die Beweglichkeit des Herzens im Herzbeutel.

Das Perikard

Das Perikard ist die äußere Wand des Herzbeutels. Es besteht aus einer groben Bindegewebs- und Fettschicht. Das Perikard ist mit den Pleuren der Lunge und dem Zwerchfell verwachsen, wodurch die anatomische Lage des Herzens im Thorax fixiert ist.

Die Blutversorgung des Herzens

Wie jedes andere Organ des Körpers wird auch das Herz mit Blut und somit mit lebensnotwendigen Nährstoffen versorgt. Dies erfolgt über die so genannten Herzkranzgefäße, welche kranzförmig um das Herz herum angelegt sind. Dabei unterscheidet man zwei Arten der Koronargefäßen, nämlich die Herzkranzarterien (Aa. Coronariae) und die Herzkranzvenen (Vv. Cordis) (▶ Abb. 7).

Die Herzkranzarterien entspringen unmittelbar oberhalb der Aortenklappe aus der aufsteigenden Aorta (Aorta descendens) und verlaufen mit ihren größeren Ästen auf dem Herzmuskel, um dann mit ihren Endaufzweigungen von außen in das Myokard einzutauchen.

Obwohl die Koronararterien aus der Aorta entspringen, werden sie nicht in der Systole durchblutet, sondern erst nachdem die Aortenklappe geschlossen ist, also in der Diastole. Die Muskelkontraktion der Ventrikel sorgt in der Systole für die Entleerung der Koronararterien (▶ Abb. 8).

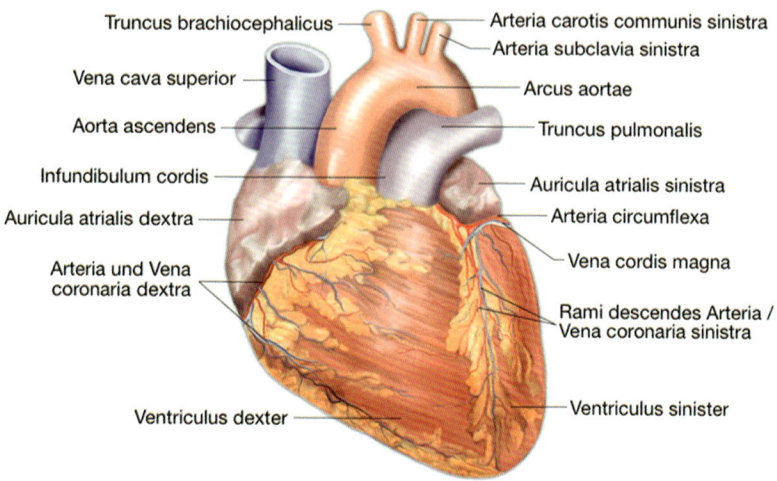

Abb. 7: Herz-Vorderansicht, mit freundlicher Genehmigung der SERVIER Deutschland GmbH

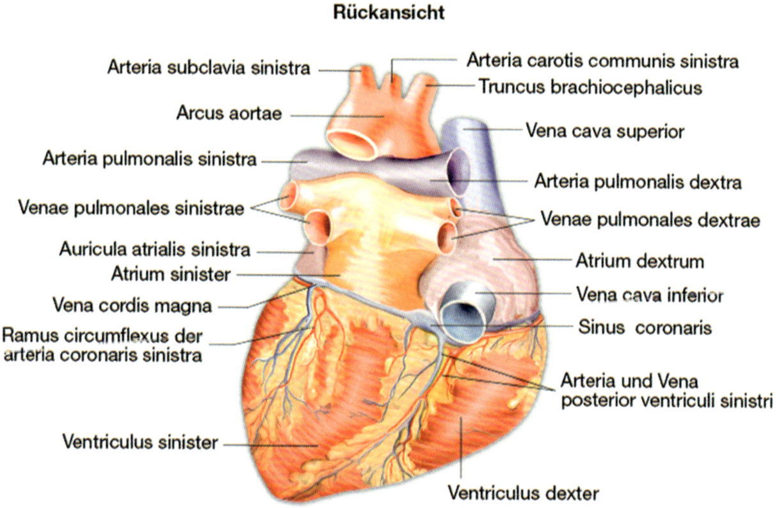

Abb. 8: Herz-Hinteransicht, mit freundlicher Genehmigung der SERVIER Deutschland GmbH

Die Koronararterien

Die Koronararterien werden in der Fachliteratur wie auch in den einzelnen Kliniken teilweise unterschiedlich bezeichnet. Die einen verwenden die englische, die anderen die lateinische Bezeichnung. Dies macht es insbesondere für Berufseinsteiger bzw. für weniger erfahrene Mitarbeiter anfangs sehr schwierig, sich zu orientieren. Darum sollen hier jeweils die englischen und die lateinischen Begriffe genannt werden.

Die rechte Koronararterie

- Right coronary artery (RCA)
- Arteria coronaria dextra

Sie verläuft nach ihrem Austritt aus der Aorta zunächst vom rechten Herzohr bedeckt um den rechten Herzrand herum zur Zwerchfellfläche des Herzens und zieht mit ihrem Endast (Ramus interventricularis posterior = RIVP) zur Herzspitze (▶ Abb. 9).

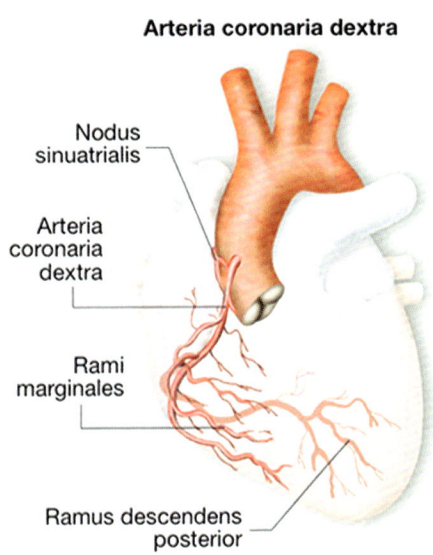

Abb. 9:
Rechte Koronararterie, mit freundlicher Genehmigung der SERVIER Deutschland GmbH

Sie versorgt dabei den rechten Vorhof, die rechte Kammer sowie einen Teil des Ventrikelseptums. Weiterhin ist die RCA oftmals auch für die Versorgung des inferioren Herzens, also dem im allgemeinen Sprachgebrauch als »Hinterwand« bezeichneten Gebiet, zuständig. Letzteres ist davon abhängig, ob es sich hier um einen »Rechtsversorger« oder einen »Linksversorger« handelt. Bei »Linksversorgern« wird der inferiore Bereich des Herzens über die LCX/RCX durchblutet.

Da die rechte Koronararterie, wie eingangs erwähnt, u. a. den rechten Vorhof versorgt, ist hiervon auch unmittelbar der Sinus- und der AV-Knoten (siehe »Das Reizleitungssystem«) mit betroffen. Ein Verschluss der RCA könnte also unter Umständen zu einer Fehlfunktion oder gar zu einem Ausfall des Schrittmacherzentrums (Sinusknoten) und/oder dem AV-Knoten führen.

Die linke Koronararterie

- Left coronary artery (LCA)
- coronaris sinistra

Sie spaltet sich nach einem ca. 0,5–2 cm kurzen Hauptstamm (truncus communis) in zwei, selten in drei, Hauptäste auf:

1. Die *vordere absteigende Arterie*. Diese verläuft entlang des Septums, zwischen den beiden Ventrikeln
   - Left artery descending (LAD)
   - Ramus interventricularis anterior (RIVA)
   - Ramus descendens anterior

   Die LAD/RIVA versorgt die Vorderwand des linken Ventrikels, Teile des rechten Ventrikels, die Papillarmuskeln des linken sowie z. T. auch des rechten Ventrikels und das Kammerseptum.
   Weiterhin versorgt die LAD/RIVA auch Teile des linken Tawaraschenkels (▶ Kap. 6.5 Das Reizleitungssystem), weshalb beispielsweise ein neu aufgetretener Linksschenkelblock ein wichtiges Anzeichen für einen akuten Myokardinfarkt sein kann.
2. Die *seitlich hintere Arterie*. Diese umspannt das linke Herz mit ihren einzelnen Ästen von der Seite und von hinten zur Herzspitze führend (▶ Abb. 10).
   - Left circumflex (coronary) artery (LCX)
   - Ramus circumflexus (RCX)

   Die LCX/RCX versorgt die Seitenwand, die anatomische Hinterwand, also den posterioren Teil des Herzens, und – sofern es sich hier um einen »Linksversorger« handelt – den inferioren Teil des Herzens.
3. Die eher seltene Arterie liegt zwischen der LAD/RIVA und der LCX/RCX.
   - Ramus intermedius

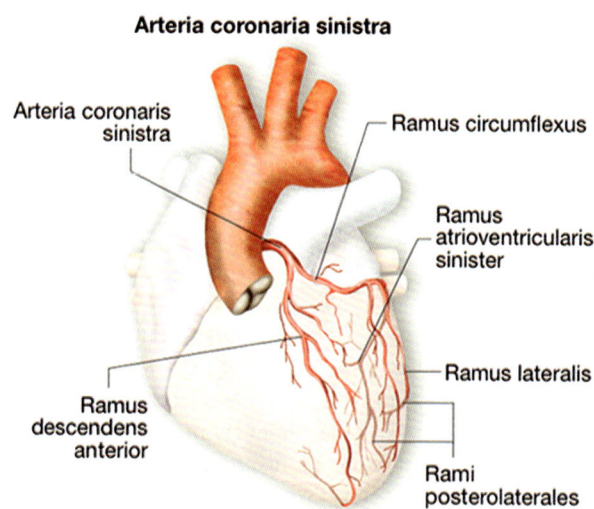

Abb. 10: Linke Koronararterie, mit freundlicher Genehmigung der SERVIER Deutschland GmbH

Die Koronarvenen

Die Koronarvenen sammeln das sauerstoffarme Blut aus dem Myokard, um es dann wieder in den kleinen Kreislauf zurück zu führen. Die größeren Koronarvenen (Vv. Cordis) verlaufen dabei weitestgehend parallel zu den Koronararterien und münden dann über den Sinus coronarius gemeinsam in den rechten Vorhof. Als Hauptvertreter der großen Koronarvenen sind insbesondere folgende Gefäße zu nennen:

- Vena cordis magna
- Vena cordis media
- Vena cordis parva

Kleinere Koronarvenen wie z. B.:

- Vena ventriculi dextri
- Vena cardiacae minimae

führen direkt in den rechten Vorhof und die rechte Kammer.

6.3 Der Blutkreislauf

Das Myokard sorgt dafür, dass das Blut kontinuierlich in alle Regionen des Körpers gelangt. Dazu schlägt das Herz durchschnittlich 70 bis 80 Mal pro Minute und pumpt in dieser Zeit vier bis sechs Liter Blut durch das Gefäßsystem. Dies entspricht ca. 360 Liter pro Stunde, bzw. 8.640 Liter pro Tag. Durch seine beiden synchron arbeitenden Pumpen, dem rechten und dem linken Ventrikel, pumpt das Herz Blut gleichzeitig in die Lungen (sauerstoffarmes Blut) und in die restlichen Organe sowie die Extremitäten (sauerstoffreiches Blut).

Funktionell wird der Blutkreislauf darum in zwei verschiedene Teilkreisläufe differenziert:

- Der kleine Blutkreislauf
- Der große Blutkreislauf

6.3.1 Der kleine Blutkreislauf

Der kleine Blutkreislauf beschreibt den Weg des Blutes vom Eintritt in das rechte Herz, bis zum Austritt aus dem linken Herzen in den Großen Blutkreislauf hinein.

Das sauerstoffarme Blut strömt über die V. cava superior (obere Hohlvene) und die V. cava inferior (untere Hohlvene) in den rechten Vorhof. Von dort fließt es durch die Trikuspidalklappe in die rechte Kammer. Von der rechten Kammer aus wird das Blut dann durch die Pulmonalklappe in die A. Pulmonalis (Lungenarterie) gepresst, um es dann in den Arteriolen dem Gasaustausch zuzuführen. Hier werden dem Blut über die kleinsten Lungenbläschen, den Alveolen, Sauerstoff zugeführt und »Abfallprodukte« wie z. B. Kohlendioxid entzogen. Über die Venolen führt dann der Weg des sauerstoffreichen Blutes in die vier Vv. Pulmonalis (Lungenvene) in den linken Vorhof des Herzens. Von hier aus gelangt das Blut dann durch die Mitral- oder auch Bikuspidalklappe genannt in den linken Ventrikel. Von hier aus wird es durch die Aortenklappe hindurch in die Aorta und somit in den großen Blutkreislauf gepumpt.

6.3.2 Der große Blutkreislauf

Der große Blutkreislauf beschreibt den Weg des Blutes vom Eintritt in die Aorta bis zum rechten Atrium (rechter Vorhof des Herzens).

Der linke Ventrikel pumpt das Blut in die große Körperschlagader, die Aorta, die sich dann nach oben in die Kopf- und Armarterien und nach unten in die Organ- und Beinarterien in immer kleinere Gefäße bis ins Kapillarsystem verzwegt und Sauerstoff zu allen Organen und Körpergeweben transportiert. Hier im Kapillarsystem, welches aus Arteriolen (mit sauerstoffreichem Blut) und Venolen (mit sauerstoffarmem Blut) besteht, findet der Gas- und Stoffaustausch statt. Sauerstoff wird aus den Arteriolen in das Gewebe abgegeben, Abfallprodukte und Kohlendioxid in die Venolen aufgenommen. Auf dem Weg zum Herzen zurück vereinen sich die kleinen Venen zu immer größer werdenden venösen Blutgefäßen, welche dann das darin enthaltende sauerstoffarme Blut über die obere und untere Hohlvene im rechten Vorhof zusammenführen (▶ Abb. 11).

6.4 Das vegetative Nervensystem im Herzen

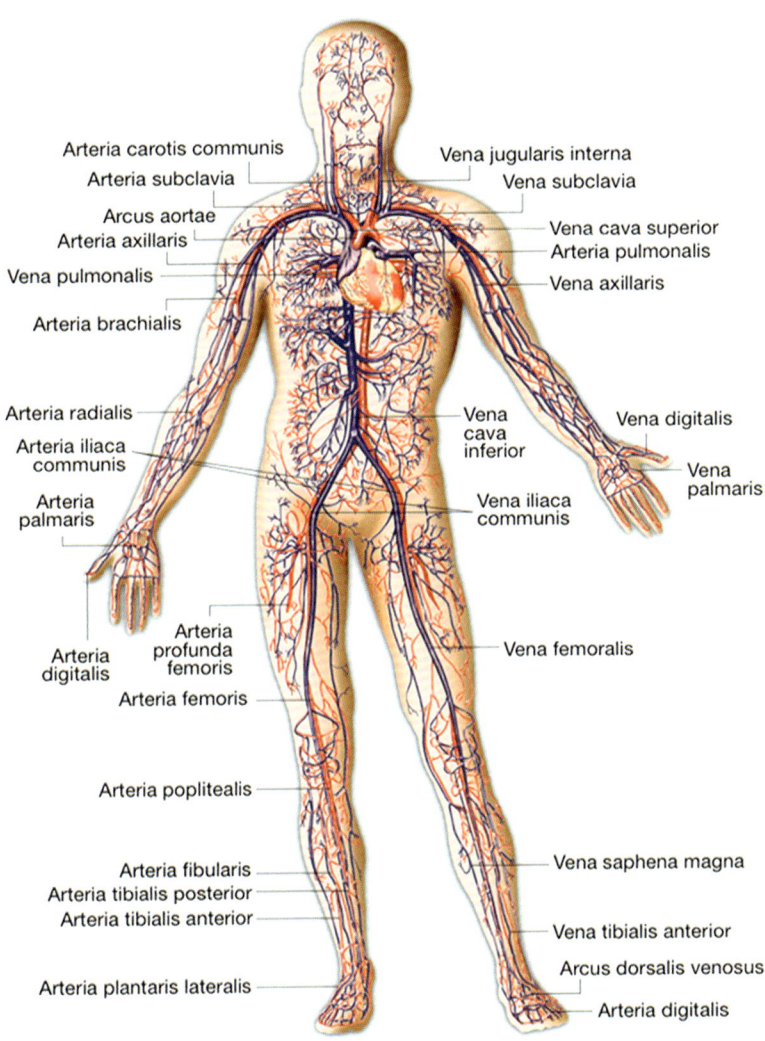

Abb. 11:
Der Blutkreislauf, mit freundlicher Genehmigung der SERVIER Deutschland GmbH

6.4 Das vegetative Nervensystem im Herzen

Das vegetative Nervensystem wird unterteilt in die Nerven des Sympathikus, welche in den Vorhöfen und den Kammern des Herzens lokalisiert sind, und die Nerven des Parasympathikus, welche hauptsächlich in den Vorhöfen des Herzens zu finden sind.

Abhängig von dem jeweiligen Neurotransmitter, welcher das Nervensystem innerviert, hat dies unterschiedliche Wirkungen:

- Inotropie: Wirkung auf die Herzkraft
- Chronotropie: Wirkung auf die Herzfrequenz
- Dromotropie: Wirkung auf die Erregungsleitung
- Bathmotropie: Wirkung auf die Herzerregbarkeit

Wird der Sympathikus im Herzen durch die Botenstoffe Adrenalin oder Noradrenalin innerviert, führt dies zur Erleichterung der Erregbarkeit, Beschleunigung der Erregungsleitung, Steigerung der Herzfrequenz, Erhöhung des Blutdrucks und der myokardialen Durchblutung. Wird das parasympathische Nervensystem im Herzen durch seinen Botenstoff Acetylcholin innerviert, führt dies zur Senkung der Herzfrequenz, des Blutdruckes und der myokardialen Durchblutung.

6.5 Das Reizleitungssystem

Das Myokard unterscheidet sich im Vergleich zur Skelettmuskulatur wie auch zur Organmuskulatur deutlich. Zum einen weist das Herz eine »Mischmuskulatur« auf, es beinhaltet also glatte wie auch quergestreifte Muskulatur, zum anderen ist es in seiner Funktion vom Nervensystem unabhängig.

Würde man ein schlagendes Herz aus dem Körper heraus transplantieren, es dabei aber ausreichend mit Sauerstoff und Nährstoffen versorgen, dann würde dieses Herz auch abgetrennt vom Nervensystem weiter schlagen.

Das Herz besitzt ein autonomes Erregungs- bzw. Schrittmacherzentrum, welches im rechten Vorhof auf Höhe der Einmündung der V. cava superior liegt. Dieses Schrittmacherzentrum, allgemein als Sinusknoten bezeichnet, gibt eine Frequenz von ca. 60–80 bpm vor.

Die Erregungswelle breitet sich dann über die Vorhöfe aus und wird im AV-Knoten zunächst gesammelt. Der AV-Knoten ist im »Koch-Dreieck« lokalisiert, welches sich an der Wand zwischen rechtem und linkem Vorhof und an der Grenze zu den Ventrikeln befindet.

Unter physiologischen Bedingungen sind die Vorhöfe und die Kammern elektrisch voneinander getrennt, so dass der AV-Knoten hier ein wichtiges Bindeglied im Herzreizleitungssystem darstellt. Weiterhin hat auch der AV-Knoten die Möglichkeit zur Eigenerregung. Fällt beispielsweise der Sinusknoten als Taktgeber aus, kann der AV-Knoten die Rolle des Taktgebers sofort »übernehmen«. Jedoch ist dieser Ersatzrhythmus durch den AV-Knoten etwas langsamer und weist eine Frequenz von ca. 40–50 bpm. Auf.

Leitet der AV-Knoten den Impuls weiter, führt dieser zunächst in das Hissche-Bündel, welches normalerweise die einzige muskuläre Brücke zwischen dem Vorhof und der Kammer darstellt.

Nach dem Hisschen Büdel wird die Erregung, welche zunächst entlang des Septums verläuft, über den rechten und linken Tawara-Schenkel, weitergeleitet und dann bis in die Purkiniefasern im gesamten Herzmuskel verteilt. Dabei erfolgt die Erregung des Kammermyokards von innen nach außen und von der Herzspitze (Apex) zur Herzbasis.

Auch das Hissche Bündel, die Tawara-Schenkel und die Purkiniefasern besitzen die Fähigkeit zur Eigenerregung, so dass diese im Falle eines Totalausfalles von Sinus- und AV-Knoten einen Minimalrhythmus von ca. 20–40 bpm vorgeben können.

Zusammengefasst erfolgt die Herzreizleitung wie folgt:
Der Sinusknoten depolarisiert sich → Erregungsausbreitung über die Vorhöfe → Der AV-Knoten verzögert bzw. sammelt den Impuls → Erregungsweiterleitung über das Hissche Bündel zu den rechten und linken Tawara-Schenkeln → Weiterleitung in die Purkiniefasern.

6.6 Das Ruhe- und Aktionspotential am Herzen

Das Ruhe- und Aktionspotential ist die Grundlage für jede Aktivität des Körpers. Durch das Weiterleiten elektrischer Impulse werden beispielsweise Schmerzen im Gehirn wahrgenommen, Reflexe ausgelöst usw.

Jede Zelle ist von einer Membran umgeben, an der eine geringe elektrische Spannung nachweisbar ist. Diese elektrische Spannung kommt dadurch zu Stande, dass intrazellulär und extrazellulär unterschiedlich geladene Ionen (hauptsächlich Kalium, Natrium, Calcium und Magnesium) verteilt sind und diese stets versuchen, ein Konzentrationsgleichgewicht herzustellen. Dabei ist der Intrazellulärraum negativ und der Extrazellulärraum positiv geladen. Diese an der Membran nachweisbare elektrische Spannung wird als Ruhepotential (oder auch Membranpotential) bezeichnet und beträgt ca. -80 bis–90 mV

6.6.1 Schrittmacherzellen in Aktion

Wie bereits im Kapitel »Das Reizleitungssystem« beschrieben, sind die Schrittmacherzellen selbständig in der Lage, sich zu entladen und dadurch einen elektrischen Impuls entlang der Reizleitungsbahn über das gesamte Herz abzugeben.

Hierbei gilt das »Alles-oder-nichts-Prinzip«, was soviel bedeutet wie, dass ein bestimmter Schwellenwert überschritten werden muss, bevor die Zelle sich entlädt und den Impuls weiterleitet. Dies geschieht durch spezielle Ionenkanäle, die so genannten HCN4-Kanälen (hyperpolarization-activated cyclic nucleotide-gated cation channel), die die Ionen in der Zelle austauschen, so dass sich insbesondere der Calcium-, Natrium und Kalium-Gehalt massiv verändert. Durch diese Ionenverschiebung kommt es zum Spannungsverlust an der Zellmembran sowie zur vollständigen Entladung der Zelle. Dieser Vorgang wird auch Depolarisation genannt. Ähnlich wie beim Domino-Spiel werden nun die Zellen der Reizleitungsbahnen depolarisiert und es erfolgt im Anschluss daran eine Kontraktion des Myokards.

Nachdem die Zelle depolarisiert wurde, treten nun spezielle Natrium-Kalium-Pumpen in Aktion. Natrium wird aus der Zelle heraus und Kalium wieder in die Zelle hinein transportiert, so dass das ursprüngliche elektrische Spannungspotential wiederhergestellt wird. Dies geschieht in weniger als 1 ms und wird Repolarisation genannt.

6.6.2 Die Refraktärzeit und Vulnerable Phase des Herzens

Unmittelbar nach der Kontraktion ist das Myokard für ungefähr 0,3 Sek. nicht mehr erregbar, auf einen weiteren elektrischen Impuls reagiert der Muskel also nicht. Das Herz ist in dieser kurzen Zeit refraktär (unempfänglich), weshalb man hier von der Refraktärzeit spricht.

Kurz vor Ende der Refraktärzeit kommt es zur vulnerablen Phase. In dieser vulnerablen (= »verletzlichen«) Phase sind die Zellen des Herzens noch nicht alle vollständig repolarisiert, so dass jetzt pathologische elektrische Impulse massive Herzrhythmusstörungen, bis hin zum Kammerflimmern, auslösen können. Im EKG würde man diese Herzrhythmusstörung »R-auf-T-Phänomen« nennen, da diese pathologischen elektrischen Impulse in die aufsteigende T-Welle einfallen (▶ Kap. 8.2.11 R-auf-T-Phänomen in ▶ Kap. 8 EKG).

6.7 Der Herzzyklus

Der Herzzyklus ist die ständige Wiederholung von Systole und Diastole der Herzkammern (Ventrikel), also der Kontraktions- und Austreibungsphase (Systole) sowie der Erschlaffungs- und Füllungsphase (Diastole).

Die Pumpfunktion des Herzens wird durch das Zusammenspiel des Myokards und der Herzklappen ermöglicht. Hierbei bestimmen die Herzklappen die Flussrichtung des Blutes im Herzen. Das Öffnen und Schließen der Klappen wird von den jeweiligen Druckverhältnissen beidseits der Klappen geregelt (▶ Abb. 12).

6.7 Der Herzzyklus

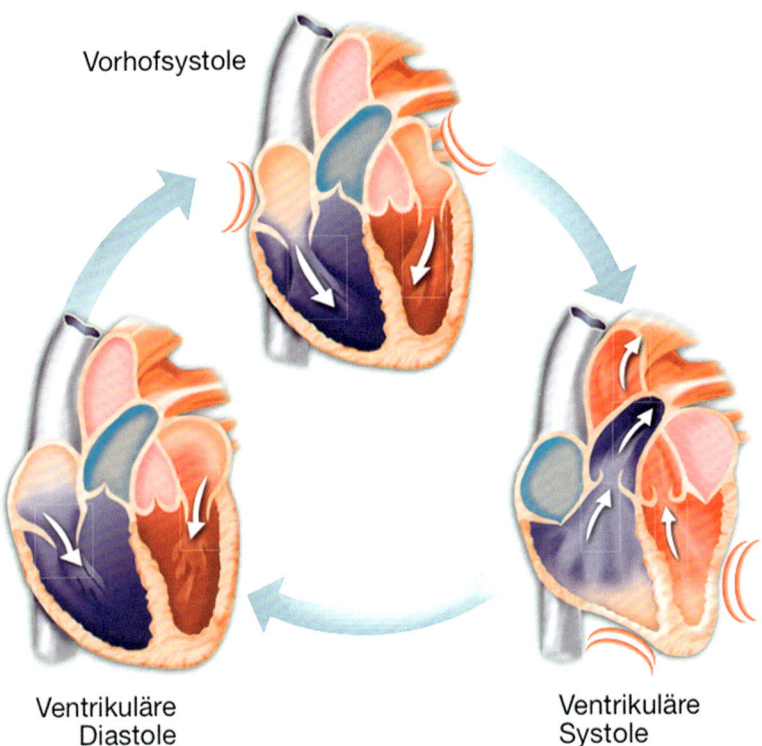

Abb. 12:
Der Herzzyklus, mit freundlicher Genehmigung der SERVIER Deutschland GmbH

Kammersystole

Während der Kammersystole sind die Segelklappen geschlossen, der Druck in den Kammern steigt. Sobald die Taschenklappen sich öffnen, wird das Blut in die Arterien (Aorta und A. pulmonalis) ausgeworfen. Sobald der arterielle Druck den Ventrikeldruck übersteigt, schließen sich die Taschenklappen wieder, so dass das ausgeworfene Blut nicht zurück in die Ventrikel strömen kann. Während der Kammersystole werden gleichzeitig auch die Vorhöfe mit Blut gefüllt.

Kammerdiastole

Da der Herzzyklus eine permanente Wiederholung von Systole und Diastole ist, folgt der Kammersystole unweigerlich die Kammerdiastole. Das Blutvolumen in den Vorhöfen steigt, somit auch der intraatriale Druck, die Segelklappen öffnen sich und die Ventrikel werden mit Blut gefüllt.

Vorhofsystole

Die Füllung der Ventrikel erfolgt zunächst passiv, denn erst in der letzten Phase wird sie durch eine Kontraktion der Vorhöfe unterstützt.

> **Merke**
>
> Dies ist auch der Grund, weshalb bei einer Vorhofasystolie oder Vorhofflimmern/-Flattern das Herz immer noch ausreichend Blut in den großen und kleinen Kreislauf auswerfen kann.

Sobald der ventrikuläre Druck den der Arterien übersteigt, schließen die Segelklappen wieder, so dass sich der Herzzyklus in der Kammersystole fortsetzt.

7 Medizinischer Erstkontakt und diagnostische Verfahren

Unter dem Begriff »Medizinischer Erstkontakt« versteht man das erste Aufeinandertreffen von Patienten und medizinisch ausgebildetem Personal der ZNA oder CPU, unabhängig davon, ob diese Ärzte oder Pflegekräfte sind.

Die Diagnostik beginnt ab dem Moment, in dem medizinisch ausgebildetes Personal auf den Patienten trifft.

Jeder Patient, der auf der CPU »aufschlägt«, wird grundsätzlich nach einem festgelegten Schema untersucht:

Entscheiden Sie zunächst, ob der Patient stabil oder instabil ist. Erkennen Sie beim bloßen Anblick des Patienten, dass er instabil – also akut vital gefährdet – ist, führen Sie sofort den vom ERC probagierten ABCDE-Check (▶ Tab. 9) durch. Ist oder scheint der Patient stabil zu sein, erheben Sie zunächst einen Vitalparameter-Check

- **Bewusstseinskontrolle**
  - Reagiert der Patient auf Ansprache?
  - Ist er orientiert?
- **HF**
  - Palpatorische Pulskontrolle
  - kontinuierliche Puls- und Rhythmuskontrolle am Überwachungsmonitor
- **RR beidseits**
  - manuelle RR-Messung mit Manschette und Stethoskop oder Überwachungsmonitor
- **SpO2**
  - Ableitung über Finger- oder Ohrsensor

> **Tipp**
>
> Wenn möglich, verabreichen Sie Sauerstoff erst nachdem Sie die SpO2 ermittelt haben.

- **AF**
  - visuelle Auszählung der Atemfrequenz

> **Tipp**
>
> Informieren Sie den Patienten NICHT über die stattfindende AF-Kontrolle, da er sonst unbewusst seine Atemfrequenz und –tiefe verändert.

- Je nach Konfiguration des Überwachungsmonitors kann die AF auch vom Monitor ermittelt werden
- **BZ**
  - Blutzucker- Kontrolle per BZ-Messgerät
- **Temperatur**
  - elektrische Temperaturkontrolle, beispielsweise über Ohrthermometer

Nachdem der Vitalparameter-Check abgeschlossen ist, wird der Patientenzustand erneut überdacht. Ergaben sich deutliche Zeichen der Instabilität, wenden Sie das ABCDE-Schema an, gibt es weiterhin keine Instabilitätszeichen, wird der Patient entkleidet und nach der IPPAF-Methode (▶ Tab. 7) untersucht. Dies wird stets in folgender Reihenfolge durchgeführt:

1. Thorax
2. Abdomen
3. Extremitäten

Tab. 7: IPPAF-Untersuchungsmethode

Buchstabe	Bedeutung	Inhalt
I	Inspektion	• Thorakale- oder Abdominelle Atmung • Thoraxexkursion bei der Atmung • sichtbare Verletzungen • Hauterkrankungen (z. B. Herpes Zoster) • Ödeme oder Hämatome
P	Palpation	• Thoraxkompression Frontal > < Dorsal und Seitlich > < Seitlich • Wirbelsäule • Abdomen gegen den Uhrzeigersinn, alle 4 Quadranten, am linken Unterbauch beginnend • Krepitationen • Periphere Pulse (A. radialis, A. femoralis, A. dorsalis pedis, A. tibialis posterior) • Ödeme
P	Percussion	• Thorax Hyposonorer Klopfschall → V. a. Erguss oder Filtrat Hypersonorer Klopfschall → V. a. Pneumothorax • Abdomen Hypersonorer Klopfschall → geblähte Darmschlingen V. a. Magen-/Darmperforation

Tab. 7:
IPPAF-Untersuchungsmethode – Fortsetzung

Buchstabe	Bedeutung	Inhalt
A	Auskultation	• Lungen abgeschwächte AG → V. a. Pleuraerguss oder eine Raumforderung • keine AG (beidseitig) → »Silent Lung« bei akutem Asthmaanfall Atemstillstand Beidseitiger Pneumothorax • Kein AG (einseitig) → Pleuraerguss Raumforderung Atelektase Einseitiger Pneumothorax • Grobblasige RG → Sekret, Bronchiektasen • Feinblasige RG → Lungenödem • inspiratorischer Stridor → Stenose im Larynxbereich • exspiratorischer Stridor → Asthma, COPD Herz(Töne) der 1. Herzton ist der Verschluss der Trikuspidal- und Mitralklappe. Der 2. Herzton ist der Verschluss der Aorten- und der Pulmonalklappe Abdomen • keine Darmgeräusche → V. a. Ileus • metallische Darmgeräusche → V. a. mechanischen Ileus • plätschernde Darmgeräusche → V. a. beginnender paralytischer Ileus
F	Funktion	Funktionsprüfung der Extremitäten

Merke

Die Auskultation der Lunge erfolgt immer gegenseitig im Vergleich. Also beispielsweise Lungenspitze rechts, dann Lungenspitze links. NIE zuerst eine Lunge komplett, dann die andere abhören.

Information

Zur exakten Ermittlung der Töne der Aorten-, Pulmonal-Trikuspidal- und Mitralklappe werden diese an speziellen Punkten auskultiert:

- Aortenklappe   → 2. ICR, rechts parasternal
- Pulmonalklappe   → 2. ICR, links parasternal
- Trikuspidalklappe → 4. ICR, rechts parasternal
- Mitralklappe   → 5. ICR, ca. medioclavikularlinie

Die IPPAF-Untersuchungsmethode benötigt Zeit und Ruhe. Stellt sich jedoch bereits beim Viatlzeichen-Check heraus, dass der Patient instabil ist (▶ Tab. 8), steht die Erkennung und Therapie lebensbedrohlicher Störungen im Vordergrund.

Tab. 8: Die Zeichen der Instabilität

Bewusstseinsstörung	Bewusstlosigkeit Verwirrtheit
Akute Dyspnoe	SpO2 < 90 %
Schock/Hypotension	Systolischer RR < 90 mmHg Blässe Zentralisation
Synkope	Plötzlicher Bewusstseinsverlust
Herzinsuffizienzeichen	Lungenödem Gestaute Halsvenen (ggf. mit peripheren Ödemen)
Myokardischämie	Therapieresistente ACS – Symptomatik und oder Ischämienachweis im 12-Kanal-EKG
Extreme Herzfrequenz	Tachykardie > 150 bpm Bradykardie < 40 bpm

Treffen Sie also auf einen kritisch kranken bzw. instabilen Patienten, gehen Sie immer gemäß des ABCDE-Schemas vor (▶ Tab. 9):

Tab. 9: ABCDE Schema

ABCDE	Begriff	Handlung
A	Airway	Atemwege freimachen. Kopf überstrecken
B	Breathing	Atmet der Patient selbständig und normal oder benötigt er medikamentöse und/oder maschinelle Unterstützung? Sind beide Lungen seitengleich belüftet? SpO2
C	Circulation	Ermitteln Sie den Puls und den Blutdruck des Patienten, messen Sie initial den Blutdruck an beiden Armen hintereinander. Achten Sie auf die Venenfüllung.
D	Defizite (neurologisch)	Führen Sie einen kurzen neurologischen Status durch (→ ist er wach, reagiert auf Ansprache, reagiert auf Schmerzreize, keine Reaktion). Prüfen Sie, ob er zuvor Medikamente oder Drogen genommen oder verabreicht bekommen hat. Prüfen Sie den Blutzucker.

ABCDE	Begriff	Handlung
E	Exploration	Erkunden Sie die unmittelbare Umgebung (Abschiedsbrief, leerer Medikamentenblister, usw.). Entkleiden Sie den Patienten, achten Sie dabei auf Verletzungen, Hautfarbe, usw. Respektieren Sie dabei die Würde des Patienten und halten Sie den Wärmeverlust so gering wie möglich.

Tab. 9:
ABCDE-Schema
– Fortsetzung

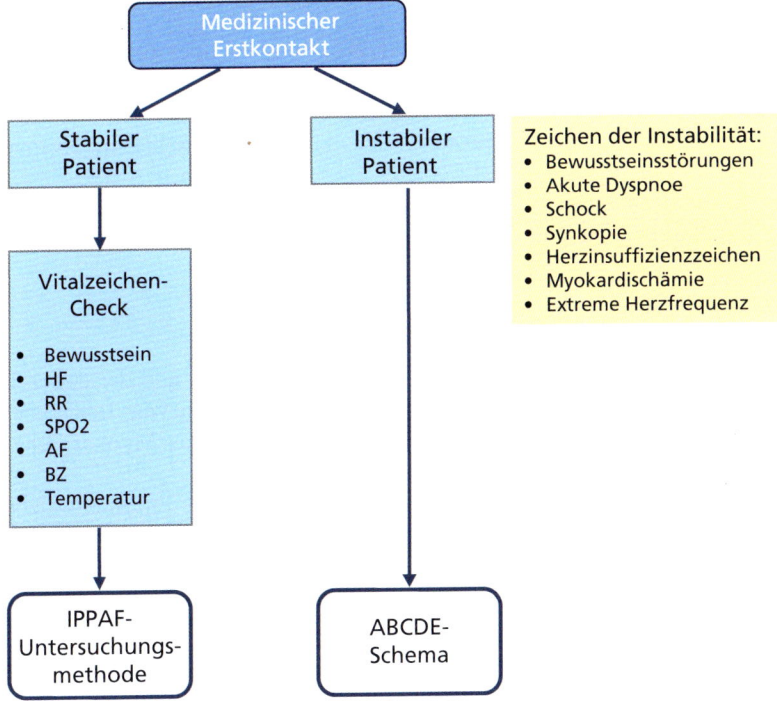

Abb. 13:
MEK-Algorithmus

Prägen Sie sich dieses Schema ein und wenden Sie es ab sofort bewusst bei jedem ihrer Patienten an (▶ Abb. 13). Sie werden merken, dass Sie damit sicherer und schneller zum Ziel kommen.

> **Merke**
>
> Verschlechtert sich der Zustand des Patienten akut oder gibt es eine Situationsveränderung (z. B. anstehender Transport bzw. Verlegung in einen anderen Bereich), wird grundsätzlich immer ein ABCDE-Re-Assesment durchgeführt.

7 Medizinischer Erstkontakt und diagnostische Verfahren

7.1 Infarktdiagnostik

»Time is Myokard!«, demzufolge muss die Infarktdiagnostik schnell und zielorientiert ablaufen. Wünschenswert wäre dabei, dass das Pflegeteam zusammen mit dem Ärzteteam an einem gemeinsamen Diagnose-Protokoll arbeiten würde, so dass zum einen der Patient nicht dieselben Fragen mehrmals beantworten muss und zum anderen der Prozess zur Diagnosefindung schneller ablaufen könnte.

Anamnese und körperliche Untersuchung

- Vitalparameter (RR, HF, SpO2, AF, BZ, Körpertemperatur)
- Schmerzsymptomatik (Dauer, Lokalisation, Art des Schmerzes)
- Kardiovaskuläre Risikofaktoren (Alter, Hypertonie, Diabetes Mellitus, Nikotinabusus, Dyslipoproteinämie, männliches Geschlecht, positive Familienanamnese)
- Klinischer Befund
- Begleiterkrankungen

7.1.1 Labordiagnostik

Infolge der Abflussbehinderung in den Koronargefäßen und der dadurch bedingten Hypoxie werden im Myokard bestimmte Enzyme freigesetzt, welche im Serum dann nachgewiesen und als Beweis einer Myokardschädigung dienen können.

Je nachdem, wie hoch und in welcher Dynamik diese Enzyme, welche auch als »Infarktmarker« bezeichnet werden, ansteigen, können Rückschlüsse auf die Größe des Infarktes geschlossen werden.

Die Dynamik der Infarktmarker spielt dabei eine wichtige Rolle, weshalb diese speziellen Parameter unmittelbar bei der Patienten-Aufnahme in der CPU, dann drei Stunden später und ggf. weitere drei Stunden später kontrolliert werden müssen:

- CK
- CK-MB
- Troponin hs (high sensitive) oder Trop. T. oder Trop. I
- GOT
- LDH

Diese dreimalige Marker-Kontrolle ist insbesondere dann wichtig, wenn der Patient sich relativ früh nach seinem akuten Schmerzereignis in der CPU vorstellt. Denn bis die genannten Marker im Blut nachweisbar sind, können durchaus mehrere Stunden vergehen.

> **Information**
>
> Derzeit gibt es Überlegungen, in bestimmten Fällen bereits eine Stunde nach Patientenaufnahme, die Infarkt-Marker erneut zu kontrollieren. In einer nicht repräsentativen Studie eines Hamburger Klinikums konnte aufgezeigt werden, dass bei ca. 80–90 % aller Patienten, die weder bei der Aufnahme, noch eine Stunde später einen erhöhten Troponin-Wert aufwiesen, kein akuter Myokardinfarkt vorlag (vgl. Grätzel 2015).

Fallen jedoch bereits in der ersten Blutprobe signifikante Abweichungen dieser Parameter von den Normwerten auf, handelt es sich in der Regel um einen akuten Myokardinfarkt (Ausnahmen bestätigen die Regel).

Die Bedeutung der genannten Infarktmarker sowie die weiteren CPU-Relevanten Laborparameter werden aus didaktischen Gründen im Kapitel 7.3.2 Labor (▶ Kap. 7.3.2) näher erläutert.

7.1.2 EKG-Diagnostik

Das EKG ist ein enorm wichtiger Bestandteil der Infarktdiagnostik. Es spiegelt die elektrische Aktivität des Myokards und somit auch entsprechende Veränderungen, welche im Rahmen eines Infarktes auftreten. Infarkttypische Veränderungen geben Hinweise auf die Lokalisation, das Ausmaß und mögliche Komplikationen.

Wie bei den Laborparametern, ist es auch im EKG möglich, dass ein Infarkt sich nicht sofort oder gar nicht darstellt. Darum muss auch hier unmittelbar bei der Patienten-Aufnahme in der CPU, dann drei Stunden später und ggf. weitere drei Stunden später ein EKG geschrieben werden.

Treten innerhalb des drei-Stunden-Intervalls erneut typische Schmerzen auf, muss ebenfalls ein EKG geschrieben werden, welches mit dem Vermerk »erneutes Schmerzereignis« gekennzeichnet werden soll.

> »… nicht jeder Patient mit einem akuten Myokardinfarkt hat ein auffälliges EKG und nicht jeder Patient mit einem auffälligen EKG hat einen akuten Myokardinfarkt!« (Quelle unbekannt)

7.2 Bildgebende Untersuchungsverfahren

> **Definition**
>
> Echo: auch als Herz-Echo, Herz-Ultraschall, Transthorakale Echokardiografie (TTE) bekannt.

Das Herz-Echo ist innerhalb der Kardiologie eine eminent wichtige und wegweisende Untersuchungsmethode.

Dieses nicht-invasive Untersuchungsverfahren erlaubt es, mit speziellen Schallköpfen das Herz in 1-, 2- und/oder 3-dimensionalen Schnittbildern auf dem Bildschirm darzustellen.

Dadurch ist eine Beurteilung der Größe der Vorhöfe und Ventrikel, der Kontraktionsfähigkeit des Myokards, der Funktion und Struktur der Herzklappen sowie deren Beweglichkeit möglich. Weiterhin lassen sich beispielsweise auch Perikardergüsse nachweisen und im Rahmen der Infarktdiagnostik Wandbewegungsstörungen des Myokards schnell und unkompliziert identifizieren und lokalisieren.

Wie jede andere Untersuchungsmethode hat auch die TTE ihre Grenzen. So ist beispielsweise bei sehr adipösen Patienten der »Empfang« der Schallwellen als eher schlecht zu bewerten, so dass die gewonnenen Ultraschallbilder oftmals sehr unscharf und somit nur begrenzt brauchbar sind.

7.2.1 TEE (= Transösophageale Echokardiographie)

Die TEE ist eine spezielle Ultraschalluntersuchung, bei der ein miniaturisierter Schallkopf, ähnlich wie bei einer Gastroskopie, in den Ösophagus eingeführt und exakt hinter dem Herzen platziert wird. Aufgrund dieser unmittelbaren Nähe zum Herzen werden Einblicke ins Herz gewährt, die eine konventionelle Ultraschalluntersuchung des Herzens nicht ermöglichen kann:

- Kleinste Ablagerungen und/oder Defekte an den Herzklappen
- Thromben in den Vorhöfen
- Vitien
- Aneurysmen und Ablagerungen an der Aorta

Kontraindikationen:

- Fehlende Einwilligung des Patienten
- Fehlstellung oder ein akutes HWS-Trauma
- Gerinnungsstörungen (INR > 3)
- Gewebsschwäche des Ösophagus
- Ösophagusvarizen

Tab. 10: Abbruchkriterien und Komplikationsmanagement der TEE

Abbruchkriterien	Komplikationsmanagement
Ösophagusvarizenblutung	• Notfallendoskopie • Volumentherapie/Schockbekämpfung • Sengstaken-Blakemore-Sonde
Ventrikuläre Tachykardie	• Therapie gemäß den aktuellen Leitlinien des ERC

Abbruchkriterien	Komplikationsmanagement
SpO2-Einbruch < 85 %	• Akute O2-Therapie • Ursachenevaluation und entsprechende Gegenmaßnahmen
Abwehrbewegungen des Patienten	• Vertiefung der Analgosedierung
Erbrechen oder starkes Husten	• Transösophageales Absaugen des Magens • Vertiefung der Analgosedierung • Ggf. vollständiger Untersuchungsabbruch
Aspiration	• Akute O2-Therapie • Notfallbronchioskopie • endobronchiales Absaugen
Akute Hyoptonie	Ursachenevaluation und entsprechende Gegenmaßnahmen wie z. B.: • Volumentherapie • Schocklagerung des Patienten • Katecholamine

Tab. 10: Abbruchkriterien und Komplikationsmanagement der TEE – Fortsetzung

> **Information**
>
> Die pflegerische Assistenz bei der TEE obliegt i. d. R. den nichtärztlichen Mitarbeitern der Endoskopie-Abteilung. Befindet oder entwickelt sich der Patient jedoch zu einem akuten Notfall, wird das CPU-Personal unterstützend eingreifen.

7.2.2 Szintigramm

Die Szintigrafie ist eine spezielle, nuklearmedizinische (= radioaktive) Untersuchungsmethode, die nur in speziell ausgerüsteten Kliniken und Praxen durchgeführt werden darf.

Aus diagnostischen Günden werden hier den betroffenen Patienten schwach radioaktive Pharmaka intravenös appliziert, die sich dann an Stellen mit hoher Stoffwechselaktivität und guter Durchblutung ansammeln. Bei der Myokardszintigrafie erkennt man auf diese Weise sehr schnell die gut und weniger gut durchbluteten Bereiche.

Die Myokardszintigrafie ist z. B. bei Infarktpatienten und/oder nach Stentimplantation bzw. zur Beurteilung des Infarktrisikos indiziert.

7.2.3 CT

Die Computertomographie (CT) ist eine radiologische Untersuchung, bei der entweder der ganze Körper oder aber nur eine einzelne zu untersuchende Körperregion mit einer speziellen Röntgenanlage, dem Computertomograph, schichtweise gescannt wird. Die gewonnenen Messwerte werden dann über einen Computer ausgewertet und als einzelne »Scheiben« oder »Schichten« graphisch dargestellt.

Je nach Fragestellung ist die Gabe von intravenösem Kontrastmittel notwendig, da dadurch die Organdurchblutung besser beurteilt und Blutgefäße markiert werden können.

Das Cardio-CT ist eine relativ neue Untersuchungsmethode des Herzens, welche bis heute nur wenige Kliniken durchführen können. Da das Herz ständig in Bewegung ist, bedarf es eines sehr schnellen CT-Gerätes. Dieses sogenannte »Flash CT« liefert auch beim lebenden Herzen hervorragende Bildergebnisse und liegt in seiner Strahlenbelastung deutlich unterhalb der Strahlenbelastung einer Harzkatheteruntersuchung.

Darum gilt das Cardio-CT als sinnvolle diagnostische Alternative zur Herzkatheteruntersuchung.
Nachteile:

- Das Cardio-CT dient lediglich zur Diagnosestellung bzw. der Therapiekontrolle. Im Falle eines interventionsbedürftigen Befundes kann nicht unmittelbar therapiert werden
- Das evtl. notwendige intravenös verabreichte Kontrastmittel kann zu Allergien führen, welche sich in Hautausschlägen, Juckreiz und Quaddelbildung äußern kann. In seltenen Fällen kann es auch zu anaphylaktoiden Reaktionen kommen, welche mit Schwellung der Schleimhäute und damit verbundener Atemnot und/oder zum Kreislaufzusammenbruch durch Weitstellung der Blutgefäße einhergehen können.

7.2.4 MRT

Die Magnetresonanztomographie gilt als die jüngste Methode der bildgebenden Untersuchungsverfahren in der Medizin. Diese Untersuchungsmethode wird auch Kernspinntomographie oder in Kurzform MRT genannt. Sie dient der Diagnosefindung und/oder der Therapiekontrolle.

Für die Magnetresonanztomographie werden keine Röntgenstrahlen benötigt, weshalb diese Art der Bildgebung als absolut unbedenklich für den Patienten gilt. Stattdessen kommen Radiowellen und ein sehr starkes Magnetfeld zum Einsatz.

Für die Untersuchung wird der Patient auf einen Untersuchungstisch gelagert, um dann ganz oder teilweise in das röhrenförmige Magnetfeld des Untersuchungsgerätes gefahren zu werden.

Der Hauptvorteil der MRT-Untersuchung liegt darin, dass es sich hier um ein absolut schonendes und risikoloses Diagnoseverfahren handelt.

Als Nachteil der MRT-Untersuchung gilt, dass Patienten mit Platzangst und/oder Adipositas per magna nicht für dieses Diagnoseverfahren geeignet sind.

Je nach Fragestellung ist für die Magnetresonanztomographie eine intravenöse Kontrastmittelgabe erforderlich, weshalb zuvor die Anlage einer peripheren Verweilkanüle notwendig ist.

7.2.5 Herzkatheteruntersuchung

Die Herzkatheteruntersuchung zählt zu den minimalinvasiven Untersuchungsmethoden des Herzens. Durch sie kann eine Vielzahl von kardialen Erkrankungen diagnostiziert und therapiert werden (▶ Abb. 14).

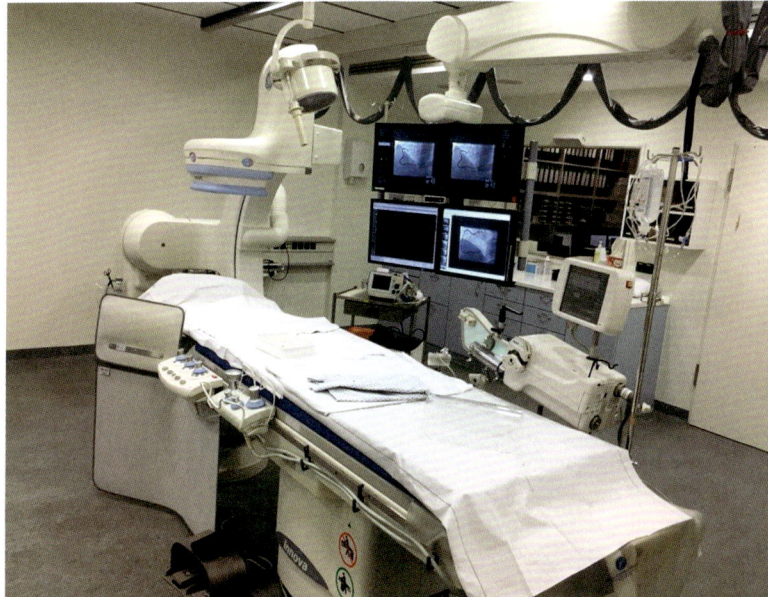

Abb. 14: Herzkatheterlabor

Für die Herzkatheteruntersuchung wird ein dünner, elastischer Kunststoffschlauch (Herzkatheter) über ein Blutgefäß bis in die Herzkranzgefäße vorgeschoben. I. d. R. wird dazu ein Gefäß in der Leiste oder am Handgelenk punktiert. Über den Herzkatheter wird, sobald er am Zielort angelangt ist, ein Kontrastmittel appliziert, um dadurch die Koronarien und Herzstrukturen auf dem Röntgenbild besser darzustellen.

Weiterhin kann man während der HK-Untersuchung verschiedene Parameter (Drücke und Flussgeschwindigkeiten im Herzen) messen, die über die Arbeitskraft des Myokards Auskunft geben. Wenn nötig können zusätzlich auch Gewebeproben aus dem Herzen gewonnen werden (Myokardbiopsie).

Bei der Herzkatheteruntersuchung werden die Linksherzkatheter- und die Rechtsherzkatheter-Untersuchung von einander unterschieden (▶ Tab. 11).

7 Medizinischer Erstkontakt und diagnostische Verfahren

Tab. 11: Unterschiede zwischen Links- und Rechtsherzkatheter

Differenzierung	Linksherzkatheter	Rechtsherzkatheter
Indikation	• Koronarangiographie • Laevokardiographie/Ventrikulographie	• Pulmonale Hypertonie • Angeborener Herzfehler • Kardiogener Schock
Punktionsstelle	• Leiste oder Handgelenk	• Leiste
Punktiertes Gefäß	• femoralis oder • A. radialis	• V. femoralis

Indikationen zur Herzkatheteruntersuchung:

- Herzinfarkt
- Herzklappenerkrankungen
- Kardiomyopathien
- Koronare Herzkrankheit (KHK)
- Vitien
- Zustand nach Herztransplantation

Kontraindikationen der Herzkatheteruntersuchung:

- Fieber/Infektionen/Sepsis
- Hypertensive Krise
- Hyperthyreose
- Kontrastmittelallergie
- Nierenfunktionsstörung
- unkontrollierte Gerinnungsstorung

> **Merke**
>
> Die Kontraindikationen sind als »relativ« zu bewerten. Stets ist das Nutzen-Risiko-Verhältnis abzuwägen.

Komplikationen der Herzkatheteruntersuchung

Obwohl die Herzkatheteruntersuchung zu den Routineverfahren der kardiologischen Diagnostik gehört, birgt sie dennoch ein gewisses Maß an zum Teil schwerwiegenden Komplikationen. Zwischenfälle bzw. Komplikationen sind jedoch bei elektiven diagnostischen Herzkatheteruntersuchungen eher selten. Zu unterscheiden sind dabei auch die MACCE (Major Adverse Cardiac and Cerebrovascular Events), also die dramatischen Komplikationen wie Tod, akuter Herzinfarkt und Schlaganfall und die weniger dramatischen Ereignisse.

Die statistische Erfassung und besonders die Auswertung dieser Komplikationen ist dabei lediglich als grobe Einschätzung zu sehen, weniger als klare Datenlage. Dies liegt in erster Linie daran, dass viele Statistiken keine Trennung der Komplikationen bei elektiven Eingriffen und der Notfalleingriffe (z. B. akuter STEMI) vorsehen:

- Myokard- und/oder Gefäßperforationen
- Myokardinfarkt
- Herzrhythmusstörungen
- zerebrale Ischämie
- Endokarditis
- akutes Nierenversagen
- Anaphylaktische Reaktion auf Kontrastmittel
- Komplikationen an den Punktionsstellen (Blutung, Entzündung, Bildung eines Aneurysmaspuriums)

> **Merke**
>
> Das Risiko für evtl. auftretende Komplikationen ist bei Punktionen der Leiste wesentlich höher als bei Punktionen des Handgelenks.

7.2.6 Die Koronarangiographie

Die Koronarangiographie ist die meist genannte Indikation zur Herzkatheteruntersuchung.

Wie der Name schon erahnen lässt, werden bei der Koronarangiographie die Herzkranzgefäße mit Kontrastmittel röntgeniologisch dargestellt. Sind diese stenosiert (= verengt), wird das Myokard nicht mehr ausreichend mit Sauerstoff versorgt, führt dies zu den typischen KHK.

Für die Koronarangiographie wird der Herzkatheter über die A. femoralis oder die A. radialis bis zum Herzen vorgeschoben. Dort wird der Abgang der Koronarien aus der Aorta sondiert, um dann über den Katheter Kontrastmittel in die Koronarien zu applizieren. Währenddessen wird das Herz röntgenologisch gefilmt, so dass man mögliche Engstellen oder Verschlüsse identifizieren und exakt lokalisieren kann.

Die entdeckten Engstellen und Verschlüsse werden dann mithilfe eines in die Arterie eingeführten Ballons aufgedehnt (= Ballondilatation) und mit einem Stent offengehalten.

7.2.7 Laevokardiographie/Ventrikulographie

Die Laevokardiographie/Ventrikulographie dient dazu, den linken Ventrikel und die Funktion seiner Herzklappen zu beurteilen. Während Kontrastmittel in den Ventrikel appliziert wird, wird gleichzeitig ein Röntgenfilm des Untersuchungsgebiets aufgenommen. Anhand dieses Röntgenfilms kann dann beispielsweise die Schlagkraft des Herzens beurteilt werden.

7.2.8 Die Rechtsherzkatheter-Untersuchung

Bei der Rechtsherzkatheter-Untersuchung wird ein Katheter über eine Vene (meistens die V. femoralis) bis in den rechten Ventrikel und dann weiter in die abgehende A. pulmonalis vorgeschoben. Hier werden diverse (Druck-) Messungen vorgenommen, so dass man eine Aussage über die Pumpfunktion des Herzens erhält:

- ZVD
- Druckverhältnisse im rechten Vorhof und im rechten Ventrikel
- Druckverhältnisse in der Pulmonalarterie und den -kapillaren
- HZV

Durch die Messung der Druckverhältnisse in den Pulmonalgefäßen kann man diese beurteilen und dadurch wiederum eine pulmonale Hypertonie diagnostizieren.

> **Merke**
>
> Die Rechtsherzkatheter-Untersuchung hat in den letzten Jahren an Bedeutung verloren und wird nur noch hin und wieder durchgeführt.

Weiterhin lassen sich manche Komplikationen, welche während der Diagnostik oder in der evtl. nachfolgenden Intervention auftreten können, nicht auseinanderhalten, da diese zeitlich ineinander übergehen und somit in vielen Registern nicht differenziert werden können.

Erschwerend kommt noch dazu, dass es beispielsweise noch Stunden nach einer Herzkatheteruntersuchung zu Komplikationen kommen kann, welche dann wiederum unterschiedlich erfasst werden.

7.3 Die Blutgasanalyse (BGA) und das (Infarkt-) Labor

7.3.1 BGA

Die Blutgasanalyse ist ein schnelles und sicheres Messverfahren, um die Sauerstoffversorgung, die Kohlendioxidproduktion und –abgabe, sowie Störungen im Säure-Basen-Haushalt und dem Elektrolyt-Haushalt zu erkennen. Je nach Blutgasanalyse-Gerät können zusätzlich der Hb-Wert, Blutzucker, Laktat usw. gemessen werden.

7.3 Die Blutgasanalyse (BGA) und das (Infarkt-)Labor

Entnahmeorte der BGA-Probe

In der Regel erfolgt die BGA aus einer arteriellen Blutprobe. Dies geschieht entweder über eine bereits liegende arterielle Kanüle in der Aa. Radialis oder Aa. Femoralis oder aber durch eine direkte Punktion einer der genannten Arterien.

In seltenen Fällen werden auch (zentral-)venöse Blutproben oder Kapillarblut zur Blutgasanalyse verwendet.

Anmerkung:
Da die direkte Punktion einer Arterie u. U. schwerwiegende Komplikationen wie z. B.:

- Bakterielle Infektion
- Thrombo-Embolischer Verschluss der Arterie

für den Patienten nach sich ziehen kann, wird diese in der Regel von Ärzten durchgeführt.

Wozu wird eine BGA in der Chest Pain Unit benötigt?
Der physiologische Ablauf der Atmung, Herz-Kreislauffunktion, Stoffwechsel und viele andere Funktionen des Organismus sind an einen bestimmten pH-Wert der Körperflüssigkeiten gebunden. Kommt es zu pH-Verschiebungen nach oben (Alkalose) oder nach unten (Azidose), kann dies schnell zu lebensbedrohlichen Ereignissen wie z. B. massiven Herzrhythmusstörungen oder einer Hypoventilation führen. Damit diese evtl. akut eingetretenen oder evtl. noch entstehenden lebensbedrohlichen Ereignisse erkannt und entsprechend therapiert werden können, ist es notwendig, dass eine BGA bei CPU-Patienten möglichst frühzeitig erfolgt.

Interpretation der BGA
Die Interpretation der fertigen Blutgasanalyse ist, bei systematischem Vorgehen, nicht kompliziert und sollte auch von den Pflegekräften in der Chest Pain Unit beherrscht werden.

Bevor eine Interpretation der BGA erfolgen kann, müssen zunächst die wichtigsten bzw. relevantesten Normwerte gekannt werden:

Art/Parameter	Bedeutung	Normwerte
SaO2	Die an das Hämoglobin gebundene Sauerstoffmenge.	94–100 %
pH	Der Gehalt an freien H+ Ionen im Blut. Der pH-Wert ist der Parameter, der anzeigt, ob das Blut eher sauer oder alkalisch ist.	7,35–7,45
PaO2	Der Gehalt an gelöstem Sauerstoff im Blut.	70–100 mmHg
PaCO2	Der Gehalt an Kohlendioxid im Blut.	35–45 mmHg

Tab. 12: Normwerte der BGA und deren Bedeutung

Tab. 12: Normwerte der BGA und deren Bedeutung – Fortsetzung

Art/Parameter	Bedeutung	Normwerte
BE	Der Base Excess gibt die Basen-Abweichungen an. Der BE macht eine Aussage darüber, wieviel Säure oder Lauge theoretisch notwendig ist, um einen pH-wert von 7,4 zu erreichen.	-3,0–+3,0 mmol/l
HCO3	Der Gehalt an Bikarbonat im Blut. Bikarbonat ist ein körpereigenes Puffersystem, das dazu dient, den pH-Wert des Blutes konstant im Normbereich zu halten.	22–26 mmol/l

Mit dem Wissen dieser Normwerte erfolgt die BGA-Interpretation in fünf Schritten:

1. »Behandeln Sie den Patienten, nicht den Monitor«, wie geht es dem Patienten? Was ist die unmittelbare Vorgeschichte? Dies zu wissen, kann Ihnen wichtige Hinweise zur BGA-Interpretation geben.
2. Interpretieren Sie die Oxygenierung. Liegt eine akute Hypo- oder Hyperoxämie vor? Bedenken Sie, dass der PaO2 bei Raumluft mindestens 70 mmHg betragen sollte, jedoch unter O2-Gabe nicht höher als ca. 100 mmHg sein soll.
3. Interpretieren Sie den pH-Wert. Liegt eine Azidose (pH < 7,35) oder eine Alkalose (pH > 7,45) vor?
4. Interpretieren Sie den respiratorischen Gasaustausch. Liegt eine respiratorische Azidose bzw. eine respiratorisch kompensierte metabolische Alkalose (PaCO2 > 45 mmHg) vor?
5. Oder handelt es sich um eine respiratorische Alkalose (PaCO2 < 35 mmHg), bzw. eine respiratorisch kompensierte metabolische Azidose?
6. Interpretieren Sie die metabolische Situation des Patienten. Liegt eine metabolische Azidose (HCO3- < 22 mmol/L, bzw. BE < -3,0 mmol/L) vor oder möglicherweise eine metabolisch kompensierte respiratorische Alkalose?
7. Oder handelt es sich um eine metabolische Alkalose (HCO3- > 26 mmol/L, bzw. BE > +3,0 mmol/L) bzw. um eine metabolisch kompensierte respiratorische Azidose?

Ob Sie zur Interpretation der metabolischen Komponenten der BGA lieber das Bikarbonat (HCO3-) oder lieber den Basenüberschuss (BE) heranziehen bleibt letztendlich jedem selbst überlassen, da Veränderungen des Bikarbonats entsprechend linear mit den Veränderungen des Basenüberschusses einhergehen.

Nachdem Sie nun alle fünf Schritte zur BGA-Interpretation bearbeitet haben, fügen Sie die Einzelergebnisse wie Puzzleteile zusammen und nutzen das Gesamtbild, um festzustellen, ob eine Oxygenisierungsstörung vorliegt und woher die auslösende Störung des Säure-Basen-Haushalts kommt und ob diese ganz oder zumindest teilweise kompensiert ist.

7.3 Die Blutgasanalyse (BGA) und das (Infarkt-)Labor

Säure-Basen-Störung	pH	PaCO2	HCO3-
Respiratorische Azidose	↓	↑	↔
Respiratorische Alkalose	↑	↓	↔
Metabolische Azidose	↓	↔	↓
Metabolische Alkalose	↑	↔	↑
Kombinierte metabolische und respiratorische Azidose	↓	↑	↓
Kombinierte metabolische und respiratorische Alkalose	↑	↓	↑
Respiratorische Azidose mit metabolischer Kompensation	↓/↔*[3]	↑	↑
Respiratorische Alkalose mit metabolischer Kompensation	↑/↔*	↓	↓
Metabolische Azidose mit respiratorischer Kompensation	↓/↔*	↓	↓
Metabolische Alkalose mit respiratorischer Kompensation	↑/↔*	↑	↑

Tab. 13: Säure-Basen-Störung

Fallbeispiel

Ein 38-jähriger Mann synkopierte im Rahmen eines Freizeitturniers beim Fußballspielen. Auf dem Transport in die Klinik klagt er über zunehmende thorakale Schmerzen mit Atemnot. Daher haben die Rettungsassistenten 12 Liter Sauerstoff über eine Maske mit Nichtrückatemventil appliziert. Eine arterielle Blutgasanalyse wurde bei CPU-Aufnahme abgenommen.

Die arterielle BGA zeigt folgende Werte:

- PaO2 → 141 mmHg
- PaCO2 → 44 mmHg
- pH-Wert → 7.35
- HCO3- → 23.6 mmol/l
- BE → 2.4 mmol/l

Interpretation:
Der PaO2 liegt mit 141 mmHg deutlich über der Norm, so dass die aktuell verabreichten 12 Liter/min O2 über Atemmaske deutlich reduziert werden können. PaCO2, pH und HCO3- sind im Normbereich.

---

3 *Je nachdem wie weit die Kompensation fortgeschritten ist, kann der pH ausgeglichen oder noch verschoben sein.

7 Medizinischer Erstkontakt und diagnostische Verfahren

> **Fallbeispiel**
>
> Ein 60-jähriger adipöser Mann wird nach einem beobachteten präklinischen Kreislaufstillstand und erfolgreicher Reanimation ins HKL eingeliefert. Firstresponder wurden per Handy-App alarmiert und erreichten den Notfallort nach 2 Minuten. Der Rettungsdienst erreichte den Einsatzort nach weiteren 9 Minuten. Als initialer Rhythmus stellte sich ein Kammerflimmern (VF) dar, welches nach der ersten Defibrillation terminiert werden konnte und nach weiteren 2 Minuten ROSC nachgewiesen wurde.
> 	Übergabe im HKL: Patient männlich, Intubiert, beatmet mit 50 % Sauerstoff, HF 131/min, RR 145/95 mmHg, GCS = 3.
> 	Die arterielle BGA zeigt folgende Werte:
>
> - PaO_2 → 52 mmHg
> - pH-Wert → 7.12
> - $PaCO_2$ → 47 mmHg
> - HCO_3^- → 11 mmol/l
> - BE → -13 mmol/L

Interpretation:
Der PaO_2 ist trotz maschineller Beatmung deutlich zu niedrig. Im pH-Wert stellt sich eine massive Azidose dar, welche sich durch deutlich erniedrigte HCO_3^-, BE-Werte als metabolische Azidose identifizieren lässt.
Dies ist eine typische metabolische Azidose nach Reanimation. Die Hypoxämie ist in diesem Fall iatrogen bedingt und muss umgehend durch Erhöhung der Sauerstofftherapie unter Beatmung korrigiert werden.

Bewertung der sonstigen, für die CPU relevanten, Parameter:
Wie eingangs erwähnt, liefert die BGA, zusätzlich zu den Messwerten zur Kontrolle der Oxygenierung und des Säure-Basen-Haushaltes, viele weitere Werte, welche für die CPU keine oder nur eine untergeordnete Rolle spielen. Weiterhin sind die voreingestellten Messparameter von Klinik zu Klinik unterschiedlich. Darum sollen im Folgenden nur die zusätzlichen Parameter näher beleuchtet werden, welche für die Chest Pain Unit auch tatsächlich relevant sind.

Kalium

Kalium ist für die elektrische Impulsweitergabe in den Zellen mitverantwortlich. Verschiebungen des Kaliumspiegels nach oben wie auch nach unten können zu massiven Herzrhythmusstörungen bis hin zum Kreislaufstillstand führen.

Hyperkaliämie
Die Ursachen der Hyperkaliämie sind oftmals entweder ein (akutes) Nierenversagen oder eine Kalium-Intoxikation durch Fehl-Medikation.

Aber auch Elektrolytverschiebungen im Rahmen einer Azidose, Massentransfusion, massive Weichteilverletzungen oder ein Ploytrauma können Gründe für eine Hyperkaliämie sein.

Die Hyperkaliämie ist neben den Blutparametern auch im EKG erkennbar:

- Die P-Welle wird kleiner und etwas breiter.
- Die PQ-Strecke ist verlängert.
- Die T-Welle ist erhöht und spitz, ähnlich einem spitzwinkligen Dreieck.
- Je nach Anstieg des Kaliums besteht eine Sinusbradykardie, ein AV-Block 1. Grades, einhergehend oder gefolgt von VES oder VTs, im weiteren Verlauf Kreislaufstillstand durch Kammerflimmern.

Die Hypokaliämie
Ursachen für die Hypokaliämie können beispielsweise Erkrankungen im Verdauungstrakt sein, bei denen der Patient viel Flüssigkeit durch Erbrechen oder Durchfall verliert. Auch der Gebrauch (und Missbrauch) von Medikamenten kann zur akuten Hypokaliämie führen. Insbesondere Laxantien und Diuretika können schnell in eine Hypokaliämie führen.

In der Chest Pain Unit eher selten, dafür aber in der IMC und Intensivstation regelmäßig zu sehen, sind unterkühlte Patienten. In dieser Ausnahmesituation gilt die Hyperkaliämie als tolerabel bzw. physiologisch. So kann beispielsweise bei Patienten mit einer Körperkerntemperatur von 32° Celsius ein Serum-Kalium von ca. 3,0–3,2 mmol/L als akzeptabel betrachtet werden, sofern sichdarunter keinerlei Auffälligkeiten im EKG zeigen. Würde man beispielsweise diesem Patienten den Kalium-Wert auf physiologische 4,5 mmol/L heben, müsste man bei nachfolgender Normothermie mit einer massiven Hyperkaliämie rechnen.

Auch die Hypokaliämie macht sich im EKG bemerkbar:

- Es treten zunehmend sogenannte U-Wellen auf.
- Polytope VES
- Je nach Abfall des Serum-Kaliumspiegels besteht zunächst eine Sinustachykardie, bei der o. g. Rhythmusstörungen immer öfter einsetzen und schließlich in einem Kammerflimmern enden.

Natrium

Natrium ist für die elektrische Impulsweitergabe in den Zellen mitverantwortlich. Verschiebungen des Natriumspiegels nach oben wie auch nach unten können insbesondere im Gehirn zu massiven Funktionsstörungen führen.

Hypernatriämie
Die Hypernatriämie ist eine Elektrolytstörung mit erhöhter Natriumkonzentration im Blutserum. Sie geht in der Regel stets mit einer Hyperosmo-

larität des Extrazellulärvolumens einher und ist ein Anzeichen für einen relativen Wassermangel. Die Ursachen für diesen Wassermangel sind:

- Gesteigerte Flüssigkeitsausscheidung, beispielsweise durch Schweiß, hohes Fieber, Urin bei Diabetes insipidus, pharmakologisch forcierte Diurese, Verdunstung aus Brandwunden.
- Reduzierte Flüssigkeitsaufnahme (insbesondere bei älteren Menschen, die ein vermindertes Durstgefühl haben oder aufgrund von Immobilität nicht selbstständig trinken können).

Normalerweise ist der Natriumspiegel bei Wasserverlust konstant oder leicht vermindert, jedoch steigt der Natriumwert im Blutserum durch das fehlende Wasser an. Bereits geringfügige Wasserverluste, mit parallel dazu steigenden Natriumwerten im Blut, führen zu Störungen der Denkfähigkeit des Betroffenen.

Hyponatriämie
Unter dem Begriff Hyponatriämie versteht man eine reduzierte Natriumkonzentration im Blutserum. Hierbei werden jedoch drei Formen unterschieden:

- Isovolämische Hyponatriämie
  Bei der isovolämischen Hyponatriämie steht die Rückhaltung von Wasser bei normalen Natriumwerten im Vordergrund. Dadurch ist das Gesamtkörperwasser erhöht, was wiederum zu einer Verdünnung und dadurch zu einer Reduktion des Gesamtkörpernatriums führt. Das Extrazellulärvolumen ist nur geringfügig erhöht. Ödeme sind nicht nachweisbar. Ursachen für eine Isovolämische Hyponatriämie sind beispielsweise wasserretinierende Medikamente, Hypothyreose oder Glukokortikoidmangel.
- Hypovolämische Hyponatriämie
  Die hypovolämische Hyponatriämie ist durch einen Volumenmangel des Gesamtkörperwassers gekennzeichnet, wobei hier der Verlust von Natrium höher ist als der des Volumens.
  Ursachen sind z. B. Diarrhoe, Erbrechen, Diuretikagabe oder Dehydratation.
- Hypervolämische Hyponatriämie
  Die hypervolämischen Hyponatriämie ist dadurch gekennzeichnet, dass das extrazelluläre Flüssigkeitsvolumen deutlich erhöht ist, wobei das Gesamtkörpernatrium, relativ betrachtet, nur gering steigt. Aufgrund des erhöhten extrazellulärem Flüssigkeitsvolumens kommt es hier zur Ödembildung.
  Ursachen für die Hypervolämische Hyponatriämie sind z. B. Herzinsuffizienz, Leberzirrhose und Niereninsuffizienz sowie das nephrotischem Syndrom.

Glukose

Hyperglykämie

Durch Mangel an Insulin schafft es der Organismus nicht, übermäßig zugeführte Kohlenhydrate zu verstoffwechseln. Die Glukose im Blut kann also nicht abgebaut werden, so dass es zu Blutglukosewerten kommt, die deutlich über 300 mg/dl (16,7 mmol/L), durchaus auch über 1000 mg/dl (56 mmol/L) liegen können. Diese Patienten sind meist bewusstseinsgestört, somnolent oder bewusstlos. Liegt zusätzlich eine ausgeprägte Ketoazidose (Typ-I-Diabetiker) vor, muss der Patient ggf. unterstützend (nicht invasiv) beatmet werden.

Therapeutisch muss hier die Blutglukose in langsamen Schritten normalisiert werden. Ein zu schneller Glukoseabfall könnte zu zerebralen Krämpfen führen.

Hypoglykämie

Im Gegensatz zur Hyperglykämie, welche, je nach Ausprägung, keine unmittelbare Lebensbedrohung darstellt, ist die Hypoglykämie akut lebensbedrohlich. Speziell das Gehirn, welches seine Energie ausschließlich aus der Glukose bezieht, leidet massiv bei einem Blutzuckerabfall.

Fällt der Glukosespiegel um ca. die Hälfte des Nüchternwertes, kann es zu massiven Störungen der Hirnleistung kommen. Wird dann nicht umgehend entsprechend reagiert, endet dies für den Betroffenen oftmals tödlich.

Die akute Hypoglykämie ist die häufigste Komplikation bei insulinpflichtigen Diabetikern. Darum ist bei der Schulung von Betroffenen besonders wichtig, ihnen aufzuzeigen, wie sie die Anzeichen einer beginnenden Unterzuckerung erkennen und diese beispielsweise durch das Trinken von einem Glas Apfelsaft oder dem Essen von Traubenzucker selbst therapieren können.

Auch bei Nichtdiabetikern kann es zu bedrohlichen Hypoglykämien kommen. Akute Sepsis, übermäßig hoher Alkoholkonsum, Stoffwechselstörungen, Medikament oder ein Insulinom können als Ursachen dafür in Frage kommen. Auch hier gilt es, mit entsprechenden Glukosemengen der Hypoglykämie entgegen zu steuern.

Laktat

Unter dem Begriff Laktat versteht man die Salze und Ester der Milchsäure. Laktat ist ein Stoffwechselprodukt, welches immer dann vermehrt entsteht, wenn die Sauerstoffversorgung des Gewebes nicht mehr ausreicht und die Energiegewinnung der Zellen anaerob gedeckt werden muss. Beim gesunden Menschen ist dies beispielsweise unter starker, ungewohnter körperlicher Belastung oder unter hohen sportlichen Anforderungen der Fall.

Im klinischen Alltag ist ein erhöhter Laktatspiegel fast immer Ausdruck einer ungenügenden Sauerstoffversorgung des peripheren Gewebes. Die Ursachen dafür sind meist massive zirkulatorische Störungen, beispielsweise aufgrund eines Gefäßverschlusses (z. B. beim Mesenterialinfarkt) oder einer ungenügenden Pumpleistung des Herzens beispielsweise durch eine Mitralklappenstenose oder einen Myokardinfarkt.

In seltenen Fällen kann der Laktatspiegel aber auch iatrogen, also therapeutisch bedingt erhöht sein. Manche Medikamente oder auch eine falsch eingestellte künstliche Beatmung mit respiratorischer Alkalose können eine Hyperlaktatämie hervorrufen.

Laktat als Prognoseparameter?
Die Laktatkonzentration im Blut kann bei kritisch kranken Patienten eine wichtige prognostische Bedeutung haben. Wissenschaftliche Untersuchungen belegten, dass Patienten mit einer Hyperlaktatämie bei gleichzeitigen normotonen Blutdruckverhältnissen ein deutlich schlechteres outcome haben als Patienten der Vergleichsgruppen.

7.3.2 Labor

Die im vorangehenden Kapitel erläuterte BGA liefert sehr schnell die ersten wichtigen Blut-Parameter. Jedoch macht die BGA keinerlei Aussage darüber, ob das Myokard geschädigt ist oder nicht. Um hier eine klare Aussage zu treffen und somit eine Diagnose stellen zu können, bedarf es weiterer Untersuchungen und spezieller Marker.

Die erste Laboruntersuchung bei Patientenaufnahme sollte relativ viele Parameter abdecken, da es jetzt zunächst gilt, nicht nur einen Myokardinfarkt zu identifizieren, sondern ggf. weitere oder andere Diagnosen zu stellen.

Die meisten Chest Pain Units benötigen in der Laboranforderung dafür nur einen »CPU-Button«, der dann automatisch das gewünschte Anforderungsprofil markiert.

Die nachfolgend besprochenen Labor-Parameter beschränken sich auf die rein kardiale Diagnostik. Zum einen würde eine vollständige Erläuterung sämtlicher Parameter den Rahmen dieses Buches sprengen, zum anderen gibt es verschiedene Ansichten darüber, welche Marker in ein CPU-Aufnahmelabor gehören und welche nicht.

> **Merke**
>
> Die angegebenen Normwerte können von Labor zu Labor differieren und sind somit nicht zwingend allgemeingültig.

BNP

Das Brain Natriuretic Peptid (BNP) ist ein Hormon, das u.a. für die Kontrolle des Blutdruckes und des Wasserhaushaltes eine wichtige Rolle spielt. Es wird hauptsächlich in den Ventrikeln des Herzens gebildet. Da es aber erstmals im Gehirn (von Schweinen) nachgewiesen wurde, wurde der Name entsprechend dem »Entdeckungsort« (Gehirn = engl. Brain) gewählt.

BNP wird im Blut freigesetzt, wenn beispielsweise der Blutdruck zu hoch ist oder sich im Rahmen einer Herzinsuffizienz das Blut im Herzen zurück staut. BNP bewirkt dann, dass die Nieren vermehrt Natrium und Wasser ausscheiden, somit das Blutvolumen sinkt und dadurch der Blutdruck und der intrakardiale Druck gesenkt und somit das Herz entlastet wird.

BNP ist kein relevanter Marker in der Infarktdiagnostik, jedoch umso wichtiger im Rahmen der Herzinsuffizienz-Diagnostik und -Therapie.

Normwert:

- BNP < 100 pg/ml   → Herzinsuffizienz so gut wie ausgeschlossen
- BNP 100–400 pg/ml → Herzinsuffizienz möglich, Diagnose unsicher
- BNP > 400 pg/ml   → Herzinsuffizienz sehr wahrscheinlich

CK und CK-MB

Die Creatinkinase (CK oder auch Kreatinkinase) ist ein Enzym, das in allen Muskelzellen und im Gehirn vorkommt und dort dafür sorgt, dass genügend Adenosintriphosphate (ATP) für den Energiestoffwechsel zur Verfügung stehen.

Gehen Muskelzellen beispielsweise durch einen Myokardinfarkt, Sauerstoffmangel oder ein Trauma zugrunde, wird die Creatinkinase aus den Zellen in das Blut freigesetzt, so dass sie dann im Blut vermehrt nachweisbar ist.

Da der strukturelle Aufbau der Creatinkinase in der Muskulatur, im Gehirn und im Myokard geringe Unterschiede aufweist, wurde die CK zusätzlich in drei Untergruppen eingeteilt, so dass man bei erhöhten Werten auf den entsprechenden Schaden im Körper rückschließen kann. Folgende Creatinkinase-Untergruppen werden voneinander unterschieden:

- CK-MB (in Herzmuskelzellen)
- CK-MM (in den Muskelzellen des Bewegungsapparates)
- CK-BB (in den Nervenzellen des Gehirns

Normwerte:

- CK   => 15–140 U/L
- CK-MB   => 1–24 U/L

GOT

Die Glutamat-Oxalacetat-Transaminase (GOT, oder auch Aspartat-Aminotransferase (AST) ist ein Enzym, das sowohl im Myokard als auch in der Skelettmuskulatur und in den Leberzellen vorkommt.

Gehen Muskel- oder Leberzellen beispielsweise durch einen Myokardinfarkt, verschiedenste Lebererkrankungen oder ein Trauma zugrunde, wird das Enzym ins Blut freigesetzt und somit im Blut nachweisbar.

Normwerte:

- Männer   < 35 U/l
- Frauen   < 31 U/l

Troponin

Das Troponin ist ein Eiweiß, das an den Myofibrillen der Muskelfasern haftet. Gehen Muskelzellen, beispielsweise durch ein Trauma oder einen Myokardinfarkt zugrunde, gelangen Troponine ins Blut und sind dort nachweisbar.

Die Troponine wurden in drei Gruppen unterteilt,

- Troponin T (Tn-T)
- Troponin I (Tn-I)
- Troponin C (Tn-C)

wobei das Troponin C nicht im Myokard vorkommt.

In modernen CPUs wird derzeit mit einem »hoch sensiblen« Verfahren das Troponin-T bestimmt. Im Labort-Befund ist dann vom »Troponin-T-hs« die Rede.

Normwert:

- 0,000–0,014 ng/ml

> **Warnung**
>
> Falsch hohe Werte können auftreten bei:
>
> - chronischer Niereninsuffizienz
> - Nierenversagen
> - Dialyse – Patienten
> - Antikörper gegen Troponin-T
> - Antikörper gegen Troponin I

LDH

Die Laktat-Dehydrogenase (LDH) ist ein Enzym, das in nahezu allen Geweben des menschlichen Körpers vorkommt.

Hauptsächlich lässt sich die LDH in der Skelettmuskulatur, im Myokard, in den Nieren, im Gehirn und in der Leber nachweisen. Gehen Zellen zugrunde, wird die LDH freigesetzt und ist im Blut nachweisbar. Da die LDH jedoch in fast jedem Gewebe vorkommt, ist ihr Nachweis im Blut äußerst unspezifisch und bzgl. der Diagnose eines akuten Myokardinfarktes wenig aussagekräftig.

Normwert:

- 135–214 U/l

Abkürzung	Bedeutung	Normwerte	Anstieg im Serum nach dem Schmerereignis
CK	Creatinkinase	15–140 U/l	2–12 h
CK-MB		1–24 U/l	2–12 h
GOT = AST	Glutamat-Oxalacetat-Transaminase	Männer < 35 U/l Frauen < 31 U/l	6–12 h
LDH	Laktatdehydrogenase	135–214 U/l	6–12 h
Tn-T hs	Troponin T (high sensitive)	0,000–0,014 ng/ml	1–8 h

Tab. 14: Herzenzyme auf einen Blick

8 EKG

Das EKG ist ein zentraler Bestandteil der Infarktdiagnostik. Es spiegelt die elektrische Aktivität des Myokards und somit auch entsprechende Veränderungen, welche im Rahmen eines Infarktes auftreten können. Diese Veränderungen geben Hinweise auf die Lokalisation, das Ausmaß und mögliche Komplikationen.

Innerhalb der CPU wird das EKG natürlich nicht nur zum Beweis oder Ausschluss eines Myokardinfarktes genutzt. Rhythmusstörungen jeglicher Art müssen erkannt und zugeordnet werden, um anschließend die entsprechende Therapie einleiten zu können.

Aus diesem Grund ist es unerlässlich, dass nicht nur Ärzte, sondern jeder, der mit der Betreuung von CPU-Patienten zu tun hat, mit den Grundlagen der EKG-Interpretation vertraut ist.

8.1 Die Zacken und Wellen im EKG

Der Kurvenverlauf im regulären EKG besteht aus Zacken und Wellen, welche es zu verstehen gilt. Die einzelnen Zacken und Wellen wurden mit »P«, »Q«, »R«, »S« und »T« benannt, wobei »Q«, »R« und »S« auch als Einheit betrachtet und dann als »QRS-Komplex« benannt werden (▶ Abb. 15).

Abb. 15: PQRST

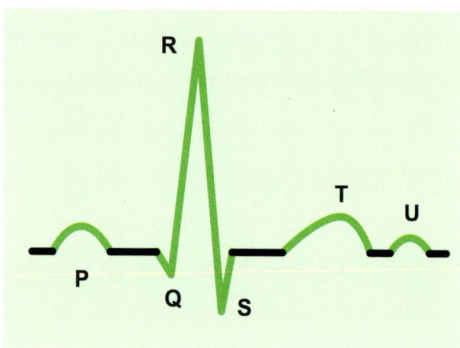

> **Information**
>
> Die in der Abbildung (▶ Abb. 15) dargestellte »U-Welle« ist nicht zur Verwirrung, sondern nur als Ergänzung gedacht. Die U-Welle ist ein physiologischer, aber nicht immer auftretender Kurvenabschnitt im EKG. Als »Ursache« für das Auftreten der U-Welle werden unterschiedliche Möglichkeiten »gehandelt«, wobei zwei davon am wahrscheinlichsten sind:
>
> 1. Eine Art »Nachdepolarisation« der Ventrikel.
> 2. Eine verspätete Reploarisation der Purkiniefasern.

Um die einzelnen »Wellen« und »Zacken« des EKG anatomisch richtig einzuordnen, muss zunächst das Reizleitungssystem verstanden und anatomisch zugeordnet werden können.

8.2 Das physiologische Reizleitungssystem im Herzen

Die physiologische Reizleitung im Herzen erfolgt immer in der gleichen Reihenfolge, die dann im EKG folglich auch immer gleich aussieht:

1. Der Sinusknoten depolarisiert sich → kein Ausschlag
2. Erregungsausbreitung über die Vorhöfe → P-Welle
3. Der AV-Knoten verzögert den Impuls → PQ-Strecke
4. Depolarisation von: His-Bündel, Tawaraschenkel und Purkiniefasern → QRS-Komplex
5. Erregungspause → ST-Strecke
6. Repolarisation der Ventrikel → T-Welle

Die einzelnen »Abschnitte« innerhalb der Reizleitung wurden passend zu den »Wellen und Zacken« im EKG benannt und zeitlich eingeteilt, so dass im Falle einer Abweichung Störungen sofort erkannt und entsprechend zugeordnet werden können (▶ Abb. 16):

Abb. 16:
PQRST-Strecken

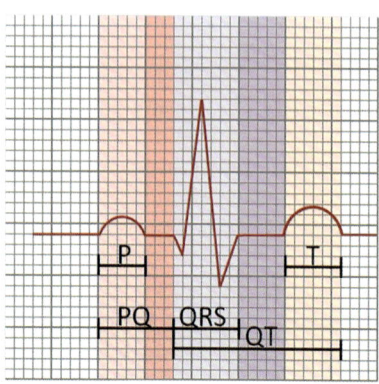

Tab. 15:
Zeiteinheiten der Reizleitung

Abschnitt der Reizleitung	Physiologische Zeitspanne
P-Welle	< 100 msec
PQ-Strecke[4]	< 100 msec
PQ-Intervall	120–200 msec
QRS-Komplex	< 100 msec
QT-Intervall	ca. 320–390 msec

> **Merke**
>
> Die Q-Zacke ist im realen EKG oftmals nicht oder nur als sehr kleine Zacke zu identifizieren. Ist sie nicht erkennbar, gilt als Beginn des QRS-Komplexes der Punkt, an dem sich die PQ-Strecke nach oben (Richtung »R«) erhebt.

8.3 Die Null- oder Referenzlinie

Die PQ-Strecke verläuft i. d. R. geradlinig, die Linie kann imaginär oder mit einem Bleistift über das ausgedruckte EKG gezogen werden. Mit dieser Technik lassen sich Hebungen oder Senkungen der einzelnen Wellen und Zacken leichter und schneller identifizieren. Dies ist insbesondere bei der Infarktdiagnostik ein sehr wichtiges Hilfsmittel.

---

4 Die PQ-Strecke ist der Abschnitt ab Ende »P« bis Anfang »Q«, während sich das PQ-Intervall von Anfang »P« bis zum Anfang von »Q« hinstreckt

> **Merke**
>
> In der senkrechten Linie entspricht 1 mm = 0,1 mV und folglich 10 mm = 1,0 mVolt.

8.4 Berechnung der Herzfrequenz

Das Papier, auf dem ein EKG ausgedruckt wird, ist ein spezielles Millimeter-Papier, auf dem alle 5 mm (in der Senkrechten wie auch in der Horizontalen) eine etwas fetter gedruckte Linie erscheint, die auch als »Kästchen« zu erkennen ist. Dies bedeutet, dass in der Horizontallinie bei einer Standard-Schreibgeschwindigkeit von 50 mm/Sek. der Zeitabstand zwischen den beiden fetten Linien 0,1 Sek. und der Abstand zwischen den dazwischenliegenden dünnen (oder gestrichelten) Linien jeweils 0,02 Sek. beträgt. Oder anders ausgedrückt: Jedes Kästchen entspricht 0,1 Sek.

Zur HF-Berechnung haben sich zwei Methoden bewährt:

1. Man wählt einen QRS-Komplex aus, der möglichst nah an einer der fetten Linien ist. Dann werden die fetten Linien bis zur 5- (oder 10-) Sekunden-Marke abgemessen. Nun zählt man alle QRS-Komplexe, die in diesem Zeitfenster erscheinen und multipliziert diese mit 12 (bzw. mit sechs, sofern zuvor die 10 Sekunden abgemessen wurden).
2. Eine Minute entspricht 600 dieser »fetten Kästchen«. Man wählt zwei beliebige QRS-Komplexe aus und zählt hier die Anzahl der Kästchen zwischen den beiden QRS-Komplexen. Diese Anzahl wird dann durch 600 (fette Kästchen pro Minute) dividiert. Das Ergebnis entspricht der HF pro Minute.

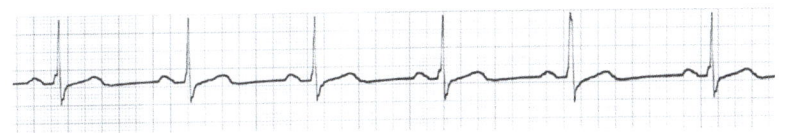

Abb. 17: Sinusrhythmus 1

Im vorliegenden EKG-Beispiel (▶ Abb. 17) hätte der Patient eine HF von 75 bpm.

Liegt Ihnen ein EKG-Streifen zur Frequenzberechnung vor, der mit 25 mm/sec geschrieben wurde, müssen Sie Ihre Rechnung entsprechend modifizieren. Da sich hier die einzelnen QRS-Komplexe dichter aufeinander befinden, ist die Frequenzberechnung der o. g. zweiten Methode die einfachere. Bedenken Sie aber, dass jetzt 5 Kästchen einer Sekunde und ein Kästchen 0,2 Sekunden entsprechen.

Das bedeutet, dass bei einer Schreibgeschwindigkeit von 25 mm/Sek. jetzt 300 Kästchen einer Minute entsprechen.

Zählen Sie also die Kästchen zwischen zwei aufeinander folgenden QRS-Komplexen und dividieren dann 300 durch die Anzahl der Kästchen. Das Ergebnis entspricht dann der HF pro Minute.

> **Merke**
>
> Die Berechnung der HF pro Minute ermöglicht auch bei leichten Arrhythmien die Abschätzung der tatsächlichen Herzfrequenz. Jedoch muss jedem bewusst sein, dass diese Rechenmethoden insbesondere bei höheradigen Arrhythmien oder beim Brady-Tachykardie-Syndrom an ihre Grenzen stoßen und nicht oder nur bedingt aussagekräftig sind.

8.5 EKG-Ableitungen

Die EKG-Ableitungen sind vergleichbar mit verschiedenen Blickwinkeln, aus denen das Herz (eigentlich die elektrische Aktivität des Herzens) betrachtet wird.

> **Tipp**
>
> Stellen Sie sich beispielsweise einen Pkw vor, dessen Beifahrertür völlig verbeult ist. (Im übertragenen Sinn ist diese verbeulte Tür ein Myokardinfarkt). Nun stellen Sie sich drei, vier, fünf oder 12 Personen (= »Ableitungen«) um das Fahrzeug. Jede dieser Personen wird Ihnen nun beschreiben, was sie sieht. Manche Personen werden ein normales, unbeschädigtes Fahrzeug beschreiben, andere können den Schaden erahnen, während diejenigen, die direkten Blickkontakt auf die defekte Tür haben, Ihnen den Schaden sehr präzise beschreiben können.
>
> Genau so verhält es sich auch mit den einzelnen EKG-Ableitungen. In manchen ist der Myokardinfarkt eindeutig sichtbar, in anderen stellt sich ein »normales« Herz dar.

In der Monitorüberwachung werden i. d. R. drei, vier oder fünf Ableitungskabel an den Patienten angeschlossen, während in der Routine-Diagnostik 10 Kabel für insgesamt sechs Extremitäten- und sechs Brustwandableitungen eingesetzt werden. Die Extremitätenableitungen nach Einthoven werden auch »Bipolare Ableitungen« genannt, da diese stets eine (+) und eine (−)

geladene Elektrode benötigen. Die Ableitungen nach Goldberger und Wilson sind »unipolare Elektroden«. Diese benötigen keine (−) geladene Elektrode.

> **Merke**
>
> Bewegt sich der elektrische Impuls im Herzen auf eine (+)-Elektrode zu, sind die Ausschläge »positiv«, also nach oben gerichtet. Bewegt sich der elektrische Impuls von der (+)-Elektrode weg, erscheint im EKG eine nach unten gerichtete, »negative« Zacke oder Welle.

Unabhängig davon, ob es sich um eine Monitorüberwachung oder um ein diagnostisches EKG handelt, müssen die einzelnen EKG-Elektroden an bestimmten, fest vorgeschriebenen Stellen angebracht werden. Um dies zu erleichtern, sind die Leitungen farblich und nummerisch gekennzeichnet. Dadurch ist gewährleistet, dass unabhängig davon, wer oder wann das EKG schreibt, es immer mit den Vor-EKGs vergleichbar ist und die einzelnen Ableitungen auch tatsächlich am korrekten Punkt angebracht sind.

Die Positionen der einzelnen Ableitungen wurden jeweils nach ihren Entdeckern Einthoven, Goldberger, Wilson und Nehb benannt.

8.5.1 Extremitäten-Ableitungen nach Einthoven

Ableitung	»Flußrichtung des elektr. Impulses«	Positionsbeschreibung der Elektroden
I (rot)	re Arm → li Arm	rote Elektrode rechter Arm
II (gelb)	re Arm → li Bein	gelbe Elektrode linker Arm
III (grün)	li Arm → li Bein	grüne Elektrode linkes Bein
(schwarz)		schwarze Elektrode rechtes Bein (Erde)

Tab. 16: Extremitäten-Ableitungen nach Einthoven (bipolar)

8.5.2 Goldberger (unipolare) Ableitungen

Die Goldberger-Ableitungen sind, um im zuvor genannten Beispiel mit den Pkw-Betrachtern zu bleiben, vergleichbar mit Personen, die eine große, starke Lupe zur Ansicht des PKW haben (▶ Tab. 17).

Ableitung	Position
aVR	rechter Arm
aVL	linker Arm
aVF	linkes Bein

Tab. 17: Goldberger-Ableitungen

> **Merke**
>
> a=augmented, V=Voltage

8.5.3 Der Cabrerakreis

Vereint man die drei Extremitätenableitungen von Einthoven (I, II, III) mit den Ableitungen nach Goldberger (aVR, aVL, aVF) und ordnet diese in systematische Winkelintervalle von 30°, so ensteht ein hexaxiales Kreissystem: der Cabrerakreis (▶ Abb. 18).

Aufgrund dieser Anordnung der jeweiligen Ableitungen erleichtert der Cabrerakreis die Bestimmung der einzelnen Lagetypen des Herzens. Überträgt man die im EKG festgehaltenen Herzaktionen der Extremitätenableitungen in den Cabrerakreis, kann der Lagetyp des Herzens mit Hilfe der Richtungsvektoren ermittelt werden.

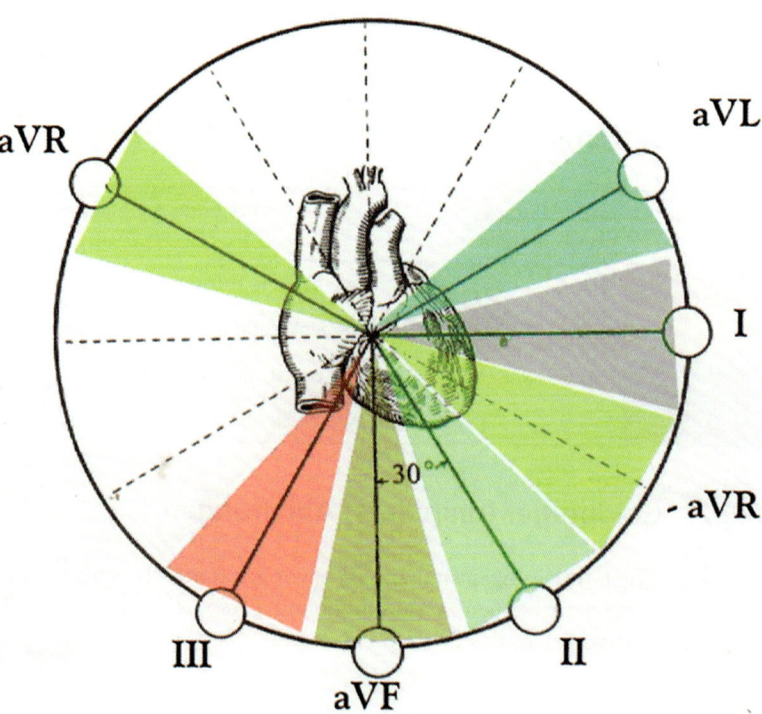

Abb. 18: Der Cabrerakreis, mit freundlicher Genehmigung von Ralf Kleindienst

Betrachtet man im Cabrerakreis die Ableitungen II, III und AVF wird deutlich, weshalb sie für die Infarktdiagnostik der inferioren Bereiche des Herzens so wichtig sind.

8.5.4 Wilson-Brustwandableitungen (unipolar)

Tab. 18: Wilson Brustwandableitungen

Ableitung	Positionierung
V1	4 ICR, rechts parasternal
V2	4 ICR, links parasternal
V3	zwischen V2 und V4
V4	5 ICR, entlang der Medioclavicularlinie
V5	in Höhe V4 vordere Axillarlinie
V6	in Höhe V4 mittlere Axillarlinie
Zur speziellen Infarktdiagnostik werden zusätzlich noch die Ableitungen des posterioren Teils des Herzens benötigt:	
V7	in Höhe V4-V6 hintere Axillarlinie
V8	in Höhe V4-V6 Skapularlinie
V9	in Höhe V4-V6 Paravertebrallinie
Für die Infarktdiagnostik werden von Seiten der DGK auch die rechten Ableitungen V3R und V4R gefordert:	
V3R	zwischen V1 und V4R
V4R	5 ICR, entlang der Medioclavicularlinie

Da insgesamt nur sechs Brustwand-Elektroden am EKG-Gerät angeschlossen und auch keine »Erweiterungsoptionen« vorhanden sind, müssen die Elektroden für die erweiterte Infarktdiagnostik umgesteckt und auf dem Ausschrieb entsprechend umbenannt werden (▶ Abb. 19):

- Die Elektrode V2 wird umplatziert zu V3R.
- Die Elektrode V3 wird umplatziert zu V4R.
- Die Elektrode V4 wird umplatziert zu V7.
- Die Elektrode V5 wird umplatziert zu V8.
- Die Elektrode V6 wird umplatziert zu V9.

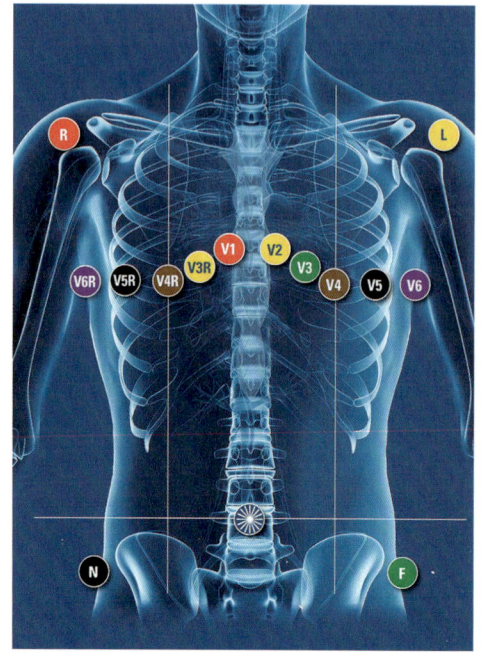

Abb. 19:
Extremitäten- und Brustwandableitungen, mit freundlicher Genehmigung der ZOLL Medical Deutschland GmbH

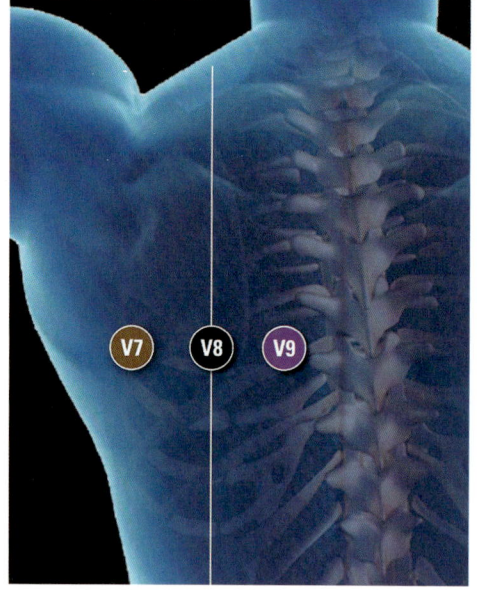

Abb. 20:
V7–V9, mit freundlicher Genehmigung der ZOLL Medical Deutschland GmbH

8.5 EKG-Ableitungen

> **Information**
>
> Die in ▶ Abb. 20 dargestellten Ableitungen V5R–V6R sind nur der Vollständigkeit halber aufgeführt. Gemäß den aktuellen Leitlinien der DGK werden sie in der Routinediagnostik nicht verwendet.
>
> Die abgebildeten Extremitätenableitungen (▶ Abb. 19) sind die »verkürzte« Version. Wenn möglich, sollten sie an den (Unter-)Armen und (Unter-)Schenkeln des Patienten angebracht werden.

Probleme mit der Brustwandableitung bei Frauen mit großer Brust

Bei Frauen mit großer Brust gibt es oft Unklarheiten darüber, wo genau die EKG-Elektroden platziert werden sollen. Eine evidenzbasierte Aussage darüber gibt es derzeit nicht. Jedoch werden in der einschlägigen Fachliteratur folgende zwei Möglichkeiten als richtig angesehen:

1) Die Elektroden werden, wie bei jedem anderen Patienten, AUF der Brust angebracht (▶ Abb. 21a).
2) Die Elektroden werden UNTER der Brust der Patientin angebracht (▶ Abb. 21b).

Nachteil der zweiten Variante ist, dass je nach Größe der Brust die Elektroden eher am Bauch als am Thorax der Frau angebracht werden müssen.

> **Merke**
>
> Entscheidet sich der Anwender für die zweite Variante der EKG-Ableitung, so ist dies auf dem EKG-Ausdruck zu vermerken.

8 EKG

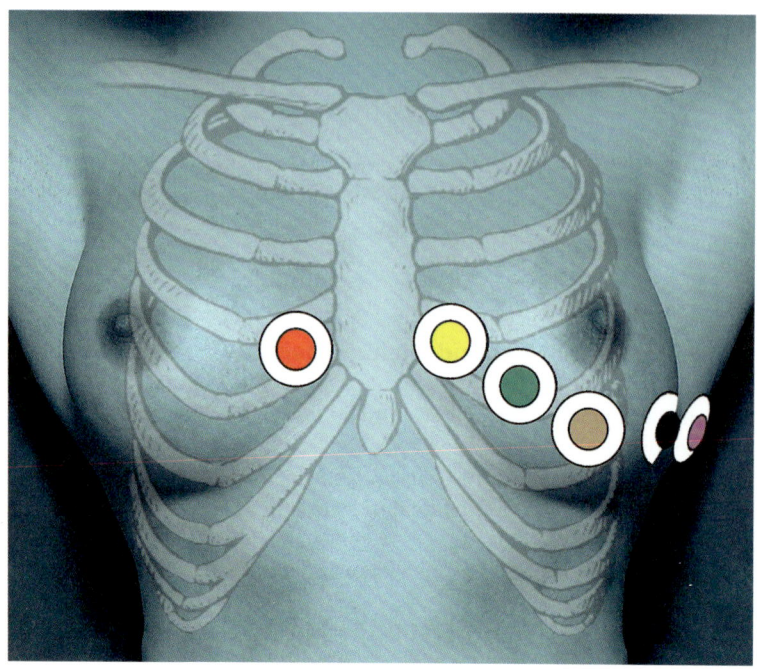

Abb. 21a: EKG-Ableitung auf der Brust

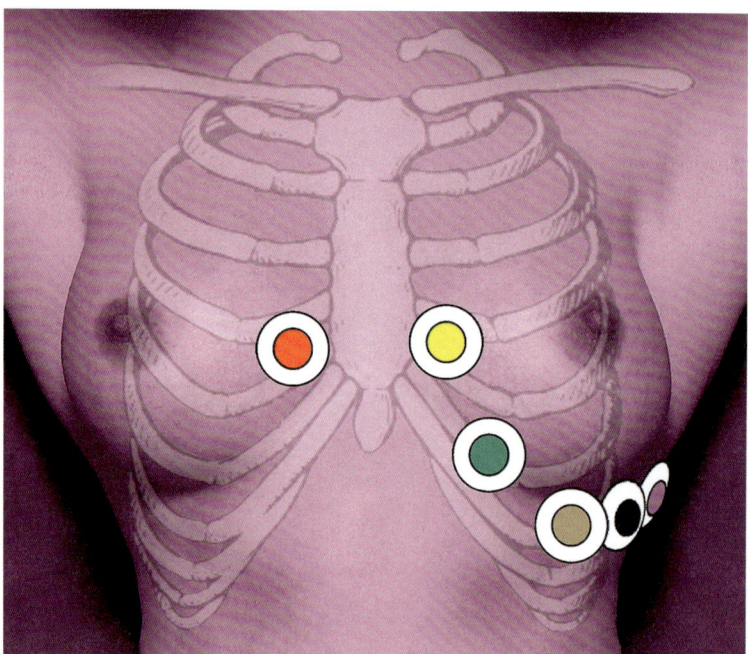

Abb. 21b: EKG-Ableitung unter der Brust

8.5.5 Nehb-Ableitung

Die Nehb- Ableitung ist eine bipolare Ableitung. Aufgrund ihrer Lokalisation der EKG-Elektroden wird sie in manchen Lehrbüchern auch »kleines Herzdreieck« genannt.

Die Ableitungsbezeichnungen D, A und I stehen dabei für den jeweils abgebildeten Bereich des Herzens.

Bezeichnung der Elektrode	Farbe	Positionierung
Nehb D(orsal)	rote Elektrode	auf 2. Rippe rechts parastermal
Nehb A(anterior)	gelbe Elektrode	hintere Axillarlinie auf Höhe der Herzspitze
Nehb I(nferior)	grüne Elektrode	Herzspitze

Tab. 19: Nehb-Ableitung

Auf dem EKG-Ausschrieb müssen die Ableitungen I, II, und III dann entsprechend der Nehb-Betitelung handschriftlich geändert werden. Dabei entsprechen die Vektoren des Nehb-Dreiecks denen des Einthoven-Dreieckes:

- Nehb   → Einthoven
- D   → I
- A   → II
- I   → III

Die Nehb-Ableitung ist heute fast schon »museumsreif«, von daher also eher selten gebräuchlich. Dennoch kann sie beispielsweise bei einem Hinterwandinfarkt gute Informationen geben. Auch wenn sie heute nicht mehr routinemäßig eingesetzt wird, ist es gut, sie zu kennen – falls sie mal benötigt wird.

8.5.6 Die Ableitungen am Monitor-Überwachungs-EKG

Um die Ableitung korrekt anzubringen, müssten die Elektroden an den Armen und Beinen des Patienten angebracht werden. Da dies für die Patienten der Monitor-Überwachung äußerst unpraktikabel ist, kann man auch eine »vereinfachte« Form der Ableitungstechnik wählen. Je nachdem ob der Überwachungsmonitor 3, 4 oder 5 Ableitungen (▶ Abb. 22) ableitet, werden die Elektroden wie folgt aufgeklebt.

Abb. 22:
EKG mit 3, 4 und 5 Ableitungen

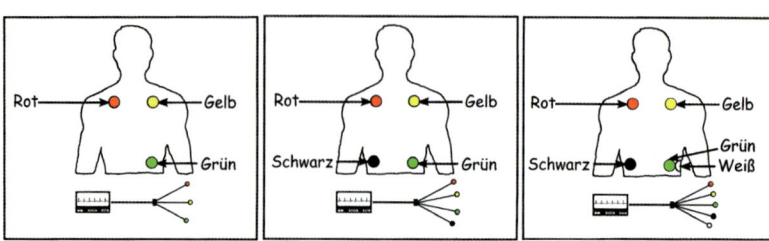

8.6 Rhythmusanalyse und Befundung des EKG

Während die exakte EKG-Befundung zumeist in aller Ruhe erfolgen kann, muss die Rhythmusanalyse insbesondere im Notfall schnell und sicher erfolgen. Zur Befundung wie auch zur schnellen Rhythmusanalyse werden z. T. die gleichen Fragen an das EKG gestellt, jedoch müssen diese zur Befundung deutlich exakter bearbeitet werden.

Während die offizielle Befundung des EKG ausschließlich vom zuständigen Arzt erfolgt, muss auch die CPU-Pflegekraft die (Notfall-)Analyse des Rhythmus beherrschen. Aber obwohl die Befundung »Arztsache« ist, ist es durchaus empfehlenswert, wenn auch die Pflegekraft der Chest Pain Unit zumindest die Grundlagen der EKG-Befundung beherrscht. Denn die Pflegekraft und nicht der Arzt sieht das EKG zuerst, sodass also auch entsprechende Veränderungen zuerst von der Pflegekraft wahrgenommen werden und dann entsprechende Maßnahmen frühzeitig eingeleitet werden können.

8.6.1 Die Rhythmusanalyse

Da die Rhythmusanalyse nicht zu viel Zeit in Anspruch nehmen sollte, wurden verschiedene Schemata entwickelt, um den Rhythmus stets gleich, sicher und schnell zu interpretieren. Zur Rhythmusanalyse sind folgende Fragen anhand des jeweiligen EKG zu beantworten (▶ Abb. 23):

8.6 Rhythmusanalyse und Befundung des EKG

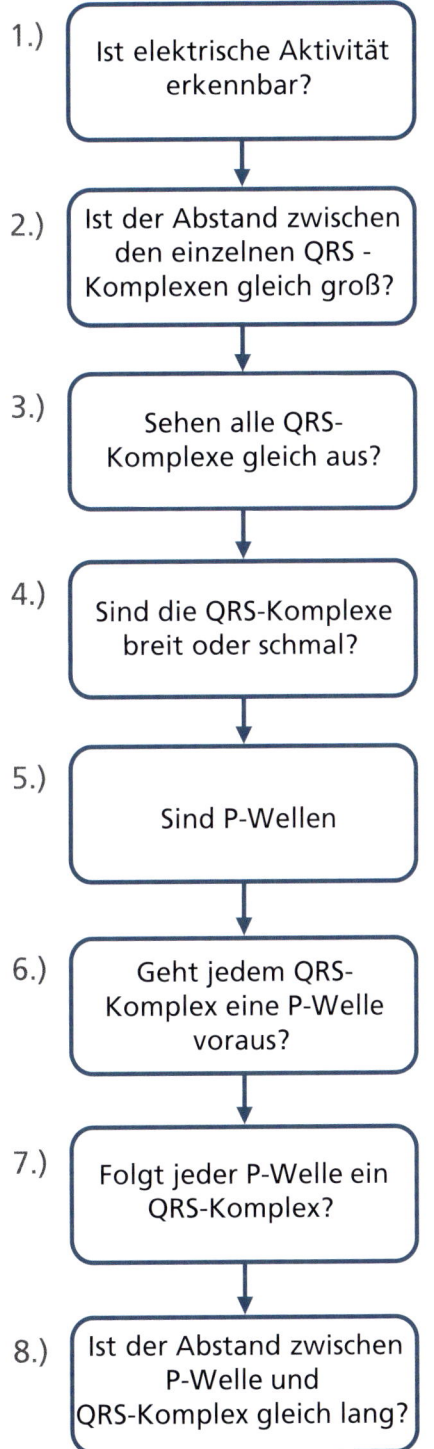

Abb. 23:
Fragen zur Rythmusanalyse

8.6.2 Die EKG-Auswertung – in acht Schritten zum Befund

Die EKG-Befundung oder auch Auswertung genannt, erfordert im Vergleich zur Rhythmusanalyse Zeit und Ruhe. Bei der Befundung sind u. a. auch die einzelnen Zeitintervalle von großer Bedeutung, so dass der Gebrauch eines speziellen EKG-Lineals äußerst hilfreich ist. Je nach Hersteller-Firma sind die auf dem Lineal enthaltenen Informationen recht unterschiedlich, bzw. mehr oder weniger ausführlich dargestellt. Mindestanforderung an ein solches EKG-Lineal ist aber, dass verschiedene Maßeinheiten/Skalen enthalten sind, mit denen die einzelnen Zeitintervalle entsprechend der Schreibgeschwindigkeit des EKG vermessen werden können.

Wie auch zur Rhythmusanalyse werden bei der Befundung verschiedene Fragen an das EKG gestellt, die es dann zu beantworten gilt (▶ Abb. 24).

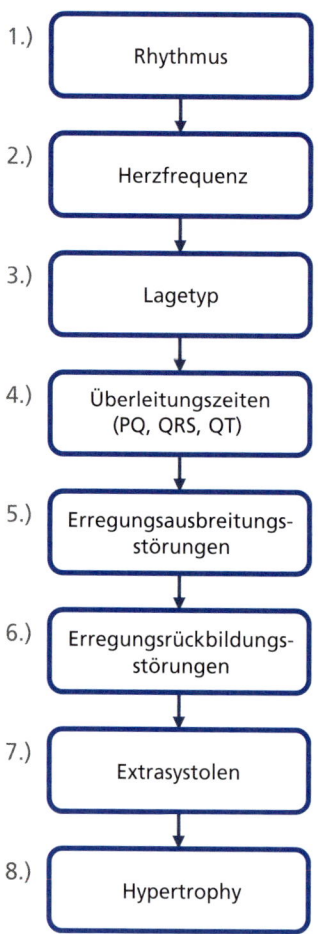

Abb. 24: Fragen bei der Befundung der Rythmusanalyse

8.6 Rhythmusanalyse und Befundung des EKG

Erklärung der einzelnen Schritte

1. **Rhythmus:** Liegt also ein Sinusrhythmus oder ein anderer Rhythmus vor?
2. **Herzfrequenz:** Die Berechnung der Herzfrequenz ist im Kapitel 8.4 Berechnung der Herzfrequenz (▶ Kap. 8.4) ausführlich erklärt. Anstelle der »Kästchenauszählung« kann hier auch der Einsatz eines EKG-Lineals sinnvoll sein.
3. **Lagetyp:** Der Lagetyp spiegelt die anatomische Lage des Herzens wider, wobei er aber auch bei elektischen Ausbreitungsstörungen verändert sein kann. Er beschreibt die elektrische Herzachse, also die Hauptausbreitungsrichtung der elektrischen Erregung im Herzmuskel, bezogen auf die Frontalebene des Körpers. Der Lagetyp kann mit Hilfe des Cabrera-Kreises oder verschiedener anderer Schemata bestimmt werden.
4. **Der Lagetyp wird in insgesamt sechs Gruppen unterteilt:**
   I. Der »**überdrehte Linkstyp**« ist fast immer ein pathologisches Zeichen. Ursachen sind beispielsweise: Hinterwandinfarkt, Linksherzhypertrophie, linksanteriorer Hemiblock.
   II. Der »**Linkstyp**« ist typisch bei Adipösen oder bei Zwerchfellhochstand, aber auch bei Erwachsenen ab dem 40. Lebensjahr. Er kann aber auch auf eine Linksherzbelastung und/oder auf eine beginnende Linksherzhypertrophy hinweisen.
   III. Der »**Indifferenz-**« oder »**Normaltyp**« ist der physiologische und damit der am häufigsten vorkommende Lagetyp.
   IV. Der »**Steiltyp**« ist bei Jugendlichen und schlanken Erwachsenen als normal zu werten. Er kann aber auch auf eine Rechtsherzbelastung oder eine beginnende Rechtsherzhypertrophy hinweisen.
   V. Der »**Rechtstyp**« ist bei Kindern als physiologisch zu betrachten. Bei Erwachsenen deutet er auf eine Rechtsherzbelastung oder eine beginnende Rechtsherzhypertrophy hin.
   VI. Der »**überdrehte Rechtstyp**« ist immer pathologisch. Er deutet auf eine Rechtsherzhypertrophy oder einen Linksposterioren Hemiblock hin. Weiterhin könnte auch ein Seitenwandinfarkt die Ursache sein.

Wie eingangs erwähnt, gibt es neben dem Cabrerakreis verschiedene Schemata, um den Lagetyp zu ermitteln. Nachfolgend soll eines anhand eines »Lagetypen-Algorithmus« näher erläutert werden:

Finden Sie zunächst heraus, in welcher der Einthoven-Ableitungen (I, II, oder III) die Amplitude des QRS-Komplex am größten ist. Danach betrachten Sie den QRS-Komplex in der untergeordneten Ableitung (ist der Größte in »I« dann geht es in »II« weiter, war der Größte in »II« dann betrachten Sie jetzt »aVL« und konnte der größte in »III« identifiziert werden, müssen Sie nun »aVR« betrachten). Hier wird nun darauf geachtet, ob der QRS-Komplex positiv (+) oder negativ (−) »ausschlägt«. Danach steht der Lagetyp fest (▶ Abb. 25).

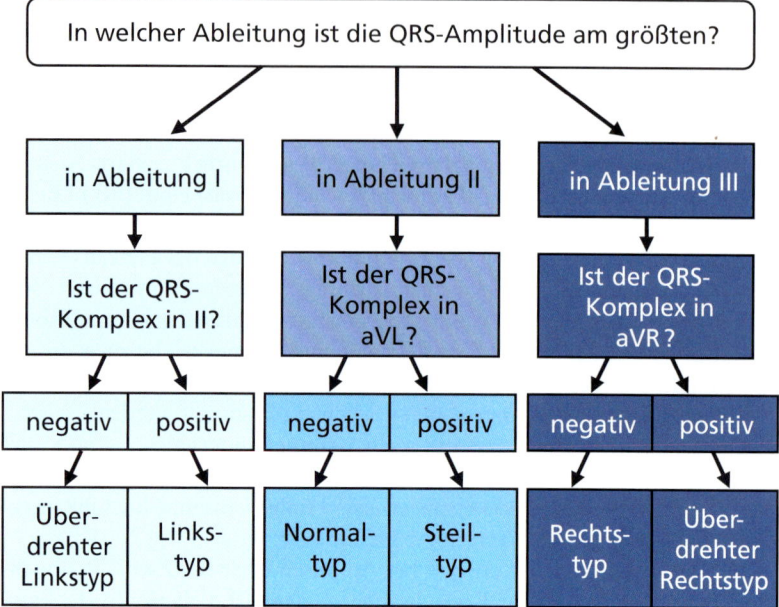

Abb. 25: Lagetypen-Algorithmus

Merke

- Ist die QRS-Amplitude in »I« am größten, deutet dies auf eine Linksherzbelastung hin (vergl. »überdrehter Linkstyp« und »Linkstyp«).
- Ist die QRS-Amplitude in »II« am größten, deutet dies auf eine normale Lage oder eine beginnende Rechtsherzbelastung hin (verg. »Noramtyp« und »Steiltyp).
- Ist die QRS-Amplitude in »III« am größten, deutet dies auf eine Rechtsherzbelastung hin (vergl. »Rechtstyp« und »überdrehter Rechtstyp).

1. Überleitungszeiten

Mit Berechnung der Überleitungszeiten können Erregungsausbreitungs- und Rückbildungsstörungen in den Vorhöfen wie auch den Ventrikeln festgestellt werden. AV-Blockierungen, Schenkelblöcke, usw. werden hier schnell identifiziert.
- PQ
  Die PQ-Zeit entspricht der Dauer, die der elektrische Impuls benötigt, um über die Vorhöfe bis zum Ventrikel zu gelangen (= PQ-Intervall). Physiologisch ist eine Zeitspanne von 0,12–0,2 Sek. (= 120–200 ms).
- QRS
  Die QRS-Zeit variiert je nach Herzfrequenz, sollte dabei jedoch nicht länger als 0,1 sec (= 100 ms) dauern. Dabei ist weiterhin zu beachten, dass die Zeitspanne der R- und S-Zacken nicht länger als 0,6 Sek. (=

60 ms) beträgt. Verlängerungen können z. B. für einen Schenkelblock sprechen.
- QT
Die QT-Zeit ist je nach Herzfrequenz variabel. Sie umfasst die gesamte Zeitspanne der ventrikulären Depolarisation und Repolarisation. Sie beträgt bei einer HF von 70 bpm eine Zeitdauer von ca. 0,320–0,390 Sek. (= 320–390 ms).

2. **Erregungsausbreitungsstörungen**
Kann sich die Erregung nicht entsprechend ihrer physiologischen Bahnen vom Sinusknoten bis zu den Purkiniefasern ausbreiten, spricht man von Erregungsausbreitungsstörungen (z. B. AV-Blockierungen, Schenkelblock). Ist beispielsweise der QRS-Komplex länger als 0,1 Sek. (= 100 ms), ist dies eine Erregungsausbreitungsstörung.

3. **Erregungsrückbildungsstörungen**
Ist die Rückbildung, also die Repolarisation gestört, nennt man dies Erregungsrückbildungsstörungen. Im EKG sind sie durch Veränderungen der ST-Strecke und/oder der T-Welle erkennbar.

4. **Extrasystolen**
Extrasystolen (ES) sind vorzeitige Kontraktionen der Ventrikel, die nicht vom eigentlichen »Taktgeber« – dem Sinusknoten –, sondern von anderen Zellen ausgelöst wurden. Sie können supraventrikulär oder ventrikulär initiiert werden. Die supraventrikulären (SVES) unterscheiden sich von den regulären Impulsen lediglich darin, dass sie keine (oder eine optisch veränderte) P-Welle haben. Die Ventrikulären Extrasystolen (VES) unterscheiden sich optisch sehr deutlich von den regulären »Schlägen«. Meist sind sie vergrößert, verbreitert und/oder »deformiert«.
Sehen die ES alle gleich aus, entspringen sie dem gleichen »Zentrum«; man nennt sie dann Mono-Tope (oder auch Mono-Fokale) ES.
Unterscheiden sich die ES optisch voneinander, entspringen sie aus unterschiedlichen »Zentren«; man nennt diese dann Poly-Tope (oder auch Multi-Fokale) ES.
VES können einzeln, pärchenweise (»Couplets«), als Drillinge (Triplets) oder Vierlinge (Quatriplets) auftreten.
Erscheinen fünf oder bis maximal zehn VES direkt hintereinander, spricht man von Salven. Ab elf VES hintereinander spricht man von Ventrikeltachykardien.

5. **Hypertrophie**
Anhand des EKGs lässt sich eine kardiale Hypertrophie nicht zu 100 % bestätigen, jedoch ein begründeter Verdacht äußern. Je nachdem ob es sich (möglicherweise) um eine rechts- oder links-ventrikuläre Hypertrophie handelt, werden unterschiedliche »Zacken«, bzw. deren Amplituden, im EKG bewertet.
Wie auch bei der Lage-Typ-Beurteilung, gibt es auch bei der Hypertrophie-Beurteilung unterschiedliche Wege zum Ziel. Einer davon ist der Sokolow-Lyon-Index (▶ Tab. 20).

Tab. 20: Hypertrophie im EKG

Linksherzhypertrophie	Rechtsherzhypertrophie
S in V1 + R in V5 > 3,5 mV oder S in V2 + R in V6 > 3,5 mV	R in V1 + S in V5 > 1,05 mV oder R in V2 + S in V6 > 1,05 mV

9 Die unterschiedlichen Rhythmen im EKG

9.1 Der Sinusrhythmus

Liegt ein »normaler« Sinusrhythmus vor (▶ Abb. 26), so arbeitet der Sinusknoten als physiologischer Schrittmacher. Die Reizleitung ist ungestört, d. h., jeder P-Welle folgt ein QRS-Komplex und jedem QRS-Komplex geht eine P-Welle voraus. Die Frequenz liegt zwischen 50–100/Min.

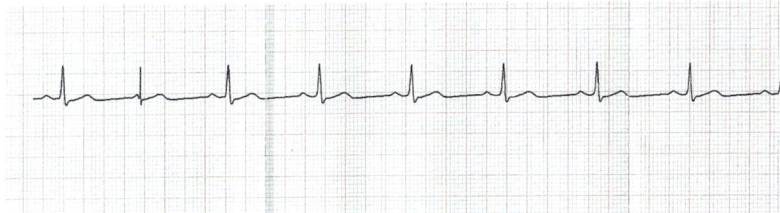

Abb. 26: Sinusrhythmus (2)

9.2 Herzrhythmusstörungen

Unter dem Begriff »Herzrhythmusstörungen« (Arrhythmien) versteht man eine vom normalen Rhythmus abweichende Abfolge des Herzschlags. Diese kann dabei

- zu schnell,
- zu langsam,
- unregelmäßig,
- ungleichmäßig

sein. Je nach Schweregrad und Häufigkeit der Rhythmusstörung nehmen Betroffene dies manchmal als Herzstolpern, -rasen oder als unangenehme Pausen des Herzschlags wahr.

Weiterhin werden Symptome wie

- innere Unruhe,
- Angst,

- Atemnot,
- Pectanginöse Beschwerden,
- Schwindel und
- Syncope/Bewusstlosigkeit

beschrieben. Leichte oder seltene Herzrhythmusstörungen werden oftmals gar nicht wahrgenommen.

Ursachen der Herzrhythmusstörungen

Herzrhythmusstörungen können zahlreiche und völlig unterschiedliche Ursachen haben. Nahezu aus allen Bereichen der Medizin können auslösende Faktoren gefunden werden, welche hier nur zur groben Übersicht stichwortartig aufgeführt werden. Dabei ist nicht jede der nachfolgend genannten Erkrankungen CPU-relevant. Jedoch soll verdeutlicht werden, dass es bei zahlreichen Erkrankungen zum Teil zu schwerwiegenden Herzrhythmusstörungen kommen kann (▶ Tab. 21–27).

Tab. 21: Kardiale Ursachen

Kardiale Ursachen		
• KHK • Myokardinfarkt • Herzinsuffizienz • Rechts- oder Linksschenkelblock • Klappendefekte • Sick-Sinus-Syndrome • aberrierende (abnorm verlaufende) Leitungen	• Endokarditis • Myokarditis • Kardiomyopathie • Pericarderguss	• Amyloidose (Eiweißablagerungen im Myokard) • Hämochromatose (Eisenablagerungen im Myokard) • Morbus Wilson (Kupferablagerungen im Myokard)

Tab. 22: Sonstige internistische Ursachen

Sonstige internistische Ursachen		
• Sepsis • Fieber • Versch. Infektionskrankheiten • Anämie • Sämtliche Schockformen • Abweichungen des Blut–pH-Wertes	• Lungenembolie • Elektrolytentgleisungen • Hyper-/Hypothyreose • Nebennierenrindeninsuffizienz • Karotissinussyndrom	• Phäochromozytom • Tumorerkrankungen • Autoimmunerkrankungen • Leukämie

Akute und chronische Intoxikationen			Tab. 23: Akute und chronische Intoxikationen
• Digitalis • Atropin • Theophyllin • Betablocker • Antiarrhythmika	• Kokain • Speed • Ecstasy • Amphetamin • Methamphetamin • Ephedrin	• Koffein • Nikotin • Chronischer Alkoholabusus	

Chirurgische Ursachen			Tab. 24: Chirurgische Ursachen
• SHT • Contusio spinalis	• Contusio cordis • Spannungspneumothorax	• Akutes Abdomen • Volumemangelschock	

Physikalische Ursachen			Tab. 25: Physikalische Ursachen
• Hitzebelastung • Kältebelastung	• Strahlenschäden	• Stromunfälle	

Neurologische Ursachen			Tab. 26: Neurologische Ursachen
• Meningitis • Enzephalitis	• Subarachnoidalblutung • Hirnmassenblutung • Hirnödem	• Epileptische Anfälle • Apoplektischer Insult • Zerebrale Tumore	

Psychologische Ursachen			Tab. 27: Psychologische Ursachen
• Angst	• Nervosität	• Stress	

9.3 Formen der Herzrhythmusstörungen

> **Merke**
>
> Sofern in den nachfolgenden Kapiteln keine speziellen Hinweise zur Therapie der einzelnen Herzrhythmusstörungen genannt sind, finden sich diese in den Algorithmen der Peri-Arrest-Rhythmen im Kapitel 20 Notfallmanagement in der Chest Pain Unit (▶ Kap. 20).

9.3.1 Sinusbradykardie

Die Sinusbradykardie tritt auf, wenn sich der Sinusknoten weniger als 60/Min. depolarisiert. Dies kann physiologische wie auch pathologische Ursachen haben. Trainierte Sportler können beispielsweise Herzfrequenzen von deutlich unter 60 bpm. haben, ohne therapiebedürftig zu sein. Überdosierungen von Beta-Blockern oder sonstigen Antiarrhythmika können ebenfalls zu Sinusbradykardien führen, welche u. U. therapiert werden müssen (▶ Abb. 27).

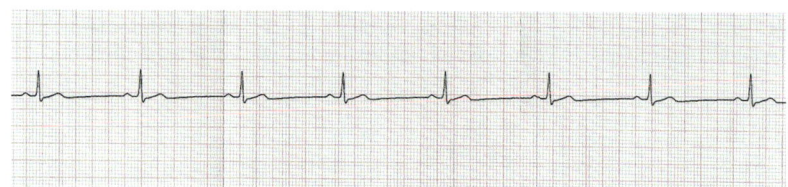

Abb. 27: Sinusbradykardie

9.3.2 Sinustachykardie

Die Sinustachykardie tritt auf, wenn sich der Sinusknoten mehr als 100/Min. depolarisiert. Gründe hierfür sind beispielsweise psychische Belastungssituationen wie z. B. Dauerstress, Angstgefühl aber auch körperliche Belastung sowie Volumenmangel im Gefäßsystem (▶ Abb. 28).

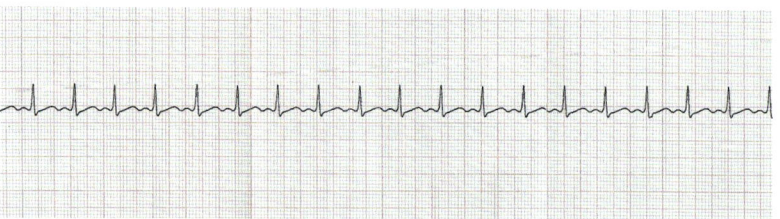

Abb. 28: Sinustachykardie

(Pharmakologische) Akuttherapie:

- ggf. Volumengabe (bei akutem Volumenmagel)
- 50–100 ml Eiswasser trinken lassen
- Patient zum Pressen auffordern oder aus einer 10 ml Spritze den Stempel herausblasen lassen
- Adrekar® 6–12 mg (schnell) i. v.

9.3.3 Vorhofflattern

Vorhofflattern tritt auf, wenn sich ein abnormer Erregungsherd, meist im rechten Vorhof, mit einer Frequenz von bis zu 350/Min. depolarisiert. Da es sich immer um den gleichen Erregungsherd handelt, sehen alle P-Wellen (hier eigentlich »Flatterwellen«) identisch aus. Aufgrund der hohen Vorhoffrequenz ergibt sich im EKG, insbesondere in den Ableitungen II, III und aVF, das typische »sägezahnartige« Bild (▶ Abb. 29).

Die Erregung der Ventrikel erfolgt dann wiederum regelrecht, weshalb die QRS-Komplexe schmal, aber durch die »Bremse« des AV-Knotens unregelmäßig kommen.

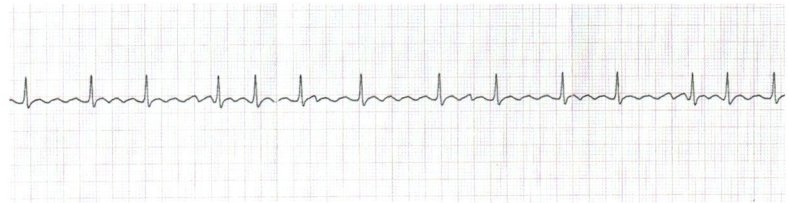

Abb. 29:
Vorhofflattern

Pharmakologische Akuttherapie:

- Lopresor® 5–10 mg (langsam!) i. v.
- Isoptin® 5–10 mg i. v.

Alternativ oder ergänzend kann die pharmakologische Therapie auch mit Procoralan® 1–2 mg/kg KG/ i. v.; Tambocor® 1–2 mg/kg KG/i. v oder Amiodaron® 150–300 mg i. v. gestaltet werden.

Elektrische Therapie:

- Kardioversion
  Die Kardioversion ist eine bewährte und schnelle Therapieoption bei Vorhofflattern, jedoch selten von dauerhafter Wirkung, d. h., die betroffenen Patienten stellen sich oftmals schon nach kurzer Zeit mit einem »Rezidiv« vor.
- Katheterablation
  Hier wird im Rahmen der Herzkatheteruntersuchung zunächst ein Elektrodenkatheter bis zum Herzen vorgeschoben, über den dann der Erregungsherd, der das Vorhofflattern verursacht, verödet. Die Heilungsquote der Katheterablation liegt bei über 95 Prozent.

9.3.4 Vorhofflimmern

Vorhofflimmern tritt auf, wenn sich in den Vorhöfen mehrere Herde völlig chaotisch zueinander und mit einer Frequenz von bis zu 600/Min. depolarisieren.

Die Überleitung der Vorhoferregungen auf die Kammer erfolgt rein zufällig, so dass ein sehr unregelmäßiger, aber schmaler Kammerrhythmus in Form der absoluten Arrhythmie resultiert.

Im EKG erscheint die isoelektrische Linie völlig unregelmäßig. P-Wellen sind nicht erkennbar. Je nachdem ob das Vorhofflimmern grob- oder feinschlägig ist, ist es im EKG als solches nicht immer leicht zu identifizieren. In der EKG-Ableitung V1 lässt sich das Vorhofflimmern am besten identifizieren (▶ Abb. 30).

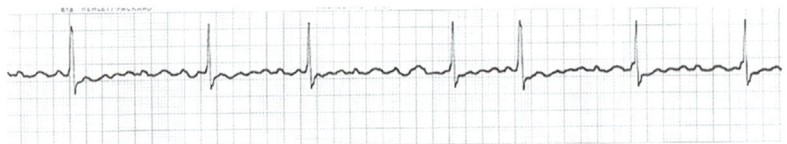

Abb. 30: Vorhofflimmern

Pharmakologische Akuttherapie:

- Lopresor® 5-10 mg (langsam) i. v. (nicht bei Patienten mit COPD)
- Lanicor® 0,25 mg (langsam) i. v.
- Amiodaron® 150–300 mg i. v.

Elektrische Therapie:

- Kardioversion

9.3.5 AV-Block

Der AV-Knoten ist vergleichbar mit einem Grenzposten, welcher entscheidet, wann die »Grenze« passierbar ist und wann nicht. Arbeitet er zu langsam, bzw. lässt er die Impulse nur verzögert durch, verlängert sich die PQ-Strecke und die Herzfrequenz wird langsamer, da sich die Herzkammern nun entsprechend langsamer depolarisieren und kontrahieren können.

AV-Block 1. Grades

Die Impulsweiterleitung ist im AV-Knoten verlängert, was sich in der erkennbar längeren PQ-Strecke zeigt. Aber jeder P-Welle folgt ein schmaler QRS-Komplex. Die Herzfrequenz ist meist etwas verlangsamt, kann aber auch im Normbereich liegen (▶ Abb. 31).

Der AV-Block 1. Grades gilt als nicht vital gefährdend.

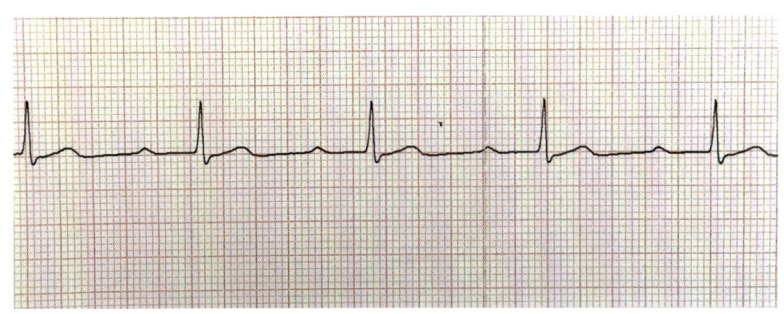

Abb. 31:
AV-Block 1. Grades

AV-Block 2. Grades Typ I (Wenckebach-Periodik)

Die Impulsweiterleitung verlängert sich periodisch »von Schlag zu Schlag«, bis ein Vorhofimpuls nicht »beantwortet« wird. Dieses Phänomen wiederholt sich fortlaufend (▶ Abb. 32).

Der AV-Block 2. Grades Typ I ist meistens ohne Symptomatik und, ähnlich wie der AV-Block 1. Grades, eher ungefährlich.

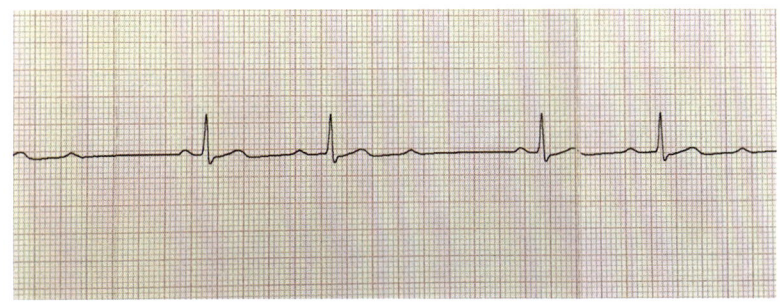

Abb. 32:
AV-Block 2. Grades Typ I (Wenckebach-Periodik)

AV-Block 2- Grades Typ II (Mobitz 2)

Der AV-Block 2. Grades Typ II ist dadurch gekennzeichnet, dass es 2, 3 oder 4 Vorhofdepolarisationen bedarf, bis eine ventrikuläre Depolarisation erfolgt.

Man spricht hier von einer 2:1-, 3:1- oder 4:1-Überleitung (▶ Abb. 33).

Patienten mit einem AV-Block 2. Grades Typ II sind oftmals nicht symptomfrei. Bradykardien mit Kreislaufproblemen bis hin zu Synkopen sind nicht selten.

Abb. 33:
AV-Block 2. Grades Typ 2 (Mobitz 2)

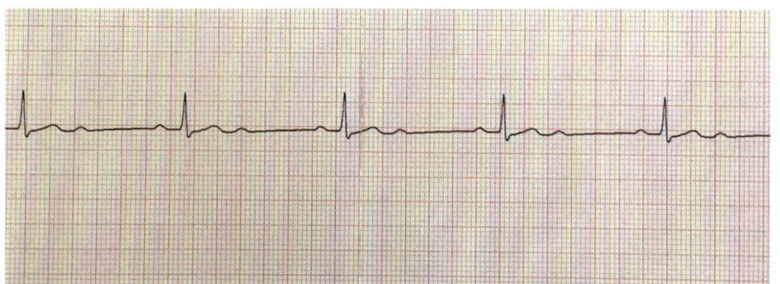

AV-Block 3. Grades

Der AV-Block 3. Grades ist durch eine komplette Unterbrechung der Überleitung von den Vorhöfen zu den Kammern gekennzeichnet.

P-Wellen und QRS-Komplexe erscheinen relativ regelmäßig, jedoch völlig unabhängig voneinander.

Häufig übernimmt ein Erregungszentrum in der Herzkammer den Rhythmus, weshalb beim AV-Block 3. Grades oftmals verbreiterte QRS-Komplexe erkennbar sind. Wird der Rhythmus jedoch aus einer Leitungsbahn zwischen AV-Knoten und Hisschem Bündel gebildet, so sind auch beim AV-Block 3. Grades schmale QRS-Komplexe sichtbar.

Der AV-Block 3. Grades gilt als potentiell lebensbedrohlich. Meist zeigt sich im EKG eine Kammereigenfrequenz von ca. 20–40 bpm, was zu entsprechenden Kreislaufregulationsstörungen führt. Versagt die Fähigkeit der Herzkammer zur Eigenerregung, findet keine weitere Kontraktion des Myokards statt (▶ Abb. 34).

Abb. 34:
AV Block 3. Grades

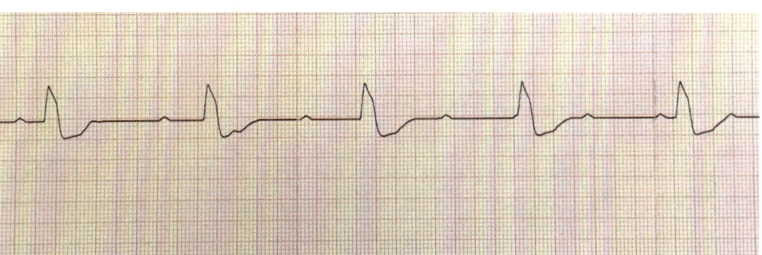

9.3.6 Schenkelblock

Ein Schenkelblock ist eine Erregungsausbreitungsstörung in den Tawara-Schenkeln. Das bedeutet, dass die Ventrikel nicht gleichzeitig, sondern nacheinander erregt werden. Diese »zweizeitige« Kammererregung zeigt sich im EKG durch die charakteristische »M-Konfiguration« in den entsprechenden Ableitungen. Das bedeutet, dass im QRS-Komplex zwei »R-Zacken« erkennbar sind.

Je nachdem, welcher Schenkel betroffen ist, spricht man von einem

- Rechtsschenkelblock (RSB)
- Linksschenkelblock
  - Linksanteriorer Hemiblock (LAH)
  - Linksposteriorer Hemiblock (LPH)

Der Rechtsschenkelblock (RSB)

Beim Rechtsschenkelblock ist der rechte Tawara-Schenkel in seiner Erregungsleitung gestört.

Im EKG fällt er in den Ableitungen V1 und V2 durch seine M-förmige Konfiguration des QRS-Komplexes auf. Seine QRS-Zeit ist länger als 0,12 Sek (▶ Abb. 35).

Sein oberer Umschlagpunkt (der Punkt, an dem die endgültige Negativitätsbewegung im EKG beginnt) liegt in Ableitung V1 bei > 30 ms.

Der Rechtsschenkelblock gibt einen Hinweis auf eine Rechtsherzbelastung. Seine Ursachen sind:

- Akute Lungenembolie
- Kardiomyopathie
- KHK
- Myokarditis
- Myokardinfarkt

> **Merke**
>
> Ein frisch aufgetretener Rechtsschenkelblock ist bei Auftreten von Symptomen eines frischen Myokardinfarktes als STEMI zu werten! Gleichzeitig geht dies mit einer eher schlechten Prognose für den Patienten einher.

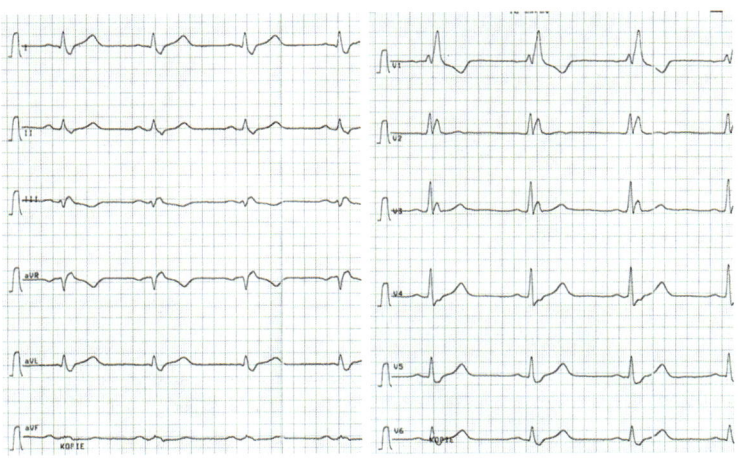

Abb. 35: Rechtsschenkelblock

> **Information**
>
> Von einem inkompletten Rechtsschenkelblock spricht man, wenn die RSB –Kriterien zwar zutreffen, aber der QRS-Komplex nur auf 0,10– 0,11 Sek. verbreitert ist.

Der Linksschenkelblock

Beim Linksschenkelblock (LSB) ist die Erregungsleitung oberhalb der Bifurkation des linken Tawara-Schenkels gestört.

Im EKG fällt in den Ableitungen V5 und V6 die typische, aufgesplittete Konfiguration der QRS-Komplexe auf. Weiterhin imponieren tiefe S-Zacken in V1 und V2. In der Extremitätenableitung aVL fällt ebenfalls oftmals eine M-Konfiguration des QRS-Komplexes auf.

Sein oberer Umschlagpunkt (der Punkt, an dem die endgültige Negativitätsbewegung im EKG beginnt) liegt in den Ableitungen V5 und V6 bei > 55 ms (▶ Abb. 36).

Der Linksschenkelblock gibt einen Hinweis auf eine Linksherzbelastung. Seine Ursachen sind:

- Kardiomypathie
- KHK
- Linksherzhypertrophie
- Myokardinfarkt
- Myokarditis

> **Merke**
>
> Ein frisch aufgetretener Linksschenkelblock gilt schon seit Jahren als Kriterium für das Vorligen eines STEMI.

9.3 Formen der Herzrhythmusstörungen

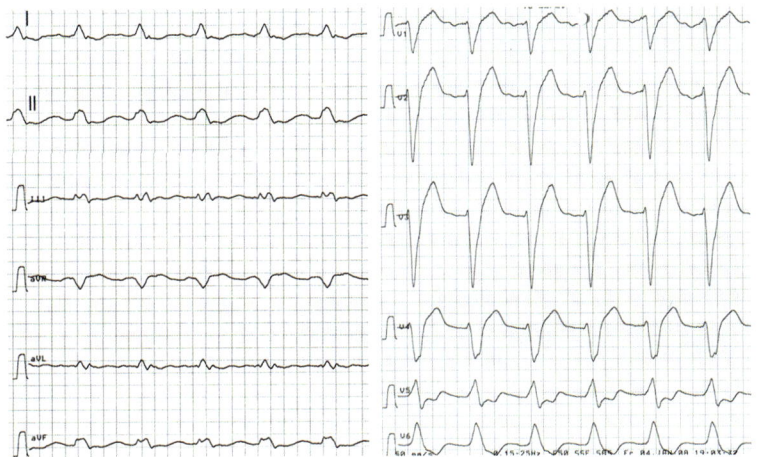

Abb. 36:
Linksschenkelblock

> **Information**
>
> Von einem inkompletten Linksssschenkelblock spricht man, wenn die LSB-Kriterien zwar zutreffen, aber der QRS-Komplex nur auf 0,10–0,11 Sek. verbreitert ist.

Der Linksanteriore Hemiblock

Der linksanteriore Hemiblock (= LAHB), ist der am häufigsten vorkommendste Schenkelblock. Er geht mit einem überdrehten Linkstyp einher. Im EKG zeigt sich die S-Zacke in den Ableitung V1–V6, sein R/S-Umschlag ist nach links verlagert.
  Seine QRS-Zeit liegt > 120 ms.

> **Merke**
>
> Der linksanteriore Faszikel der Tawara-Schenkel wird über die RIVA/LAD versorgt. Ein frisch aufgetretener Linksschenkelblock (zumeist der LAHB) ist daher Ausdruck einer akuten Durchblutungsstörung der vorderen Kranzarterie.

Der Linksposteriore Hemiblock

Beim linksposterioren Hemiblock (LPHB) ist die Erregungsleitung im linken, hinteren Faszikel des Tawara-Schenkels gestört.
  Der LPH geht mit einem Rechtstyp oder überdrehten Rechtstyp einher.

Insgesamt ist der LPH relativ selten, da der linksposteriore Faszikel von den rechten und der linken Koronarien versorgt wird.

9.3.7 Extrasystolen

Extrasystolen sind vorzeitige Depolarisationen des Myokards, welche nicht durch den Sinusknoten ausgelöst werden.

Je nach Ursprung unterscheidet man supraventrikuläre und ventrikuläre Extrasystolen.

> **Merke**
>
> Die Hauptursache der ES ist der »Reentry-Mechanismus«. Insbesondere bei einer bestehenden Ischämie oder entzündlichen Herzmuskelerkrankung ist die Dauer des Aktionspotentials und der Refraktärzeit des Myokards verkürzt. Aus diesem Grund kann eine ischämische oder erkrankte Zelle schneller wieder kontrahieren als eine gesunde Zelle.

Bei der Reizweiterleitung von einer gesunden zu einer »betroffenen« Zelle erfolgen also die Depolarisation und die Repolarisation schneller als in anderen Bereichen des Myokards.

Tritt der Reiz in eine »normale« Zone über, ist die ischämische Zone schon wieder erregbar. Erfolgt hier eine rückwärtige Depolarisation, entsteht eine ES. In großen ischämischen Bezirken kann durch die Summierung der rückwärtigen Depolarisationen eine Reentry-Tachykardie oder gar ein Kammerflimmern entstehen.

Supraventrikuläre Extrasystole (SVES)

Die SVES tritt auf, wenn im Bereich der Vorhöfe oder um den AV-Knoten eine zusätzliche elektrische Entladung erfolgt.

Die P-Welle kann vorzeitig und deformiert oder überhaupt nicht erscheinen. Letzteres ist dann der Fall, wenn die VES aus dem Bereich des AV-Knotens entspringt. Das PQ-Intervall ist bei VES meist verkürzt.

Der Überleitungsimpuls vom AV-Knoten durch die Ventrikel verläuft auf dem normalen Weg und führt dadurch zu einem normalen QRS-Komplex (▶ Abb. 37).

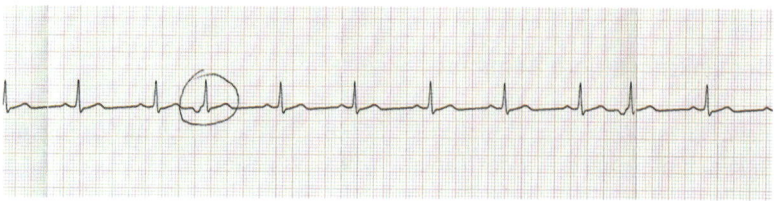

Abb. 37: SVES

Ventrikuläre Extrasystole (VES)

Die VES tritt auf, wenn im Bereich der Ventrikel eine elektrische Entladung erfolgt.

Wie alle Extrasystolen erscheint auch die VES verfrüht im EKG-Zyklus, noch bevor eine P-Welle zu erwarten ist. Der VES geht folglich keine P-Welle voraus, der QRS-Komplex ist groß, verbreitert und abnorm geformt.

Nach einer VES erfolgt eine »kompensatorische« Pause, welche durch eine kurze, isoelektrische Linie gekennzeichnet ist.

Monotope VES

Monotope VES treten auf, wenn in einem einzelnen Bereich des Ventrikels eine elektrische Entladung erfolgt. Die VES sehen alle gleich aus (▶ Abb. 38).

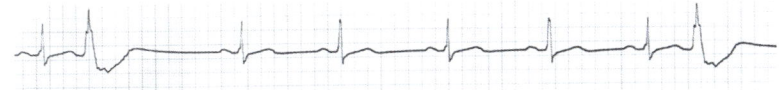

Abb. 38:
Monotope VES

Polytope VES

Polytope VES treten auf, wenn in mehreren Bereichen der Ventrikel elektrische Entladungen erfolgen. Die VES sehen untereinander völlig unterschiedlich aus (▶ Abb. 39).

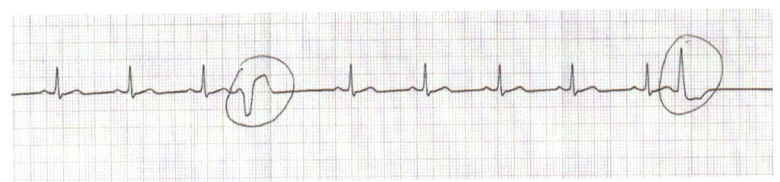

Abb. 39:
Polytope VES

9.3.8 Bigeminus/Trigeminus/Quadrigeminus

Der Bigeminus tritt auf, wenn an jeden normalen QRS-Komplex eine VES gekoppelt ist.

Würden jedem normalen QRS-Komplex 2 oder 3 VES folgen, spräche man von einem Trigeminus bzw. von einem Quadrigeminus (▶ Abb. 40).

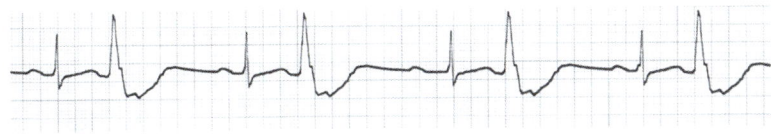

Abb. 40:
Bigeminus

9.3.9 Couplet/Triplet

Das Couplet tritt auf, wenn 2 VES direkt hintereinander erfolgen (▶ Abb. 41). Erscheinen 3 VES direkt hintereinander, nennt man dies Triplet.

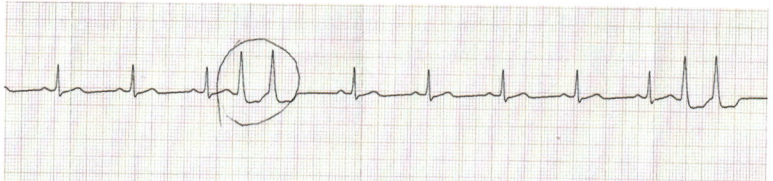

Abb. 41: Couplet

9.3.10 Salve

Die Salve tritt auf, wenn mindestens 4 VES direkt hintereinander erfolgen (▶ Abb. 42).

Salven werden in der Klassifikation der VES den bedrohlichen Arrhythmien zugeordnet. Häufig gehen Salven mit Bewusstseinsstörungen und Synkopen einher und leiten oftmals in ein Kammerflimmern über.

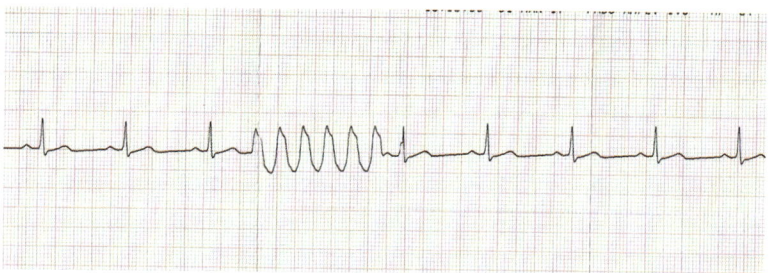

Abb. 42: Salve

9.3.11 R-auf-T-Phänomen

Beim R-auf-T-Phänomen fällt eine VES in die noch aufsteigende T-Welle. Zu diesem Zeitpunkt innerhalb der Repolarisationsphase ist das Herz »ungeschützt«. Man nennt diese Phase auch vulnerable Phase. Oftmals, aber nicht zwangsläufig, entsteht daraus ein Kammerflimmern (▶ Abb. 43).

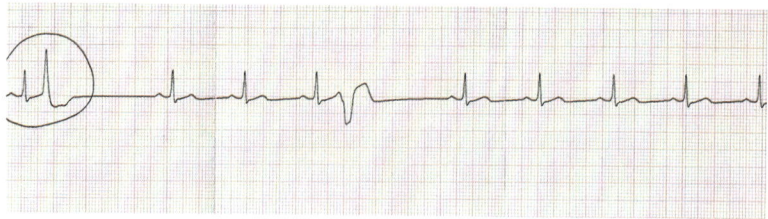

Abb. 43: R-auf-T-Phänomen

9.3.12 Lown-Klassifikation

Die Lown-Klassifikation ist eine nummerisch aufsteigende Klassifikation zur Einteilung ventrikulärer Extrasystolen im Langzeit-EKG.

Diese Klassifikation, welche 1971 von dem »Vater der Rhythmologie«, dem 1921 geborenen Kardiologen Dr. Bernard Lown, eingeführt wurde, sieht eine Unterteilung der VES in fünf Kategorien vor, welche entsprechend ihrer Klassifizierung als Lown-Klassen 1–5 bezeichnet werden. Als Basis für diese VES-Klassifizierung diente die Erkenntnis von Dr. Bernhard Lown, dass anhand der Art und Häufigkeit der ventrikulären Extrasystolen im Langzeit-EKG die Gefahr eines »sudden cardiac arrest«, also dem plötzlichen Herztod bei Patienten nach erlebtem Myokardinfarkt, bzw. mit einer koronaren Herzkrankheit, grob eingeschätzt werden konnte.

Tab. 28: Die Lown-Klassifikation

Klasse	Häufigkeit und Art der VES
0	keine VES
I	gelegentliche, einzelne VES (<30/h)
II	häufige VES (> 30/h)
III a	polymorphe (polytope)VES
III b	Ventr. Bigeminus, Trigeminus
IV a	Couplets, Triplets
IV b	Salven (4–10 direkt aufeinander folgende VES)
V	früh einfallende VES (R-auf-T-Phänomen)

Aussagekraft der Lown-Klassifizierung

Die Lown-Klassifikation hat heute eher eine ordnende und weniger eine prognostische oder gar therapeutische Funktion. So findet beispielsweise das prognostisch ungünstige Auftreten von Kammertachykardien (mehr als elf VES unmittelbar hintereinander) in der Lown-Klassifikation keinerlei Berücksichtigung.

Darum wurde das ursprüngliche Therapiekonzept, welches einzig und allein die Verminderung der Häufigkeit von ventrikulären Extrasystolen sowie die Lown-Klassifizierung als Grundlage der Therapiebedürftigkeit von Herzrhythmusstörungen vorsah, verworfen.

9.3.13 Kammertachykardie, Ventrikeltachykardie, VT

Eine VT ist dadurch gekennzeichnet, dass mindestens elf VES hintereinander auftreten. Die HF kann dabei ca. 100–200 bpm aufweisen.

Unerfahrene Mitarbeiter identifizieren hier fälschlicherweise oftmals ein Kammerflimmern. Das Hauptmerkmal der VT ist, dass die Amplitude der einzelnen Kammerkomplexe annähernd gleichbleibend ist und die einzelnen Herzaktionen zwar schnell, aber geordnet verlaufen, während beim Kammerflimmern/-Flattern die Amplitude der einzelnen Komplexe völlig variabel ist und die Herzaktionen absolut chaotisch sind (▶ Abb. 44).

Abb. 44: VT

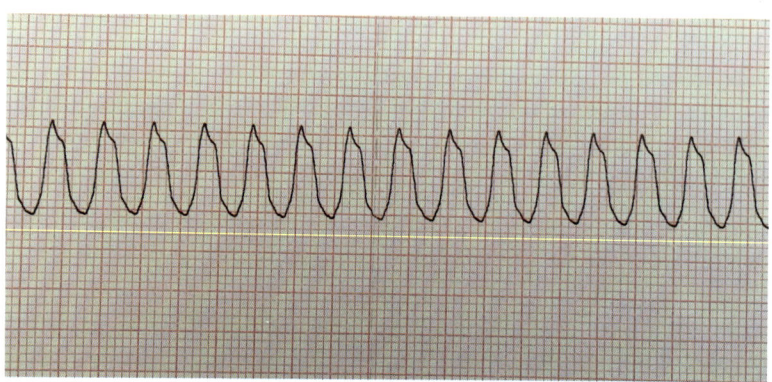

9.3.14 Torsade-de-Pointes

Die Torsade-de-Pointes-Tachykardie ist eine Sonderform der ventrikulären Tachykardien. Im EKG imponieren Kammerkomplexe mit Frequenzen >150 Min., die ca. alle fünf bis zehn Schläge ihre Amplitude ändern und sich um die isoelektrische Linie »drehen«, was zu ihrem charakteristischen, spindelförmigen Aussehen führt.

Die Torsade-de-Pointes-Tachykardie ist eine paroxysmale Kammertachykardie, die sich meistens von selbst terminiert, aber durchaus auch in ein Kammerflimmern überleiten kann (▶ Abb. 45).

Zu den begünstigenden Faktoren zählen sämtliche Formen/Varianten der QT-Verlängerung.

> **Warnung**
>
> Je länger bzw. je öfter hintereinander die Torsade-de-Pointes-Tachykardie auftritt, desto höher ist die Wahrscheinlichkeit, dass das Herz keinen ausreichenden Blutdruck mehr aufbauen kann.

9.3 Formen der Herzrhythmusstörungen

Therapie

Die Therapie der Torsade-de-Pointes-Tachykardie besteht aus Magnesium i. v. und ggf. der elektrischen Kardioversion.

Ist die Torsade-de-Pointes-Tachykardie pulslos, wird die Reanimation gemäß dem Algorithmus für defibrillierbare Rhythmen eingeleitet bzw. durchgeführt.

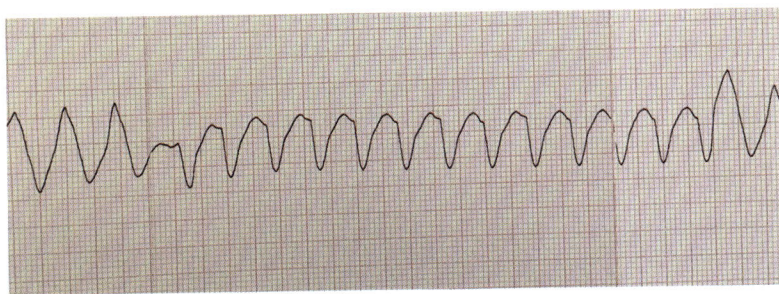

Abb. 45:
Torsade-de-Pointes-Tachykardie

9.3.15 Kammerflimmern/-flattern

Das Kammerflimmern ist mit 75 %–85 % die häufigste Ursache des plötzlichen Herztodes. Die Erregung des Myokards verläuft mit einer Frequenz von 300–600/Min. Das eindrückliche elektrokardiografische Bild zeigt einen irregulären Erregungsablauf, ohne dass P-Wellen oder Kammerkomplexe erkennbar sind. Anfangs sind die Wellen »grobschlägig« (= Flattern), später »feinschlägig« (= Flimmern).

Aufgrund der völlig chaotisch und voneinander unabhängig verlaufenden Depolarisation kann das Myokard nicht kontrahieren, weshalb hier ein Kreislaufstillstand besteht.

Pathophysiologisch und therapeutisch wird das Kammerflimmern nicht vom Kammerflattern differenziert (▶ Abb. 46).

Ursachen für das Kammerflimmern können Herzrhythmusstörungen, ein akuter Myokardinfarkt, eine ventrikuläre Tachykardie und das »R auf T-Phänomen« sein.

Weiterhin kommen Elektrolytverschiebungen, medikamentöse Überdosierungen sowie Stromunfälle jeder Art in Frage (▶ Tab. 47).

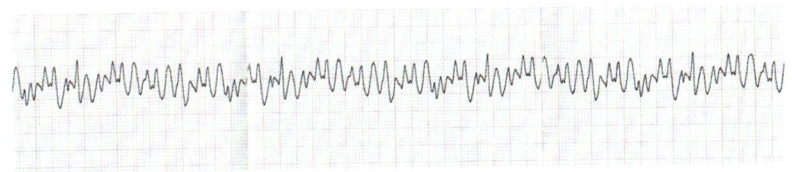

Abb. 46:
Kammerflattern

Abb. 47:
Kammerflimmern

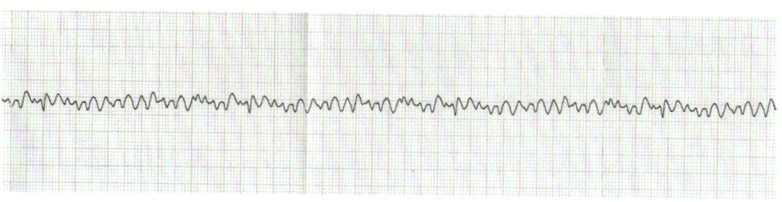

9.3.16 Asystolie

Die Asystolie wird in zwei Formen unterteilt. Man unterscheidet die pankardiale (▶ Abb. 48) und die ventrikuläre (▶ Abb. 49) Asystolie. Bei der pankardialen Asystolie liegt ein isoelektrisches EKG vor, bei der ventrikulären sind noch Depolarisationen der Vorhöfe nachweisbar.

Die Asystolie kann primär (z. B. durch Leitungsblockade) sowie sekundär auf Kammerflimmern entstehen.

Abb. 48:
Pankardiale Asystolie

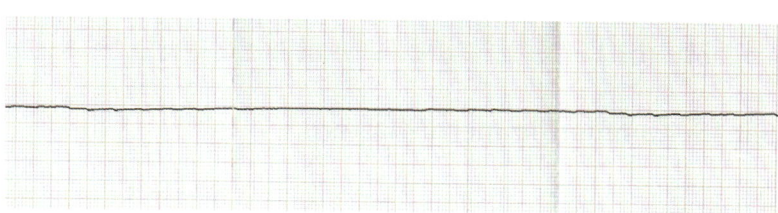

Abb. 49:
Ventrikuläre Asystolie

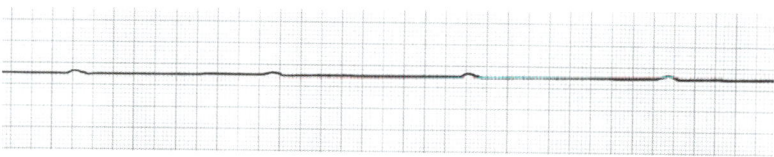

9.3.17 Pulslose Elektrische Aktivität (PEA)

Die pulslose elektrische Aktivität (= elektromechanische Entkoppelung) ist gekennzeichnet durch eine deutlich sichtbare elektrische Erregung des Myokards (▶ Abb. 50), jedoch ohne dass dabei eine Kontraktion erfolgt.

Die PEA ist meistens kardial bedingt und tritt häufig nach längerer myokardialer Ischämie auf (z. B. nach erfolgloser Defibrillation bei Kammerflimmern). Sind kardiogene Ursachen auszuschließen, liegt meistens eine Hypovolämie, eine Perikardtamponade oder ein Spannungspneumothorax vor.

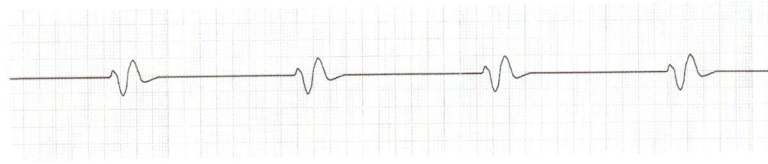

Abb. 50: PEA

9.4 Das Brugada-Syndrom

Das Brugada-Syndrom ist eine seltene, erblich bedingte Ionenkanalerkrankung des Herzens. Aufgrund einer Genmutation liegt ein struktureller Defekt verschiedener Kanalkomponenten vor, aus welchem ein pathologisch verminderter, manchmal auch ein verstärkter Natrium-Kaliumstrom resultiert. Hieraus folgt eine vorzeitige ungleichmäßige Repolarisation einzelner Herzmuskelzellen, die daraufhin wiederum vorzeitig depolarisieren und ventrikuläre Tachykardien mit z. T. letaler Folge auslösen können.

Betroffene Personen sind vermeintlich kardial gesund, können jedoch bei unerkannter Erkrankung bereits im jugendlichen- oder im jungen Erwachsenenalter am plötzlichen Herztod sterben.

Charakteristisch für das Brugada-Syndrom sind »anfallsartige«, paroxysmale ventrikuläre Tachykardien, die meistens in Form von »Torsades de pointes« auftreten. Typische Symptome dabei sind:

- Unwohlsein
- Angst/Panikattacken
- Schweißausbrüchen
- Subjektives Gefühl der Atemnot
- Pectanginöse Beschwerden
- Syncopen

Pathophysiologisch können diese Herzrhythmusstörungen in ein Kammerflimmern überleiten.

Die Diagnose stellt sich einerseits durch die Familienanamnese und den Mutationsnachweis durch molekulargenetische Untersuchungen. Sichtbare und damit nachweisbare Strukturveränderungen des Herzens gibt es nicht.

Im Ruhe-EKG stellt sich, wenn überhaupt, ein kompletter oder inkompletter Rechtsschenkelblock dar, sowie ST-Hebungen in den Ableitungen V1–V3. Diese EKG-Veränderungen können wechselnd ausgeprägt und in manchen Fällen nur zeitweise nachweisbar sein.

9.5 WPW-Syndrom

Das WPW-Syndrom (Wolff-Parkinson-White-Syndrom) ist eine tachykarde Herzrhythmusstörung, bei der eine Anomalie des Erregungsleitungssystems vorliegt: Zwischen Vorhof und Ventrikel verläuft ein zusätzliches Leitungsbündel, das sogenannte Kent-Bündel, über das vom Vorhof initiierte Erregungen schneller auf die Herzkammer übertragen werden, so dass es zu einem irregulären Erregungsablauf kommt.

Symptome:

- paroxysmale supraventrikuläre Tachykardie
- Palpitationen
- ggf. Synkope
- Kammerflimmern, wenn die Erregung auf nur partiell repolarisiertes Myokardgewebe trifft

> **Merke**
>
> Ist eine supraventrikuläre Tachykardie gegenüber den normalerweise indizierten Antiarrhythmika therapieresistent oder reagiert eher paradox (also mit Frequenzsteigerung), so ist grundsätzlich an ein WPW-Syndrom zu denken.
> Gilurytmal® gilt hier als Mittel der Wahl.

> **Warnung**
>
> Medikamente, die den AV-Knoten blockieren oder verlangsamen, sind beim WPW-Syndrom absolut kontraindiziert, da dann die Vorhoferregung direkt über das Kent-Bündel in die Kammer gelangt und dadurch Kammerflimmern auslösen kann. Diese Gefahr ist besonders hoch, wenn zusätzlich ein Vorhofflimmern besteht.
>
> - Adrekar®
> - Isoptin®
> - Lanicor®

9.6 Akute Hypothermie – Die Osborne-Welle

I. d. R. werden Patienten mit akuter Hypothermie NICHT in eine CPU eingewiesen, jedoch sind viele CPUs in Intensiv- oder IMC-Stationen integriert, sodass das CPU-Personal sowohl in der Chest Pain Unit als auch in der Intensiv- oder IMC-Pflege tätig ist. Darum hier noch ein kleiner »Ausflug« zu einem interessanten EKG-Phänomen im Rahmen der akuten Hypothermie.

Bei kardial gesunden Menschen treten bei Körperkerntemperaturen < 33° C verschiedene EKG-Veränderungen auf:

- Sinusbradykardie
- AV-Block 1. und 2. Grades
- QRS-Verbreiterungen
- QT-Verlängerungen
- T-U-Wellenverschmelzung

Als weiteres EKG-Phänomen bei Hypothermie ist die sogenannte »Osborn-Welle«, in manchen Publikationen auch »J-Welle«, zu nennen.
Die Osborn-Welle wurde nach ihrem »Erstbeschreiber« John J. Osborn benannt, der dieses Phänomen in experimenteller Hypothermie im Tierversuch nachgewiesen hat.

Sie ist eine kleine positive Zacke am QRS-Komplex, direkt am Übergang zur ST-Strecke.

Identifizieren lässt sich diese Zacke hauptsächlich in den Ableitungen I, II, V4–V6. Sie sieht dort auch ein klein wenig wie ein Kamelhöcker aus. [Anm. d. Verf.: Leider wurde diese EKG-Veränderung nicht mittels EKG-Ausschrieb dokumentiert, so dass kein aussagekräftiges Bild zur Verfügung steht.]

Wird der Patient dann wieder normotherm, sind die Osborn-Wellen nicht mehr nachweisbar.

10 Das Infarkt-EKG

  »... nicht jeder Patient mit einem akuten Myokardinfarkt hat ein auffälliges EKG und nicht jeder Patient mit einem auffälligen EKG hat einen akuten Myokardinfarkt!« (Quelle unbekannt)

Wird das EKG speziell auf einen Myokardinfarkt begutachtet, kommen weitere (als die bisher genannten) Aspekte zur Interpretation hinzu:

- **Die Q-Zacke**
  Eine signifikant vergrößerte Q-Zacke gibt Hinweise auf einen abgelaufenen Infarkt. Sie ist Ausdruck der Narbenbildung im Myokard.
- **Die ST-Streckenveränderung**
  Die Hebung der ST-Strecke weist auf einen akuten Myokardinfarkt hin. Dabei kann sie nur leicht, z. B. auf 0,1 mV, oder aber auch mehr als 1 mV angehoben sein (▶ Abb. 51).

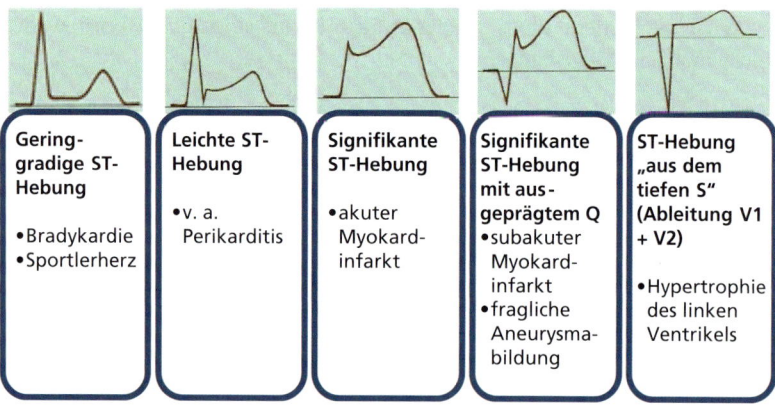

Abb. 51: ST-Hebungen im Überblick

Geringgradige ST-Hebung
- Bradykardie
- Sportlerherz

Leichte ST-Hebung
- v. a. Perikarditis

Signifikante ST-Hebung
- akuter Myokardinfarkt

Signifikante ST-Hebung mit ausgeprägtem Q
- subakuter Myokardinfarkt
- fragliche Aneurysmabildung

ST-Hebung „aus dem tiefen S" (Ableitung V1 + V2)
- Hypertrophie des linken Ventrikels

Senkt sich die ST-Strecke, ist dies meistens ein Indiz dafür, dass die Koronardurchblutung vermindert bzw. gestört ist. Sie tritt beispielsweise bei KHK und/oder Angina pectoris sowie bei einem Schenkelblock auf (▶ Abb. 52).

10 Das Infarkt-EKG

> **Warnung**
>
> Nicht jede ST-Hebung muss zwangsläufig ein akuter Myokardinfarkt sein. In seltenen Fällen kann auch eine Intrazerebrale Blutung »dahinter stecken«.
> Hebungen in V4–V6 und zusätzlich in I, II, III und aVF deuten auf eine Perimyokarditis hin.

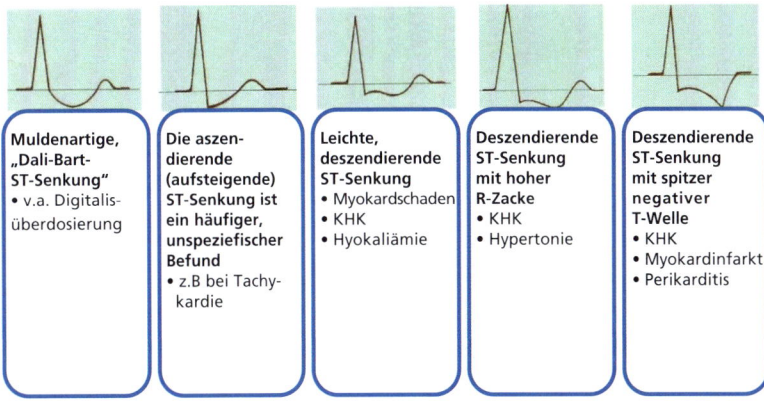

Abb. 52: ST-Senkungen im Überblick

- Die T-Welle
  Ist die T-Welle abgeflacht, vollständig unterdrückt oder negativ, so ist dies ein klarer Hinweis für eine myokardiale Ischämie (der Patient muss dabei nicht zwangsläufig einen Myokardinfarkt haben) (▶ Abb. 53).

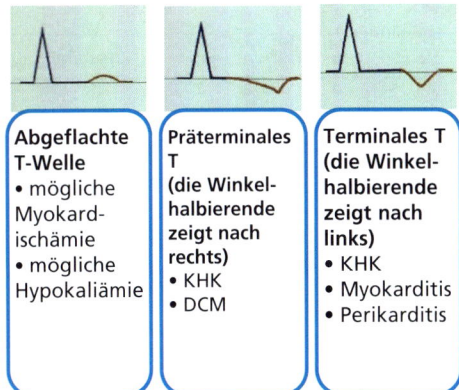

Abb. 53: T-Senkungen im Überblick

Ist die T-Welle eher spitz und hoch, deutet dies auf eine Hyperkaliämie hin, eine eher gleichschenklige, hohe T-Welle ist ein Zeichen eines beginnenden Myokardinfarktes. Man nennt dies dann auch »Erstickungs-T« (▶ Abb. 54).

10 Das Infarkt-EKG

Abb. 54: Erstickungs-T und Hyperkaliämie

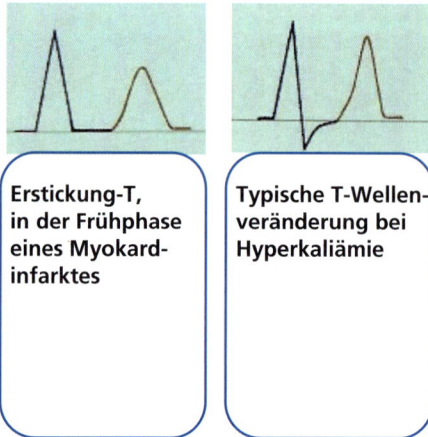

Erstickung-T, in der Frühphase eines Myokardinfarktes

Typische T-Wellenveränderung bei Hyperkaliämie

Merke

Im Rahmen der EKG-Beurteilung muss auf T-Wellenveränderungen geachtet werden. Aufgrund ihrer Nähe zum Myokard sind Brustwandableitungen dazu am besten geeignet. Negative T-Wellen in V1–V6 deuten auf eine verminderte Koronardurchblutung hin.

10.1 EKG-Veränderungen entsprechend den Stadien des Myokardinfarkts

Abb. 55: Infarktstadien

Phase	EKG-Veränderung	Erläuterung
1	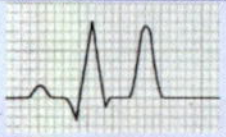	Stadium 0 des Myokardinfarktes mit „Erstickungs-T"
2	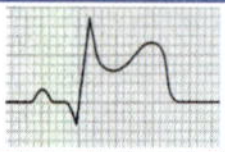	Stadium I des Infarktes, ST-Hebung und Ausbildung einer (kleinen) Q-Zacke
3	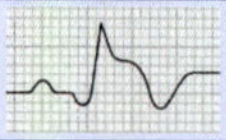	Zwischenstadium mit ST-Hebung und T-Negativierung. Die Q-Zacke ist dabei pathologisch verändert oder vergrößert
4	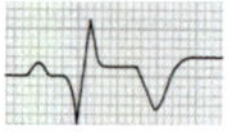	Stadium II mit signifikant vergrößertem Q, die ST Strecke normalisiert sich, die T-Welle ist spitz-negativ
5	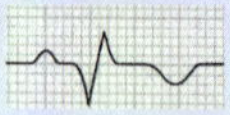	Stadium III die ST-Strecke ist wieder (physiologisch) isoelektrisch
6	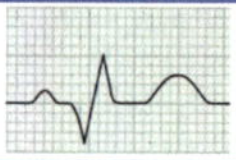	Alter Infarkt, mit ausgeprägter Q-Zacke als Ausdruck der Infarktnarbe

> **Merke**
>
> Der inferiore Anteil des Herzens wird von Mensch zu Mensch unterschiedlich mit arteriellem Blut versorgt. Manche werden von der LCX andere von der RCA durchblutet. Man spricht hier von Linksversorger (LCX) oder vom Rechtsversorger (RCA).

Betrachtet man die häufigen Engstellen des Herzens (▶ Abb. 56; ▶ Abb. 57), erkennt man, dass die Versorgungsgebiete der Coronarien nicht strikt nur vorne, seitlich, hinten oder unten sind. Vielmehr kann es, je nach Lokalisation des Verschlusses, durchaus auch zu »bereichsübergreifenden« Durchblutungsengpässen kommen, weshalb es entsprechend viele Zuordnungen des Infarktes gibt:

- Anterior-Infarkt
- Antero-Septal-Infarkt
- Antero-Lateral-Infarkt
- Lateral-Infarkt
- Posterior-Infarkt
- Inferior-Posterior-Infarkt
- Inferior-Infarkt mit Rechtsherzbeteiligung
- Inferior-Infarkt
- Rechtsherz-Infarkt

10.3 EKG-Beispiele

Der »Hebungs-Infarkt« stellt sich im EKG durch seine typische ST-Strecken-Hebung dar.

> **Fallbeispiel: STEMI**
>
> Da nur eine Ableitung vorliegt, aber nicht bekannt ist, um welche Ableitung es sich handelt, kann nicht beurteilt werden, wo der Myokardinfarkt lokalisiert ist (▶ Abb. 58).

Abb. 58: STEMI

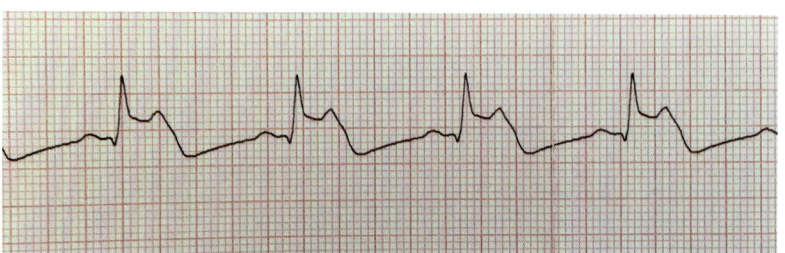

Fallbeispiel: Anterior-Infarkt

In den Brustwandableitungen V1–V4 sowie in I und aVL sind deutliche ST-Hebungen sichtbar, während die »gegenüberliegenden« Ableitungen II, III, aVF und V6 deutliche Senkungen zeigen. Hier liegt also ein Verschluss der RIVA/LAD vor (▶ Abb. 59).

Abb. 59: Vorderwandinfarkt 1

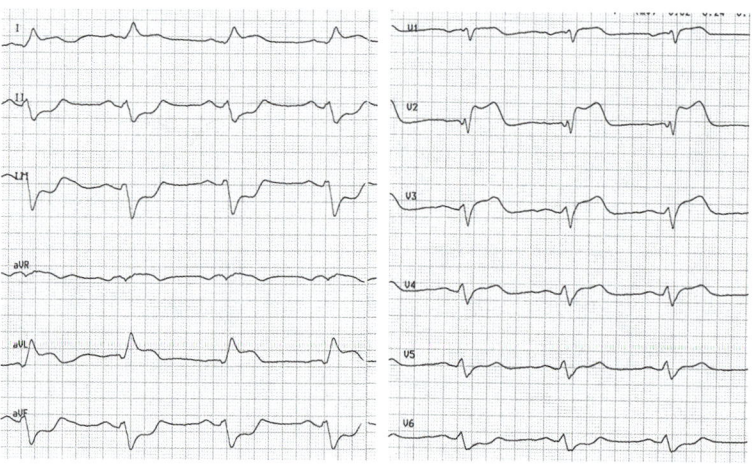

Fallbeispiel: Inferior-Infarkt

In den Extremitätenableitungen II, III und aVF fallen deutliche ST-Hebungen auf. Diese »betrachten« alle drei die inferiore Seite des Myokards, weshalb also ein Inferior-Infarkt vorliegt. Gleichzeitig erkennt man in V1 ebenfalls eine ST-Hebung, jedoch nicht in V2 und V3. Dies bedeutet, dass V1 keine Durchblutungsstörung der LAD erkennt, sondern eine Minderperfusion der RCA. Den endgültigen Beweis würden die rechtsseitigen Ableitungen liefern, diese wurden hier jedoch leider nicht geschrieben (▶ Abb. 60).

10.3 EKG-Beispiele

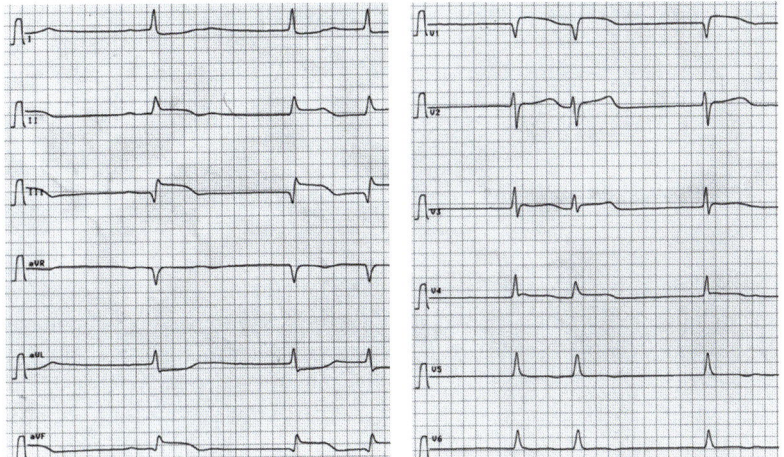

Abb. 60:
Hinterwandinfarkt 1

11 Koronare Herzkrankheit

Die KHK ist eine chronische, über Jahre bis Jahrzehnte hinweg entstandene Erkrankung des Herzens, die sich durch artheriosklerotische Verengungen der Koronargefäße manifestiert. Diese artheriosklerotischen Verengungen (= Stenosen) führen oftmals zu Durchblutungsstörungen im Myokard und somit zu einem Ungleichgewicht von »Sauerstoffangebot« und »Sauerstoffnachfrage« im Myokard.

Die Koronare Herzkrankheit, oder auch nur KHK genannt, ist die häufigste Todesursache in Deutschland und gilt weltweit als die häufigste Erkrankung des Herzens. Allein in der Bundesrepublik Deutschland sind rund 7,5 % aller Einwohner davon betroffen. Das bedeutet, dass allein in Deutschland ca. 6 Millionen Personen an der KHK erkrankt sind.

11.1 Risikofaktoren

Die Risikofaktoren der KHK sind vielfältig und werden in zwei verschiedene Gruppen unterteilt. Die »altbekannten« und die »neuzeitlichen« Risikofaktoren:

- Die altbekannten Risikofaktoren sind:
    - Nikotinabusus
    - Arterielle Hypertonie
    - Diabetes Mellitus
    - Hyperlipoproteinämie
    - Lebensalter (je älter, desto höher das Risiko)
    - Männliches Geschlecht
- Die neuzeitlichen Risikofaktoren sind:
    - Adipositas
    - Positive Familienanamnese
    - körperliche Inaktivität
    - COPD
    - Rheumatoide Arthritis
    - Stress
    - Psychische Depression
    - Lärm

11.2 Einteilung der Schweregrade

Je nachdem wie weit die arteriosklerotische Veränderung in den Koronargefäßen fortgeschritten ist, gelten diese als »erkrankt«. Dabei ist entscheidend, ob das betroffene Gefäß signifikant verengt ist oder nicht. D. h., ein Gefäß muss zu mehr als 70 % stenosiert sein.

Abhängig davon, wieviele der drei Koronargefäße zu mehr als 70 % verengt sind, wird die Koronare Herzkrankheit wie folgt eingeteilt:

- Eingefäßerkrankung
- Zweigefäßerkrankung
- Dreigefäßerkrankung
- Hauptstammstenose

11.3 Klinik der KHK

Die KHK muss nicht zwangsläufig zu entsprechenden Symptomen führen. Beschwerden treten erst dann auf, wenn die Verengungen der Herzkranzgefäße soweit fortgeschritten sind, dass in einzelnen Bereichen des Myokards ein deutlicher Sauerstoffmangel auftritt. Anfangs wird dies meist nur unter körperlicher Belastung sein. Ist die KHK später dann schon in einem fortgeschrittenen Stadium, treten die Beschwerden u. U. auch in Ruhe auf.

Dies liegt daran, dass das Herz, im Gegensatz zur Skelettmuskulatur, selbst unter Ruhebedingungen den Sauerstoff fast vollständig aus dem arteriellen Blut entzieht. Kommt es nun aber zu einem erhöhten Sauerstoffbedarf, kann dies das Herz jedoch nur durch Steigerung des Blutflusses in den Koronargefäßen kompensieren. Physiologisch wird dazu der Innendurchmesser der Gefäße vergrößert, was aber bei fortgeschrittener KHK aufgrund der Koronarsklerose kaum oder gar nicht mehr möglich ist.

Folglich stellt sich die koronare Herzkrankheit wie folgt dar:

- Herzinsuffizienz
- Herzrhythmusstörungen
- Angina Pectoris
- Akutes Koronarsyndrom
  - Instabile Angina Pectoris
  - Myokardinfarkt
  - Plötzlicher Herztod

12 Die Herzinsuffizienz

Von einer Herzinsuffizienz spricht man, wenn trotz ausreichendem Blutvolumen und Füllungsdruck keine ausreichende Auswurfleistung des Herzens stattfindet und der Organismus entsprechend unterversorgt ist.

Dabei muss man grundsätzlich drei Formen der Herzinsuffizienz unterscheiden (▶ Abb. 61):

- Die Rechtsherzinsuffizienz
- Die Linksherzinsuffizienz
- Die Globalinsuffizienz

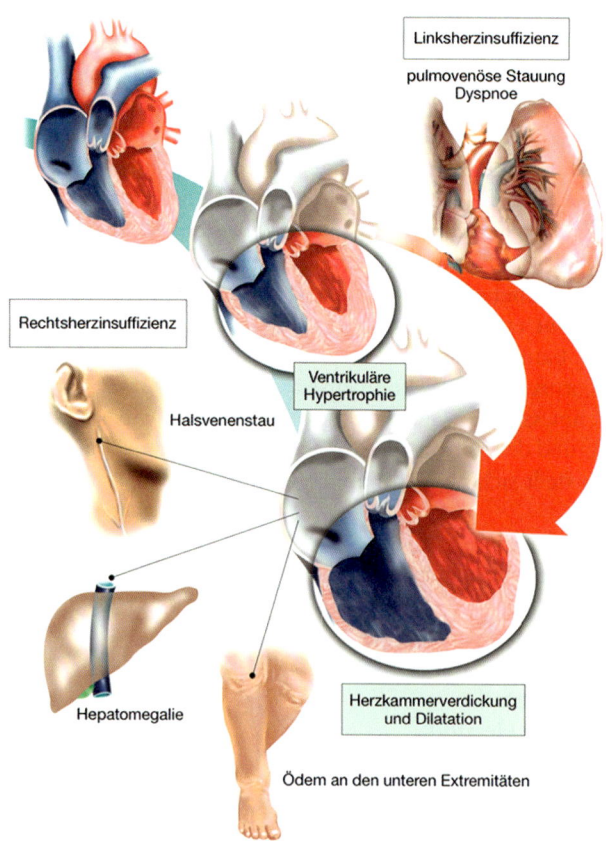

Abb. 61:
Arten der Herzinsuffizienz, mit freundlicher Genehmigung der SERVIER Deutschland GmbH

Damit man die Pathophysiologie der Herzinsuffizienz verstehen kann, ist es wichtig, dass man das Herz rein funktionell als zwei Organe betrachtet. Dabei ist das rechte Herz für den kleinen – bzw. den Lungenkreislauf – und das linke Herz für den großen – bzw. den Körperkreislauf – zuständig.

12.1 Rechtsherzinsuffizienz

Die Rechtsherzinsuffizienz führt zur generalisierten venösen Stauung im Körperkreislauf (▶ Abb. 62). Da der rechte Ventrikel nicht mehr ausreichend funktioniert, kann er das ankommende Blut nicht entsprechend weiterleiten. Folglich staut sich das Blut im venösen System. Es folgen

- Nykturie
- Ödeme in den Extremitäten, im weiteren Verlauf Bildung von Anasarka
- gestaute Halsvenen
- Leberstauung
- Pleuraerguss
- Atemnot

12 Die Herzinsuffizienz

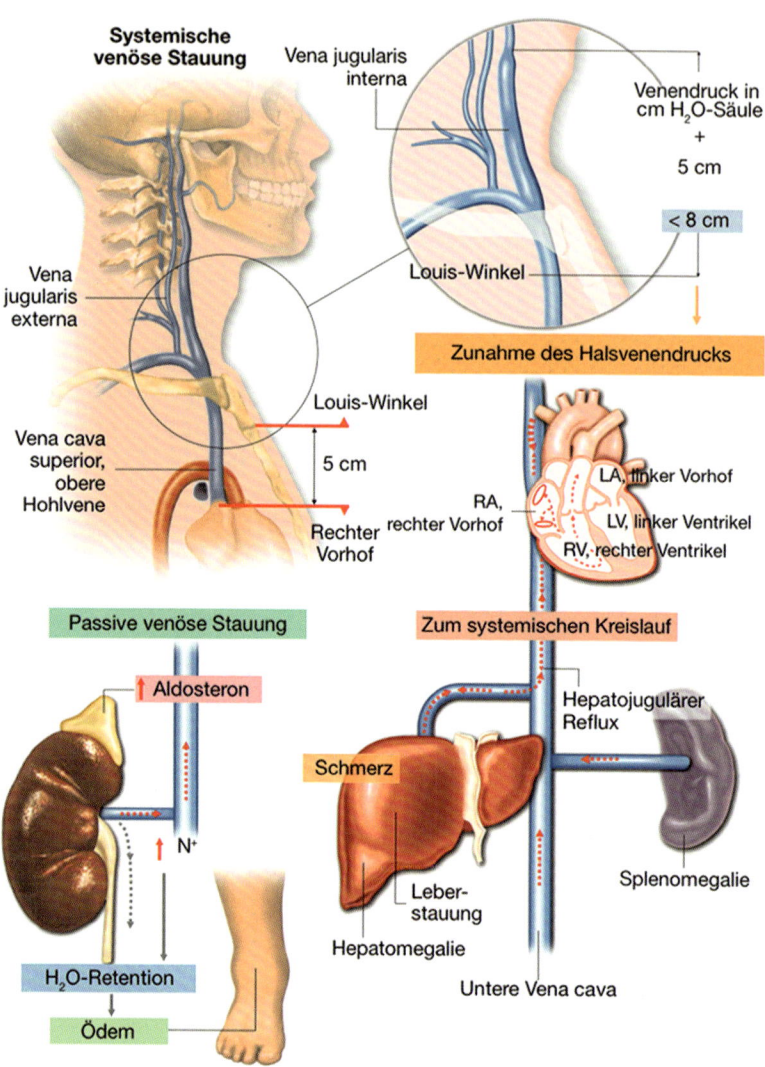

Abb. 62: Rechtsherzinsuffizienz, mit freundlicher Genehmigung der SERVIER Deutschland GmbH

12.2 Linksherzinsuffizienz

Die Linksherzinsuffizienz (▶ Abb. 63) führt, aufgrund der Volumenüberlastung mit der gleichzeitigen Erhöhung des Druckes in der linken Herzkammer, zur Stauung im Lungenkreislauf und kann innerhalb weniger Minuten zu einem lebensbedrohlichen Zustand führen:

• Lungenödem

Aufgrund der Tatsache, dass es beim Lungenödem zu einem Flüssigkeitsstau in den Lungen kommt, wird das »Lungenwasser« aus den Gefäßen heraus in das Interstitium und die Alveolen gepresst. Dies führt zur Minderoxygenierung des Blutes, was wiederum eine schlechtere Sauerstoffversorgung der Organe nach sich zieht. Der betroffene Patient verspürt Atemnot, die er nicht kompensieren kann. Folglich wird er unruhig und panisch, sein Blutdruck und seine HF steigen, weshalb der Sauerstoffverbrauch des Herzens weiter zunimmt, was aber bedingt durch die Minderoxygenierung des Blutes nicht ausgeglichen werden kann. Es folgen massive Herzrhythmusstörungen und letztendlich der Kreislaufstillstand.

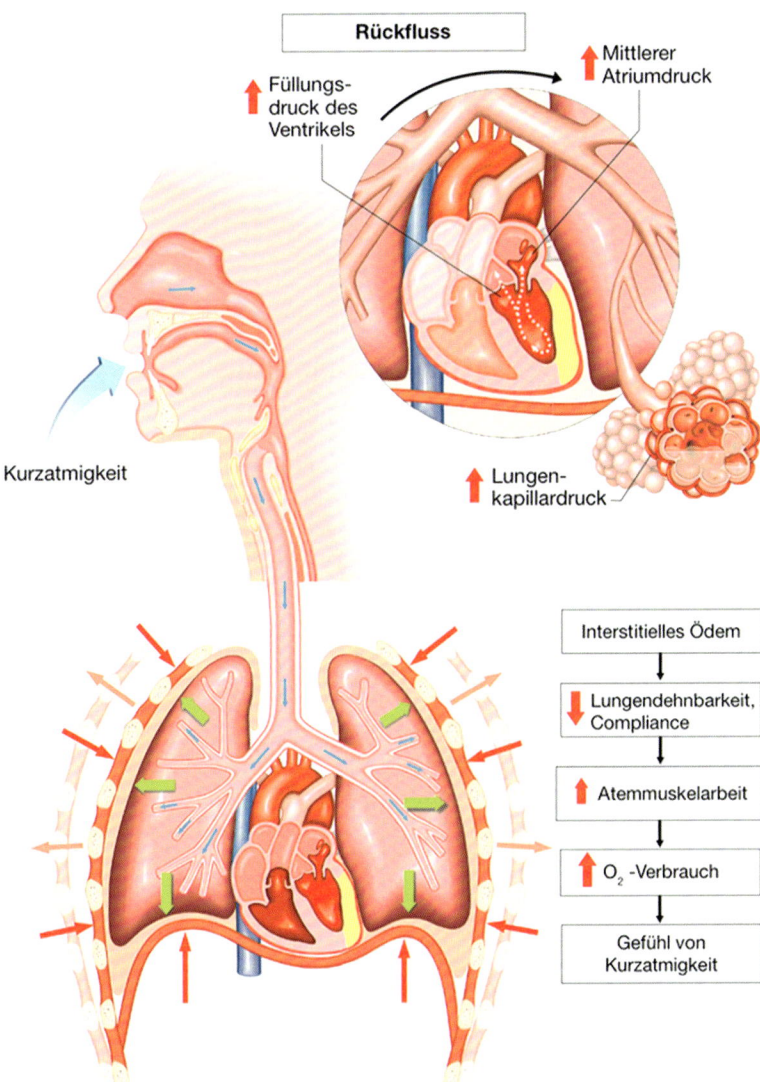

Abb. 63:
Linksherzinsuffizienz, mit freundlicher Genehmigung von SERVIER Deutschland GmbH

12.3 Kardiale Globalinsuffizienz

Die kardiale Globalinsuffizienz bezeichnet die vollständige Funktionsminderung (Insuffizienz) des Herzens. Es liegt also eine kombinierte Rechts- und Linksherzinsuffizenz vor, d. h., beide Ventrikel sind in ihrer Funktion gemindert.

12.4 Kompensationsmechanismen

Kommt es zu irgendwelchen Funktionsstörungen im menschlichen Körper, so ist dieser stets bemüht solche zu kompensieren. Im Falle der Herzinsuffizenz kommen drei Kompensationsmechanismen zum Tragen:

- Der Frank-Starling-Mechanismus
- Die Hypertrophie des Herzmuskels
- Steigerung des Sympathikotonus

12.4.1 Der Frank-Starling-Mechanismus

Der Frank-Starling-Mechanismus beschreibt einen autoregulativen Mechanismus des Herzens zur Kompensation unterschiedlicher Volumen- und Drucksituationen zur Aufrechterhaltung der Strömungskontinuität im Kreislaufsystem. Dieser autoregulative Mechanismus ermöglicht, dass das Herz mit einer Steigerung des Auswurfdruckes und/oder des Auswurfvolumens auf Druck- oder Volumenschwankungen reagieren kann, ohne dabei die Herzfrequenz steigern zu müssen.

12.4.2 Die Hypertrophie des Herzmuskels

Muss das Herz über einen längeren Zeitraum mit erhöhten Druck- und Volumenbelastungen zurechtkommen, reagiert es mit einer Hypertrophie des Herzmuskels. Ähnlich wie bei Bodybuildern, bei denen die Muskulatur entsprechend der Belastung zunimmt, ist es auch beim Myokard. Der Muskel wird stärker und größer, er hypertrophiert, während aber die Dehnbarkeit abnimmt.

12.4.3 Steigerung des Sympathikotonus

Im Falle eines Blutdruckeinbruches oder einer bestehenden Hypotonie reagiert der Körper mit der Innervation des Nn. Sympathikus. Körpereigene Katecholamine werden ausgeschüttet, um die bestehende Blutdruckkrise zu kompensieren:

- Steigerung der HF
- Steigerung der Kontraktilität
- Vasokonstriktion
- Freisetzung von Renin

Die Ausprägung der Herzinsuffizienz kann nach verschiedenen Kriterien beurteilt werden. Die New York Heart Association (NYHA) klassifiziert die Schweregrade anhand der körperlichen Leistungsfähigkeit nach klar definierten Kriterien. Diese beinhalten die Symptome:

- Dyspnoe
- Nykturie
- Zyanose
- Allgemeine Schwäche und Müdigkeit
- Kalte Extremitäten
- Angina pectoris

> **Merke**
>
> Je nach Übersetzer können sich die einzelnen Definitionen der NYHA-Stadien im deutschen Wortlaut geringfügig unterscheiden.

Tab. 30: NYHA-Stadien

NYHA-Stadium	Definition
I	Bekannte Herzerkrankung, jedoch keine Beschwerden bei normaler körperlicher Belastung, keine inadäquate Erschöpfung, Rhythmusstörungen, Luftnot oder Angina pectoris.
II	Körperliche Leistungsfähigkeit bei normaler körperlicher Belastung leicht eingeschränkt. Alltägliche körperliche Belastung verursacht Erschöpfung, Rhythmusstörungen, Luftnot oder Angina pectoris. Keine Beschwerden in Ruhe.
III	Körperliche Leistungsfähigkeit bereits bei normaler körperlicher Belastung stark eingeschränkt, bereits geringe körperliche Belastung verursacht Erschöpfung, Rhythmusstörungen, Luftnot oder Angina pectoris. Noch keine Beschwerden in Ruhe.
IV	Körperliche Leistungsfähigkeit maximal eingeschränkt, Ruhedyspnoe, Bettlägerigkeit.

12.5 Therapie

Die pharmakologische Therapie der Herzinsuffizienz wird entsprechend der NYHA-Graduierung gesteuert. Je nach Stadium werden Präparate folgender Medikamentenklassen verordnet (▶ Tab. 31).

Tab. 31: Therapie gemäß NYHA-Stadien

Medikamentenklasse	NYHA-Stadium			
	I	II	III	IV
ACE-Hemmer (bei Unverträglichkeit »Sartane«)	x	x	x	x
Betablocker	x[5]	x	x	x
Diuretika		x[6]	x	x
Aldosetronantagonisten		x	x	x
Ivabradin[7]		x	x	x
Glykoside oder Digitalis[8]			x	x

Digitalis und Diuretika wirken nicht direkt prognoseverbessernd, sondern lediglich symptomatisch unterstützend.

Bei therapieresistenter Herzinsuffizienz kann unter Umständen eine kardiale Resynchronisationstherapie (CRT) hilfreich sein. Hier werden über einen speziellen Herzschrittmacher der rechte Vorhof sowie der rechte und linke Ventrikel stimuliert, damit diese dann resynchronisiert werden und somit wieder effektiv arbeiten können (▶ Kap. 18 Der Herzschrittmacher und AICD/SAICD).

---

5 Bei Hypertonie und/oder Z. n. Herzinfarkt auch bei NYHA-Stadium I.
6 Bei vorliegender Flüssigkeitsretention auch schon bei Grad II.
7 Unterstützend, falls die Standarttherapie nicht ausreicht.
8 Stadienunabhängig bei Vorliegen einer Tachyarrhythmie bei Vorhofflimmern.

13 Herzrhythmusstörungen

Herzrhythmusstörungen sind Unregelmäßigkeiten des »Taktes« der Herzaktivität. Normalerweise schlägt das Herz 60–80 Mal/Minute. Unter Belastung steigt die Frequenz, in absoluter Ruhe fällt sie. Dies ist absolut physiologisch und wird im Allgemeinen auch »Sinusrhythmus« genannt (vorausgesetzt, dass der Sinusknoten den Takt vorgibt).

Kommt es nun zu Störungen dieses Taktes, spricht man von Herzrhythmusstörungen. Diese kann man nach unterschiedlichen Kriterien voneinander unterscheiden:

- Entstehung
- Frequenz
- Lokalisation

Störungen der Erregungsbildung, -ausbreitung oder -rückbildung fallen unter die Rubrik der Entstehung. Hier sind beispielsweise die

- Bradyarrhythmie,
- Tachyarrhythmie,
- AV-Blöcke,
- Schenkelblöcke
- usw.

zu nennen.

Störungen der Frequenz werden in zwei Hauptgruppen zuzüglich zweier Untergruppen differenziert

- Bradykardie, HF unter 50 bpm
- Tachykardie, HF über 100 bpm
    - Breitkomplex-Tachykardie
    - Schmalkomplex-Tachykardie

Zu guter Letzt unterscheidet man die Rhythmusstörungen noch nach ihrem Ursprungsort:

- supraventrikulär, also oberhalb der Kammer ausgelöst.

- ventrikulär, also in der Herzkammer bzw. unterhalb des AV-Knotens ausgelöst

Eine ausführliche Behandlung mit dem Thema »Herzrhythmusstörungen« erfolgt in Kapitel 8 EKG (▶ Kap. 8).

14 Stabile Angina Pectoris

Unter dem Begriff »Stabile Angina pectoris« versteht man eine Angina pectoris, bei der die Symptome immer unter denselben Umständen auftreten. Wichtig dabei zu wissen ist, dass sich der Schweregrad der AP nicht daran beurteilt, wie stark der Patient die Schmerzen empfindet, sondern wie einfach die Symptome ausgelöst werden können.

Wird der AP-Anfall beispielsweise nur bei schwerer körperlicher Tätigkeit ausgelöst, so gilt dies als eine eher leichte Form der Angina pectoris. Treten die Symptome aber bereits bei leichten Tätigkeiten wie z. B. beim An- oder Entkleiden oder gar unter Ruhebedingungen auf, so spricht man hier von einer schweren Angina pectoris (▶ Abb. 64).

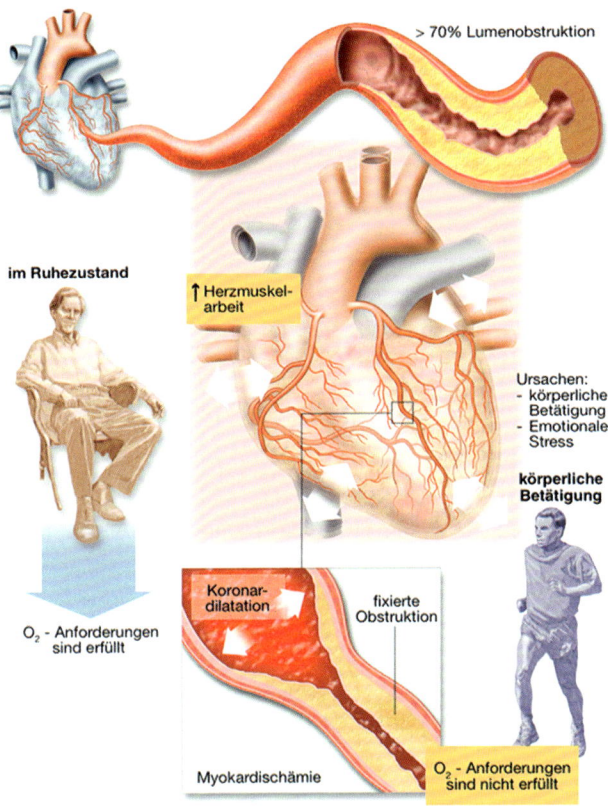

Abb. 64:
Stabile Angina pectoris, mit freundlicher Genehmigung der SERVIER Deutschland GmbH

14.1 Symptome der Angina pectoris

Typische Symptome der Angina pectoris sind:

- Thorakales Engegefühl
- Starke, brennende retrosternale Schmerzen
- Starke Schmerzen, welche in die linke Schulter, evtl in den linken Arm und/oder in den Oberbauch ausstrahlen. Dieser Schmerz wird oftmals auch als »Vernichtungsschmerz« bezeichnet.
- Schmerzen im Hals und Unterkiefer
- Thorakale Schmerzen, welche in einen oder beide Arme ausstrahlen.
- Druckgefühl auf dem Thorax: »als ob jemand auf meiner Brust sitzt«.
- Atemnot, mit dem subjektiven Gefühl der zirkulären »Abschnürung« des Thorax.
- Übelkeit und Erbrechen
- Todesangst
- Typischerweise wird die Stabile Angina pectoris durch körperliche Belastung ausgelöst, hält dann normalerweise nur wenige Minuten an und klingt in Ruhe wieder ab.

Die Canadian Cardiovascular Society (CCS) und die New York Heart Association (NYHA) haben die Angina pectoris in jeweils vier Gruppen bzw. Grade eingestuft. Beide Gesellschaften haben die Einstufung der AP sehr ähnlich vorgenommen, wobei die kanadische etwas ausführlicher ist und dadurch weniger Raum für Eigeninterpretationen lässt (▶ Tab. 32; ▶ Tab. 33).

Tab. 32: Einteilung der Angina pectoris nach Canadian Cardiovascular Society

Grad	Definition
I	• Keine Beeinträchtigung bei normaler körperlicher Aktivität. • Angina pectoris nur bei sehr hoher, starker, schneller oder anhaltenden Belastung. • Aktivitäten wie z. B. Gartenarbeit, Schneeschippen, Ballsportarten sind möglich.
II	• Geringfügige Beeinträchtigung bei normaler körperlicher Aktivität. • Angina pectoris beim Bergaufgehen oder Treppensteigen mit erhöhter Geschwindigkeit oder Belastung kurz nach dem Aufwachen und bei Kälte.
III	• Deutliche Beeinträchtigung bei normaler körperlicher Aktivität. • Angina pectoris bei leichter Hausarbeit, beim Gehen von weniger als 100 m in langsamer Geschwindigkeit, beim An- und Ausziehen.
IV	• Angina pectoris bereits bei leichten Aktivitäten des täglichen Lebens bzw. geringster körperlicher Belastung oder bereits in Ruhe.

Grad	Smptome
I	Keine Symptome.
II	Symptome bei stärkerer körperlicher Belastung.
III	Symptome bei leichter körperlicher Belastung.
IV	Symptome in Ruhe.

Tab. 33: Einteilung der Angina pectoris nach der New York Heart Association

14.2 Therapie der Angina pectoris

Mittel der Wahl zur Therapie eines akuten Angina-pectoris-Anfalls sind sublingual applizierte Nitrate, beispielsweise Nitro-Spray oder ISDN-Tbl. (Isosorbiddinitrat).

Da Nitro-Spray, je nach Studie, eine zwei bis fünf Mal schnellere Wirkung erzielt, wird dieser meist der ISDN-Tablette vorgezogen (Nitro-Spray: 1 Minute vs. ISDN-Tablette: 2–5 Minuten).

14.3 Besondere Formen der Angina pectoris

> **Warnung**
>
> Häufige Ursache eines akuten Koronarsyndroms ist der Koronararterienspasmus!

Eine häufige Diagnose für die Einweisung in die Notaufnahme ist der akute Brustschmerz. Jedoch zeigte die von Juni bis Dezember 2006 durchgeführte CASPAR-Studie (Coronary Artery Spasm in Patients With Acute Coronary Syndrome), dass bei 49 % der Patienten, die eine Koronarangiographie erhielten, KEINE relevante Stenose, sondern ein Gefäßspasmus der Koronararterien nachgewiesen werden konnte (vgl. Ong, P. et al. 2008).

14.3.1 Prinzmetal Angina

Die Prinzmetal Angina ist eine besondere Form der Angina pectoris. Erstmals benannt wurde sie 1959 von Myron Prinzmetal. Das Besondere dieser Form der AP ist, dass sie belastungsunabhängig auftritt. Weiterhin ist hier nicht die

KHK als Ursache zu suchen, sondern Gefäßspasmen in einem oder mehreren Koronargefäßen. Ein Anfall kann Sekunden bis wenige Minuten dauern. Dies bedeutet, dass dieser aufgrund des spastisch verschlossenen Koronargefäßes zu einem akuten Myokardinfarkt führen kann.

Im EKG sind während dem Anfall typische »Hebungen« sichtbar, die sich danach auch wieder normalisieren. Da im Serum normalerweise keine signifikante Veränderung der Infarktmarker nachweisbar ist, ist die Verdachtsdiagnose schnell gestellt.

Eine sichere Diagnose stellt sich mittels eines Azetylcholin (ACH)- Provokationstests. Dabei wird ACH in die Koronarien appliziert, was dann zu einer Verengung der Gefäße, einhergehend mit den typischen AP-Symptomen, führt.

Therapie

Im akuten Anfall kommt auch hier Nitro-Spray als Mittel der ersten Wahl zum Einsatz. In der Langzeittherapie stehen Amlodipin 15–20 mg/d und Retard-Medikamente wie Diltiazem retard 120–540 mg/d und Verapamil retard 120–480 mg/d gleichwertig nebeneinander.

14.3.2 Koronare mikrovaskuläre Dysfunktion (KMD)

Während bei der Prinzmetal Angina primär die großen Koronargefäße betroffen sind, sind es bei der KMD die klein(st)en Gefäße. Aufgrund dieser Funktionsstörung der kleinen kardialen Gefäße kommt es – wie bei allen Formen der Angina pectoris – zu einem Ungleichgewicht zwischen Sauerstoffangebot und Sauerstoffbedarf.

Die *Ursachen* der KMD sind noch nicht ausreichend geklärt, jedoch stehen familiäre Prädisposition, Östogenmangel und eine mögliche chronische Inflammation als Hauptverdächtige im Fokus der Untersuchungen.

Eine gesicherte *Diagnose* der KMD erfolgt, wie bei der Prinzmetal Angina, mittels ACH-Provokationstest.

Die *Therapie* der KMD ist ähnlich wie die Ursachen noch nicht eindeutig geklärt. Jedoch empfiehlt die Deutsche Gesellschaft für Kardiologie – Herz- und Kreislaufforschung e.V. eine Therapie, bestehend aus:

- Nitro sublingual (im akuten Anfall)
- ASS
- einem Statin
- β-Blocker- und/oder einem Kalziumantagonisten

Auch wenn die KMD »nur« kleine Koronargefäße betrifft, haben Patienten mit einer koronaren mikrovaskulären Dysfunktion ein gesteigertes Risiko für Koronarereignisse und Kreislaufstillstand von ca. 1,7 % pro Jahr.

14.3 Besondere Formen der Angina pectoris

Fallbeispiel

Im Mai 2015 erfolgte die Aufnahme einer 35-jährigen Patientin in Notarztbegleitung auf die CPU. Zu Hause klagte sie über rezidivierende thorakale Beschwerden, welche in den Hals, Schultern und beide Arme ausstrahlten.

Im Aufnahme-EKG zeigten sich bei der inzwischen schmerz- und beschwerdefreien Patienten keine Auffälligkeiten. Jedoch bestand eine leichte Troponinerhöhung sowie echokardiografisch eine diskrete Hypokinesie apikal, anteroseptal und septal.

In der darauffolgenden Koronarangiographie wurde eine Sklerose der LAD bei initialem Gefäßspasmus einer breiten Muskelbrücke, welcher sich als nitrosensibel erwies, festgestellt.

Daraufhin wurde die Patientin von der CPU in die kardiologische Intermediate Care Station verlegt. In der Nacht gab die junge Frau erneut stärkste thorakale Schmerzen an. Am Monitor-EKG imponierte ein ventrikulärer Bigeminus, einhergehend mit hohen ST-Hebungen über der Vorderwand. Trotz rascher Nitrogabe (zwei Hübe sublingual) kam es zu einer Torasades-de-Pointes-Tachykardie, welche in Kammerflimmern degenerierte (▶ Abb. 65).

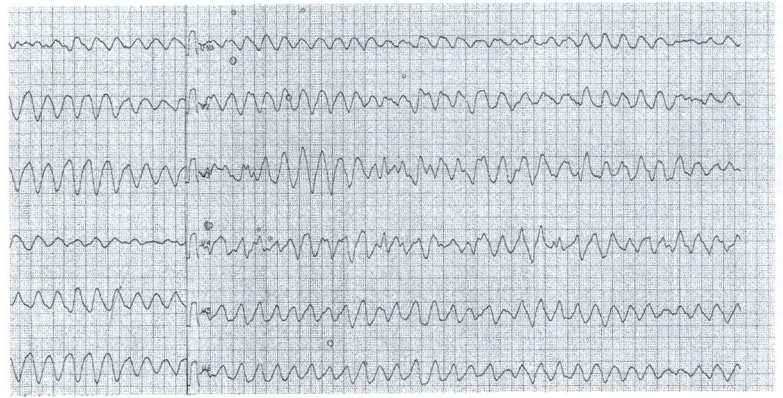

Abb. 65:
EKG-Fallbeispiel

[Anm. d. Verf.: Da ein solch kardiales Ereignis selten dann stattfindet, wenn ein 12-Kanal-EKG unmittelbar zur Hand ist, gibt es nur sehr wenige solcher Mitschriebe. Aus diesem Grund besitzt dieser EKG-Mitschrieb einen gewissen Seltenheitswert].

Da zu diesem Zeitpunkt eine Pflegekraft bei der Patientin im Zimmer war, um ein 12-Kanal-EKG zu schreiben, konnte die Reanimation beginnen. Nach einer ca. zweiminütigen Reanimation inklusive einmaliger biphasischer Defibrillation mit 120 Joules war die Patientin wieder bei Bewusstsein und die Rhythmusstörung terminiert.

Im Kardio-MRT, welches am Folgetag stattfand, zeigte sich ein septo-apikales Ödem, jedoch keine Anzeichen für einen abgelaufenen Infarkt.

Nach dem nächtlichen Ereignis kam es innerhalb von 36 Stunden nach der Ischämie noch 2 Mal zu nicht anhaltenden VTs.

Da die Patientin sich zunächst nicht für eine ICD-Implantation entscheiden konnte, wurde sie vorläufig mit einer Life Vest ausgestattet, um dann ca. drei Wochen später einen S-ICD implantiert zu bekommen.

15 Das akute Koronarsyndrom

Das akutes Koronarsyndrom, oder einfach nur ACS genannt, ist lediglich eine »Arbeitsdiagnose«, also kein eigenständiges Krankheitsbild. Dabei handelt sich um die Folgen der KHK, welche, im Gegensatz zur stabilen Angina pectoris, das Leben von Betroffenen akut gefährden. Hinter dem Begriff »Akutes Koronarsyndrom« verbergen sich mehrere kardiale Krankheitsbilder, die sich auf den ersten Blick nicht eindeutig differenzieren lassen, jedoch alle mit einer typischen Symptomatik einhergehen:

- Starke, brennende retrosternale Schmerzen
- Starke Schmerzen, welche in die linke Schulter, evtl in den linken Arm und/oder in den Oberbauch ausstrahlen. Dieser Schmerz wird oftmals auch als »Vernichtungsschmerz« bezeichnet.
- Schmerzen im Hals und Unterkiefer
- Thorakale Schmerzen, welche in beide Arme ausstrahlen.
- Druckgefühl auf dem Thorax: »als ob jemand auf meiner Brust sitzt«.
- Atemnot, mit dem subjektiven Gefühl der zirkulären »Abschnürung« des Thorax
- Übelkeit und Erbrechen
- Todesangst
- Andauern der Symptomatik länger als 20 Minuten
- Keine Verbesserung auf Nitro-Spray®

> **Merke**
>
> Die Symptome des ACS können einzeln, aber auch in Kombination auftreten.

15.1 Instabile Angina pectoris

Die instabile Angina pectoris gilt als die leichteste Form des ACS. Sie beinhaltet jede neu aufgetretene Angina pectoris sowie eine bereits bestehende Angina Pectoris, welche sich in Ruhe und/oder durch entsprechende Medikamente (z. B. Nitrolingual) nicht verbessert. Die instabile AP tritt bereits bei geringster Belastung und u. U. auch in Ruhebedingungen auf. Dabei ist typisch, dass die AP-Anfälle in immer kürzeren Intervallen, dafür aber länger anhaltend auftreten.

Im Blut ist kein Anstieg des Troponin nachweisbar, im EKG ist ggf. ein Sauerstoffmagel des Herzens in der T-Welle erkennbar, jedoch keine typischen Infarkt-Zeichen.

Da ca. 20 % aller Patienten mit einer instabilen AP einen akuten Myokardinfarkt erleiden, muss dieses Krankheitsbild als Notfallereignis betrachtet werden und erfordert folglich eine monitorgestützte Überwachung sämtlicher Vitalfunktionen, mit der Möglichkeit der sofortigen notfallmedizinischen Versorgung, einschließlich sämtlicher ALS-Maßnahmen.

15.2 NSTEMI

NSTEMI ist der »Nicht ST-Hebungs-Infarkt« (Non ST-Elevation Myocardial Infarction). Wie der Name schon sagt, handelt es sich hier um einen Herzinfarkt, welcher jedoch keine typischen Infarktzeichen im EKG aufweist, bzw. durchaus mit einem »normalen« EKG einhergehen kann. Im Blutserum sind die Infarktmarker erhöht.

Meistens handelt es sich hierbei um ein eher kleines Infarktgeschehen, dennoch können auch diese Patienten massive Herzrhythmusstörungen und/oder einen kardiogenen Schock entwickeln.

> **Merke**
>
> Die leichteren Formen des akuten Koronarsyndroms, instabile Angina-Pectoris und Nicht-ST-Strecken-Hebungs-Infarkt (NSTEMI), werden auch unter dem Begriff NSTE-ACS (Akuter Brustschmerz ohne persistierende ST-Strecken-Erhöhung) zusammengefasst.

15.3 STEMI

STEMI ist der »ST-Hebungs-Infarkt« (ST-Elevation Myocardial Infarction).

Hierbei handelt es sich um einen akuten Herzinfarkt, welcher in seinem Ausmaß akut lebensbedrohlich ist. Im EKG sind typische Infarktzeichen sichtbar, im Blutserum sind die Infarktmarker erhöht. Die Gefahr von massiven Herzrhythmusstörungen, kardialer Dekompensation bzw. einem kardiogenen Schock ist sehr hoch, weshalb Patienten mit STEMI selbst bei subjektivem Wohlbefinden als höchst kritisch krank eingestuft werden müssen.

15.4 Der Plötzliche Herztod

Der Plötzliche Herztod stellt sich natürlich anders dar als die zuvor genannten Krankheitsbilder des ACS. Da jedoch seine Vorboten gleich bzw. ähnlich sind, fällt auch er in die Gruppierung des ACS.

Das Phänomen »Plötzlicher Herztod« bezeichnet den plötzlichen und völlig unerwarteten Tod eines Menschen aus augenscheinlicher vollkommener Gesundheit heraus. Der Plötzliche Herztod gilt mit seinen ca. 200.000 Todesfällen pro Jahr als die häufigste Todesursache in Deutschland. Dabei sind junge sportliche Menschen genauso betroffen wie ältere Personen.

Jedoch scheinen die im Fachjournal »Annals of Internal Medicine« veröffentlichten Studien von Dr. Eloi Marijon vom European Georges Pompidou Hospital in Paris und Dr. Audrey Uy-Evanado vom Cedars-Sinai Medical Center in Los Angeles/USA zu beweisen, dass dieses Ereignis gar nicht so unerwartet kommt wie angenommen. Aus einer Datenbank von 1.099 Patienten im Alter zwischen 35 und 65 Jahren wurden die letzten vier Wochen der betroffenen Patienten vor dem Ereignis retrospektiv betrachtet. Dabei stellte sich heraus, dass ca. 50 % der Patienten mindestens ein typisches Warnsignal für den Plötzlichen Herztod wahrnahm (vgl. Marijon et al. 2016):

- Pectanginöse Beschwerden
- Atemnot-Anfälle
- Grippeartige Beschwerden
- Synkope
- Palpitationen (spürbares Herzklopfen)

In den meisten Fällen (80 %) lag zwischen dem Auftreten der o. g. Symptome und dem Herzstillstand mehr als eine Stunde Zeitunterschied.

Bei rund 50 % dieser Patienten lag der Zeitunterschied zwischen Beginn der Symptome und dem Herzstillstand bei mindestens 24 Stunden.

Weiterhin konnte nachgewiesen werden, dass einige der o. g. Anzeichen bis zum Eintreten des Kreislaufstillstandes mehrfach aufgetreten waren.

Trotz dieser z. T. eindeutigen Warnsignale ignorierten die meisten der betroffenen Patienten diese Symptome und reagierten nicht entsprechend. Lediglich rund 20 % erkannten diese Warnsignale richtig und konnten noch den Rettungsdienst informieren. Dies waren dann auch zumeist die Patienten, die zuvor schon kardial vorerkrankt waren und daher die Anzeichen richtig einstuften.

15.5 ACS-Algorithmus

Abb. 66: ACS-Algorithmus

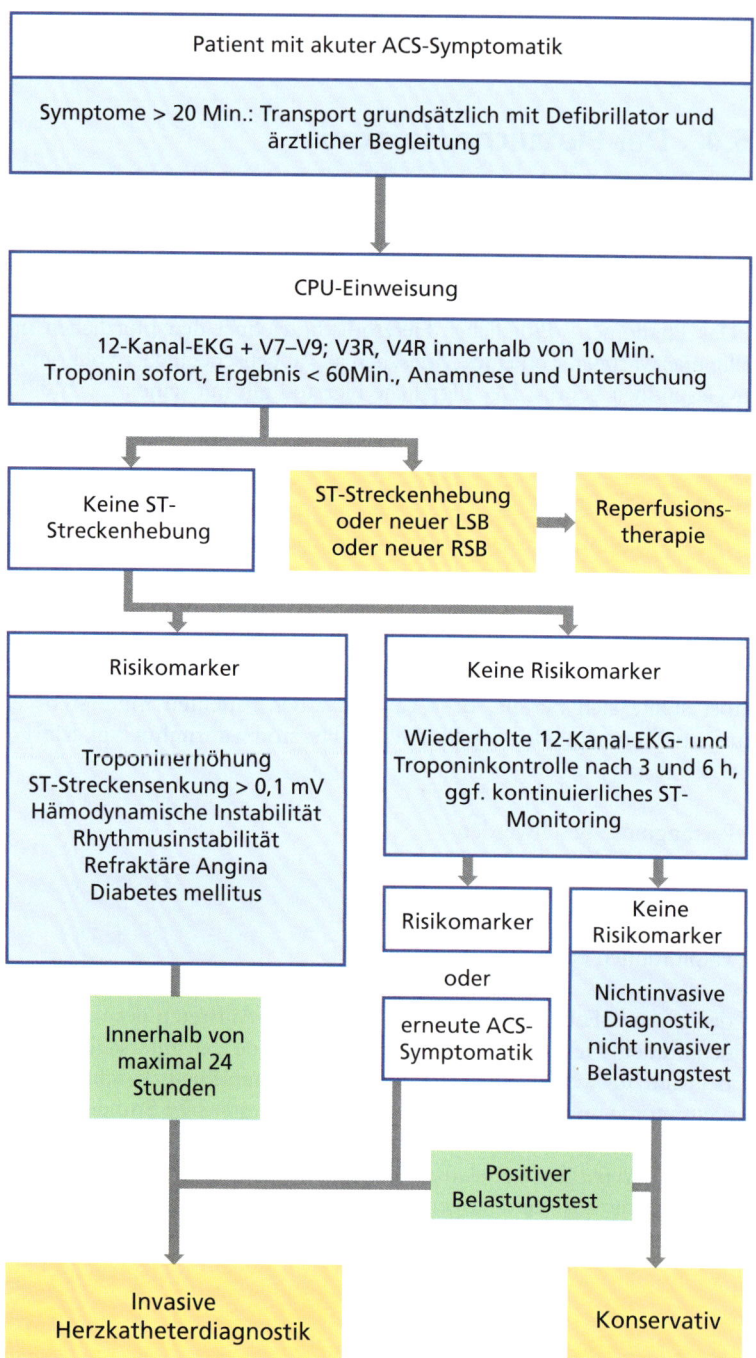

15.5 ACS-Algorithmus

Fallbeispiel

An einem Sonntagvormittag im Juli 2016 stellt sich ein 64-jähriger Mann in der klinikansässigen Notfallpraxis der KV-Ärzteschaft vor. Er klagt seit ca. 24 Stunden über massive Schmerzen im Bereich des linken Ohrs/Kiefergelenks, welche in die linke Halsseite ausstrahlen. Da er zeitgleich zu der Schmerzsymptomatik auch mit »Schwindelanfällen« und massivem Schweißausbruch kämpft, geht er jetzt davon aus, dass er möglicherweise eine Mittelohrentzündung hat.

Die von der MFA gemessenen Vitalparameter zeigen keine Besonderheiten:

- RR   → 145/85 mmHg
- HF   → 84 bpm
- Temp. → 36,8 °C

Vom diensthabenden KV-Arzt erhält der Patient 2,5 g Novamin i. v. per Kurzinfusion, worauf keinerlei Zustandsverbesserung eintritt. Nach weiteren ca. 30 Minuten der »Überwachung« in der KV-Praxis verschlechtert sich der Zustand des Patienten rapide, so dass er in die klinikinterne kardiologisch geführte IMC-Station überwiesen wird.

- Einweisungsdiagnose: subakute allergische Reaktion auf Novamin, einhergehend mit einer akuten Otitis Media

Bei der Übernahme des Patienten in die IMC (mit integrierter CPU) imponiert ein kaltschweißiger, apathischer Patient. Die jetzt gemessenen Vitalparameter (am Monitor):

- RR   → 75/35 mmHg
- HF   → 95 bpm (inkl. Zahlreicher monotoper VES)
- SpO2   → 86 %
- Temp. → 36,6° C
- BZ   → 136 mg/dl

Im Monitor-EKG imponieren deutliche ST-Hebungen in den Ableitungen II, III und aVF, welche durch das sofort geschriebene 12-Kanal-EKG bestätigt werden.

- Diagnose: akuter Inferior-Infarkt (▶ Abb. 67)

Es folgte die sofortige Alarmierung des HKL-Teams sowie die notfallmedizinische Versorgung des Patienten auf der IMC. Die darauffolgende Notfall-Koronarangiographie inklusive Rekanalisierung der LCX, wie auch der postinterventionelle Überwachungsintervall, verlief komplikationslos, so dass der Patient fünf Tage nach diesem Ereignis das Klinikum bei bestem Wohlbefinden und mit zwei implantierten Stents verlassen konnte.

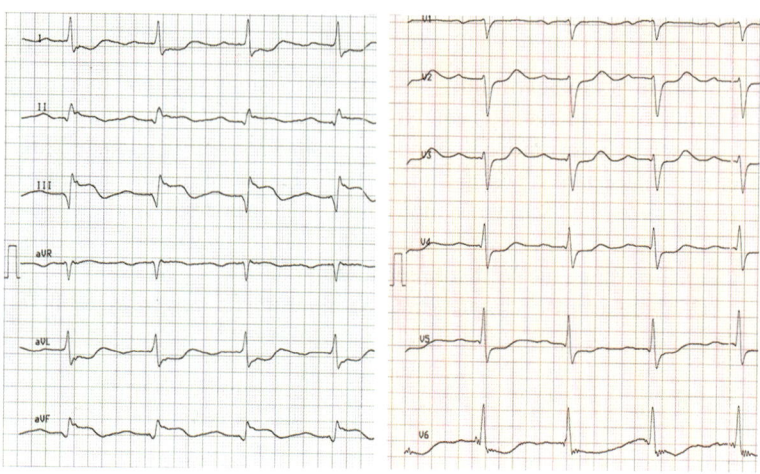

Abb. 67: Inferior-Infarkt 2

15.6 Therapie

Die Koronare Herzkrankheit ist eine chronische und somit nicht heilbare Erkrankung. Die Therapie der KHK hat folglich nicht die Heilung, sondern die Linderung bzw. Entlastung zum Ziel. Dabei ist es wichtig, dass der betroffene Patient über seine Krankheit informiert ist und neben der täglichen Einnahme von Medikamenten auch seinen Lebensstil aktiv ändert. Die Therapie der KHK besteht aus drei Schwerpunkten:

1. Gesunder Lebensstil
2. Pharmakologische Therapie
3. Revaskularisationstherapie

Ein gesunder Lebensstil ist die Grundvoraussetzung zur Eliminierung oder zumindest deutlichen Verbesserung der kardialen Risikofaktoren

- Hypertonie,
- Diabetes und
- Fettstoffwechselstörungen.

Weiterhin ist ein gesunder Lebensstil die Grundlage jeder KHK-Therapie (▶ Tab. 34). Ist der Patient dahingehend nicht kooperativ, ist jede weitere Therapiemaßnahme nutzlose Zeit- und Resourcenverschwendung.

15.6 Therapie

Tab. 34: »Eckpfeiler« eines Gesunden Lebensstils

Maßnahme	Inhalte	Effekt
Regelmäßige sportliche Betätigung	• 3–5 x wöchentlich: Nordic-Walking, Tanzen, Schwimmen, Radfahren, moderates Joggen • Teilnahme an Herzsportgruppen • Krafttraining mit moderater Belastung und hoher Wiederholungszahl	• Kontrolliertes Ausdauertraining regt den Stoffwechsel an, beschleunigt die Fettverbrennung, nimmt positiven Einfluss auf die Gefäße und trainiert das Herz • Unter medizinischer Aufsicht werden Aspekte des Ausdauer- und Krafttrainings unterrichtet • Gezieltes Muskeltraining stärkt nicht nur die Skelettmuskulatur, sondern auch den Herzmuskel. Weiterhin verbessert Krafttraining die Körperhaltung und schützt vor Osteoporose
Mediterrane Küche	• viel Obst, Salat und Gemüse • Oliven-, Palm- oder Kokosöl • wenig Fleisch, eher Geflügel und Fisch.	• Die leichte, mediterrane Küche senkt den cholesterinwert und ist reich an Proteinen, Vitaminen, Ballaststoffen und essentiellen Fetten
Gewichtsreduktion	• Jedes Kilo zuviel »auf den Rippen« ist eine unnötige Belastung für das Herzkreislauf- und Hormonsystem sowie für Sehnen, Bänder und Gelenke. • Ziel sollte ein normaler BMI-Wert sein.	• Jede Diät ist sinnlos, da sich nach der Diät der »Jo Jo-Effekt« bemerkbar macht. • Nur eine grundlegende Ernährungsumstellung in Verbindung mit regelmäßiger Bewegung ist nachhaltig und sinnvoll.
Sofortiges Rauchverbot	• Keine Zigarretten oder Ähnliches mehr. • Die Inhaltsstoffe des Zigarrettenrauches sind nachweislich mehrfach ungesund. • Die gesetzlichen Gesundheitskassen bieten entsprechende Entwöhnungskurse an.	• (Ausdauer-) Leistungssteigerung, Verbesserung der Mikrozirkulation in den kleinen Gefäßen.
Stressbewältigung	• Stress ist nachweislich gesundheitsschädlich, so dass der Umgang bzw. die Bewältigung von Stress z. B. durch Autogenes Training, asiatische Entspannungsübungen und/oder Atemübungen gelernt werden sollte.	• Reduktion des Stresslevels

15 Das akute Koronarsyndrom

Die pharmakologische Therapie der KHK setzt sich, wie »der gesunde Lebensstil« aus mehreren Komponenten zusammen (▶ Tab. 35):

Tab. 35: Pharma-Therapie der KHK

Wirkstoff	Pharma-Beispiele	Effekt
Nitrate	Nitrolingual, Isosorbidnitrat,	• Blutdrucksenkung Vorlastsenkung durch venöses »Pooling« • Senkung des myokardialen Sauerstoffverbrauchs • Nitrate ersetzen die endogene NO-Produktion
Beta-Blocker	Beloc®, Metoprolol®, Lopresor®	• Verlangsamung der Herzfrequenz • Verlängerung der Durchblutungszeit der Koronargefäße durch Verlängerung der Diastole • Steigerung der Kontraktionskraft des Myokards • Reduzierung des myokardialen Sauerstoffverbrauchs
Ivabradin Ivabradin kommt in der kardiologischen Therapie zum Einsatz, wenn Kontraindikationen für Betablocker bestehen.	Procoralan®	• Verlangsamung der Herzfrequenz • Verlängerung der Durchblutungszeit der Koronargefäße durch Verlängerung der Diastole • Steigerung der Kontraktionskraft des Myokards • Reduzierung des myokardialen Sauerstoffverbrauchs
Kalziumantagonisten	Dilzem®, Isoptin®, Adalat®	• Gefäßdilatation, somit Senkung des Blutdrucks • Nachlastsenkung • Verlangsamung des Herzschlages • Dilatation der Koronarien dadurch Steigerung der Koronar-Perfusion
Azetylsalizylsäure	Aspirin®, ASS®, Aspisol®	• Der Wirkstoff Azetylsalizylsäure bremst die Cyclooxygenase, also ein Enzym, welches u. a. an der Bildung von gerinnungssteigernden Thromboxanen mitwirkt. Dadurch wird die Gerinnbarkeit des Blutes herabgesetzt, so dass die Blutplättchen sich nicht bzw. nicht noch mehr aneinander verklumpen können.
 Clopidogrel Die CURE Studie von 2005 bewies eine eindeutige Risikoreduktion von Tod, Apoplex und Myokardinfarkt bei KHK Patienten mit Clopidogrel	Iscover®, Clopidogrel®	• Blockade der ADP-Rezeptoren, so dass die Thrombozytenaktivierung irreversibel unterbrochen ist.

Wirkstoff	Pharma-Beispiele	Effekt
Statine	Simvastatin®	• Cholesterinsenkung, dadurch Stabilisierung von Plaques • positiver Einfluss auf Entzündungsprozesse und die Gerinnselbildung am Gefäßendothel
ACE-Hemmer	Ramipril®, Delix®	• Antioxydante Wirkung • vasodilatatorische, dadurch RR-senkende Wirkung

Tab. 35: Pharma-Therapie der KHK – Fortsetzung

15.7 Die Revaskularisierende Therapie

Die revaskularisierende Therapie dient zur Beseitigung von funktionellen Engstellen. Dies erfolgt entweder mittels

- PCI oder
- Bypass-Operation.

> **Merke**
>
> Das Leitsymptom für die Koronare Herzkrankheit ist die Angina pectoris. Weist der Patient dann noch zusätzlich entsprechende Risikofaktoren auf, ist die Diagnosestellung zur KHK so gut wie gesichert.

16 Der Myokardinfarkt

Der Myokardinfarkt ist ein akutes, vital bedrohliches Ereignis, welches durch einen plötzlichen, vollständigen Verschluss eines Koronargefäßes verursacht wird. Dieser Verschluss verhindert den Austausch von Sauerstoff und Nährstoffen im Myokard, so dass – ohne rechtzeitige Therapie – das betroffene Areal im Myokard zugrunde geht. Je größer das betroffene Koronargefäß ist, desto größer ist auch das Ausmaß des Infarktes.

Je nach Lokalisation des betroffenen Gefäßes kann es in der Akutphase oder in der Spätphase zu entsprechenden Komplikationen kommen.

Ist beispielsweise die RCA, also das rechte Herz, betroffen, kann dies in der Akutphase zu massiven, z. T. letalen bradykarden Herzrhythmusstörungen führen. Dies ist darin begründet, dass die RCA auch die Versorgungsarterie des Sinus- und des AV-Knotens ist.

Ist jedoch eine der beiden linken Koronararterien, somit also das linke Herz betroffen, kann dies auch massive Spätfolgen für den Patienten haben. Da das linke Herz für den Großen Kreislauf zuständig ist, muss hier eine einwandfreie Muskelfunktion gewährleistet sein. Ist der linke Ventrikel jedoch durch ein Infarktgeschehen funktionell eingeschränkt, bedeutet dies für den Patienten eine deutliche Leistungsminderung im weiteren Lebensverlauf.

Die Wahrscheinlichkeit, einen Herzinfarkt zu erleiden, steigt linear mit dem Lebensalter. Dies bedeutet jedoch nicht, dass nicht auch junge Menschen einen Myokardinfarkt erleiden können. Hat ein Mensch einen oder mehrere kardiale Risikofaktoren (▶ Tab. 36), steigt sein Infarktrisiko unproportional zum Lebensalter.

Tab. 36: CVRF

Risikofaktor	Erklärung
Ernährung	Zu fettreiche und hochkalorische Nahrungsmittel haben Adipositas und Hypercholesterinämie zur Folge.
Körperliche Inaktivität	Regelmäßige sportliche Betätigung nimmt positiven Einfluss auf den Blutdruck, verbessert die Cholesterinwerte und steigert die Insulinempfindlichkeit der Skelettmuskulatur.
Adipositas	… ist das Resultat aus jahrelanger ungesunder Ernährung und »chronischem« Bewegungsmangel.
Männliches Geschlecht	Die weiblichen Geschlechtshormone, insbesondere das Östrogen, halten das Risiko, an Arteriosklerose zu erkranken niedrig.

Tab. 36:
CVRF – Fortsetzung

Risikofaktor	Erklärung
Familiäre Prädisposition	Die genetische Disposition ist zum heutigen Stand der Medizin so gut wie gesichert. Von einer genetisch bedingten KHK spricht man, wenn Verwandte ersten Grades vor dem 55. Lebensjahr (Frauen) bzw. vor dem 65. Lebensjahr (Männer) an einer KHK erkrankt sind.
Nikotinabusus	Manche Substanzen im Tabakrauch begünstigen die Bildung instabiler Plaques in den (Koronar-)Gefäßen. »...*Nicht jeder Raucher erleidet einen Herzinfarkt, aber fast jeder Patient mit Herzinfarkt ist Raucher*...« (Quelle unbekannt)
Arterielle Hypertonie	Die arterielle Hypertonie schädigt die Innenwände der Gefäße wodurch Aneurysmen oder Dissektionen entstehen können. Weiterhin führen diese Innenwandrisse zur Aktivierung der Gerinnungskaskade, so dass Thromben entstehen, welche wiederum Gefäßverschlüsse zur Folge haben können.
Hyperlipoproteinämie	Entgleiste Cholesterinwerte (Hohe LDL-Werte und niedrige HDL-Werte) begünstigen die Bildung instabiler Plaques.
Diabetes mellitus	Ein »chronisch« schlecht eingestellter Diabetes Mellitus führt zu konstant hohen Blutzuckerwerten, die u. a. Nervenzellen und Gefäße irreversibel schädigen.
Erhöhte CRP-Werte	Erhöhte CRP-Werte (C-Reaktives Protein) im Serum führen zu instabilen Plaques.
Lebensalter	Je älter der Mensch, desto höher das Risiko der Arterienverkalkung der Koronargefäße.

Zusätzlich zu diesen »altbekannten« Risikofaktoren stehen weitere, »neuzeitliche Risikofaktoren« in unmittelbarem Zusammenhang zum Myokardinfarkt:

- COPD
- Rheumatoide Arthritis
- Stress
- Psychische Depression
- Lärm

Wie hoch das Risiko für den Einzelnen ist, innerhalb der nächsten 12 Monate einen Myokardinfarkt zu erleiden, lässt sich auch anhand eines speziellen »Risiko-Rechners« berechnen (▶ Tab. 37; ▶ Tab. 38):

16 Der Myokardinfarkt

Tab. 37: Der Herzinfarktrisiko-Rechner

Risikofaktor	Punkte
Begleiterkrankungen wie z. B. COPD, aktives Malignom, chronisches Nierenversagen, rheumatische Erkrankung, pAVK, chronische Lebererkrankung	
Nein	0
Ja	9
Diabetes mellitus	
Nein	0
Ja	6
Klassifikation der Angina pectoris (AP) gemäß der Canadian Cardiovascular Society	
I – normale Aktivität ohne Einschränkungen	0
II – normale Aktivität leicht eingeschränkt	5
III – normale Aktivität stark eingeschränkt	9
Zeitraum der Beschwerden	
≥ 6 Monate	0
< 6 Monate	8
Ruhe-EKG: ST-Senkung oder T-Negativierung	
Nein	0
Ja	11
Linksventrikuläre Dysfunktion (Echo)	
Nein	0
Ja	11

Tab. 38: Herzinfarktrechner – Auswertung

Prozentuale Wahrscheinlichkeit innerhalb der nächsten 12 Monate einen Myokardinfarkt zu erleiden oder zu sterben	Punkte (Summe)
0–10	1
11–20	2,5
21–25	5
26–30	9
31–35	14
36–40	23
41–45	35
≥ 46	45

16.1 STEMI und NSTEMI

Nach heutigen Gesichtspunkten unterscheidet man den Myokardinfarkt in zwei Klassen.

- STEMI
- Non-STEMI oder NSTEMI

Grundsätzlich handelt es sich beim STEMI und NSTEMI um einen Herzinfarkt, welcher primär vital bedrohlich ist.

Der STEMI (ST-Hebungsinfarkt) ist ein Herzinfarkt, bei dem es im EKG Veränderungen in der ST-Strecke gibt. Dabei muss die Hebung in mindestens einer EKG-Ableitung sichtbar und größer als 1 mmV sein.

Zur sicheren Diagnosestellung gehören aber noch die typische ACS-Symptomatik und entsprechende Laborergebnisse im Blut.

Ist die Diagnose STEMI gesichert oder sehr wahrscheinlich, muss das weitere Prozedere sehr zügig ablaufen (▶ Anhang, ▶ Abb. 70 Algorithmus STEMI). STEMI bedeutet nämlich auch, dass das Infarktgeschehen so massiv ist, dass nicht nur der Herzmuskel geschädigt, sondern auch die Reizleitung in Mitleidenschaft gezogen ist.

Der NSTEMI ist ein Myokardinfarkt, bei dem es im EKG zu keinen oder nur kurzfristig zu ST-Hebungen kommt. Beim NSTEMI handelt es sich oftmals nur um ein sehr kleines Infarktgeschehen, so dass nur relativ wenig Herzmuskelgewebe betroffen ist.

Die Diagnose NSTEMI stellt sich hier lediglich aus den entsprechenden Laborergebnissen.

> **Information**
>
> Beim NSTEMI gibt es derzeit (Stand: 02/2017) keinen wissenschaftlichen Beweis für die Wirksamkeit einer frühzeitigen Reperfusionstherapie im Sinne einer Ballondilatation.
>
> Daher wird hier nach der Diagnosestellung unverzüglich mit der antithrombotischen Therapie, beispielsweise bestehend aus Clopidogrel®, Aspirin® und Heparin®, begonnen.
>
> Die diagnostische und ggf. auch therapeutische Herzkatheteruntersuchung soll innerhalb von 48 Stunden erfolgen.

Das Wissen, dass es sich beim Nicht-Hebungsinfarkt oft nur um einen kleinen Infarkt handelt, ist bei unerfahrenen MitarbeiterInnen oft der Grund, den NSTEMI zu unterschätzen. Aber, wie eingangs zu diesem Kapitel schon erwähnt, ist auch der NSTEMI ein Herzinfarkt mit vital bedrohlichem Risiko. Immer wieder stellt sich in der Koronarangiographie eine schwere, bypasspflichtige Dreigefäß-KHK heraus. Weiterhin ist auch die 1-Jahres-Mortalität des NSTEMI höher als die des STEMI.

Tab. 39:
NSTEMI vs. STEMI

Mortalitätsart	NSTEMI	STEMI
Krankenhausmortalität	9,9 %	12,1 %
1-Jahresmortalität	11,6 %	9,0 %

> **Merke**
>
> Bezüglich der Pathophysiologie besteht zwischen NSTEMI und STEMI kein grundlegender Unterschied. Allerdings sind Patienten mit STEMI, wegen des zumeist kompletten Koronarverschlusses in der Akutphase, deutlich stärker vital gefährdet als Patienten mit NSTEMI.

16.2 Symptome des Myokardinfarkts

Die Symptome des Myokardinfarkts sind sehr vielseitig und ähneln denen des ACS:

- Starke, brennende retrosternale Schmerzen
- Starke Schmerzen, welche in die linke Schulter, evtl in den linken Arm und/oder in den Oberbauch ausstrahlen. Dieser Schmerz wird oftmals auch als »Vernichtungsschmerz« bezeichnet.
- Levine-Zeichen ist ein typisches Zeichen des ischämischen Brustschmerzes, bei dem der Patient in einer leicht vorwärts gebeugten Haltung die (für gewöhnlich) rechte Faust auf dem Brustbein ballt.
- Schmerzen im Hals und Unterkiefer
- Thorakale Schmerzen, welche in beide Arme ausstrahlen.
- Druckgefühl auf dem Thorax: »als ob jemand auf meiner Brust sitzt«
- Atemnot, mit dem subjektiven Gefühl der zirkulären »Abschnürung« des Thorax.
- Übelkeit und Erbrechen
- Todesangst
- Andauern der Symptomatik länger als 20 Minuten
- Keine Verbesserung auf Nitro-Spray®

All diese genannten Syptome können in Kombination oder einzeln oder gar nicht (!!) auftreten. Denn insbesondere schlecht eingestellte Diabetiker, deren Nervenzellen Schmerzen nicht mehr oder nur noch abgeschwächt weiterleiten, können durchaus auch einen »stummen Infarkt« erleiden. Also einen Myokardinfarkt ohne o. g. Symptome.

16.3 Diagnostik

Die Infarkt-Diagnostik beinhaltet nur wenige Punkte, welche zielorientiert und rasch »abgearbeitet« werden müssen. Diese beinhalten:

- 12-Kanal-EKG + die Ableitungen V3R, V4R, V7–V9
- Blutuntersuchung
- Echo des Herzens

Das EKG spielt in der Diagnostik und Risikoeinschätzung eine zentrale Rolle. Mit Hilfe des EKG sind die Unterscheidung »STEMI – NSTEMI«, die Lokalisation des Infarktes und das frühzeitige Erkennen von kardialen Komplikationen möglich.

Innerhalb der ersten 10 Minuten nach CPU-Aufnahme müssen ein 12-Kanal-EKG sowie die Ableitungen V3R, V4R, V7-V9 geschrieben sein.

> **Merke**
>
> Im EKG wird ein STEMI wie folgt definiert:
> ST-Hebungen in mindestens zwei nebeneinander liegenden Ableitungen bei:
>
> - Männern < 40 Jahre: 0,25 mV
> - Männern > 40 Jahre: 0,2 mV
> - Frauen: 0,15 MV in V2-V3 oder 0,1 mV in allen anderen Ableitungen.
>
> Vorliegen eines neu aufgetretenen LSB oder neu aufgetretenen RSB.

Die Blutuntersuchung umfasst neben den typischen Infarktparametern (GOT, LDH, CK/CK-MB und Troponin Hs) auch die Blutgasanalyse sowie eine Vielzahl weiterer laborchemischer Parameter, da mit der Blutuntersuchung gleichzeitig auch mögliche Differentialdiagnosen ausgeschlossen (oder bestätigt) werden sollen. Gemäß den aktuellen Leitlinien muss der Troponin-Wert in weniger als 60 Minuten nach CPU-Aufnahme vorliegen.

Das Herz-Echo gibt einen klaren Blick auf das Herz, so dass die Größe der Ventrikel, Klappenfunktion, Wandbewegungen, Blutfluss usw. beurteilt werden können.

16.4 Die Therapie im Akut-Stadium des Myokardinfarktes

Das Therapiekonzept des akuten Myokardinfarktes beinhaltet mehrere Schritte, wobei die frühestmögliche Reperfusion der Koronargefäße oberstes Ziel ist: »Time is Myocard!«

Notfallversorgung

Zur Notfallversorgung gehören:

- Ersteinschätzung gemäß dem ABCDE-Schema.
- Eine herzentlastende Lage (Oberkörper aufgerichtet, Beine unterhalb der Herzhöhe => »Herzbett-Lagerung«
- Monitoring (EKG-Überwachung, HF- und RR-Messung, SpO2-Messung, AF- und BZ-Kontrolle).
- Gemäß den neuesten Empfehlungen der European Society of Cardiology (ESC) soll die Applikation von Sauerstoff beim unkomplizierten STEMI erst bei einem SpO2 < 90 % erfolgen. Bei kritischen bzw. instabilen Patienten soll eine SpO2 > 94 % erreicht werden.
- Pharmakologisch hat sich das »MAOH«-Schema bewährt:
  - M = Morphin
  - A = Aspirin®
  - O = Oxygen (Sauerstoff)
  - H = Heparin®

> **Merke**
>
> Die routinemäßige Applikation von Nitro findet in den ESC-Guidelines 2017 keine Empfehlung mehr, da hier keine Verbesserung des Outcomes nachgewiesen wurde.

> **Warnung**
>
> Die einzelnen Maßnahmen müssen stets situations- und patientenabhängig angepasst durchgeführt werden.

> **Information**
>
> Der Zustand von Patienten mit Verdacht auf akuten Myokardinfarkt kann sich von einem Moment auf den anderen drastisch verschlechtern! Auch ein vermeintlich stabiler Patient kann schlagartig massive Rhythmusstörungen entwickeln und reanimationspflichtig werden. Darum muss jedes Teammitglied der CPU in den Maßnahmen des ALS, inklusive der Bedienung der Notfallgeräte, geschult sein und diese beherrschen.

Entsprechend der Diagnose NSTEMI oder STEMI ist das weitere Prozedere unterschiedlich, sollte jedoch immer zielführend und ohne Zeitverzögerung ablaufen. Um dies zu gewährleisten und gleichzeitig für alle Mitarbeiter transparent und nachvollziehbar zu machen, wurden, wie für das ACS, die ALS-Reanimationsmaßnahmen, usw. entsprechende Algorithmen entwickelt (▶ Abb. 69, Anhang; ▶ Abb. 70, Anhang).

16.5 Reperfusionsstrategien

16.5.1 Die Akut-PTCA

Die Akut-PTCA (Percutane Transluminale Koronarangioplastie) findet im HKL statt und kann mit oder ohne Lyse durchgeführt werden.

Gemäß den neuesten Empfehlungen bekommt der vaskuläre Zugangsweg über die A. radialis eine »Klasse-1/Level-A«-Empfehlung und wird der bisher üblichen Kanülierung der A. femoralis vorgezogen. Kliniken ohne Erfahrung in der transradialen PCI wird dringend nahegelegt, ihre bisherige Technik von transfemoral nach transradial zu wechseln.

Dies wird vor allem durch die Ergebnisse der MATRIX-Studie belegt, die eine Reduktion der Gesamtmortalität und der schweren Blutungen bewies (vgl. Otto, O./Dickreiter, B./Schuhmacher, J. 2017).

Unabhängig davon, welcher vaskuläre Zugangsweg gewählt wird, wird mittels der Applikation von Kontrastmittel das betroffene Koronargefäß identifiziert, um dann einen Ballonkatheter einzuführen und das Gefäß zu dilatieren. Danach wird oftmals ein Stent an die betroffene Stelle implantiert, der das wiedereröffnete Gefäß offenhält.

Abb. 68:
Ballondilatation/Stent, mit freundlicher Genehmigung der B. Braun Melsungen AG

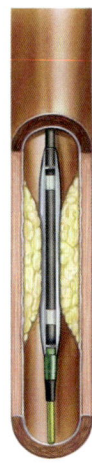 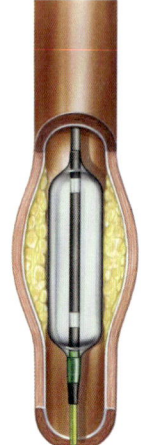 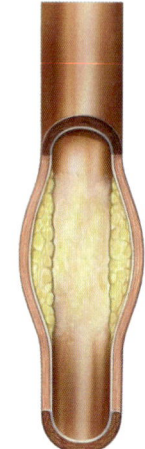

Der Ballon-Katheter wird durch die Engstelle geschoben

Durch Öffnen des Ballons wird die Engstelle aufgedehnt

Der Ballon-Katheter wird entfernt, die Engstelle ist wieder offen

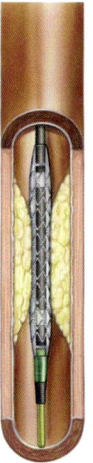 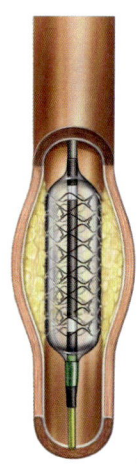 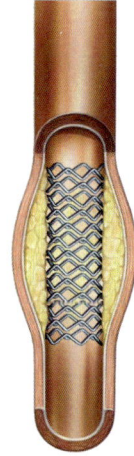

Der Ballon-Katheter mit Stent wird durch die Engstelle geführt

Durch Öffnen des Ballons wird die Engstelle aufgedehnt

Der Ballon-Katheter wird entfernt, während der Stent an der aufgedehnten Stelle verbleibt und diese „stützt"

Dabei werden vier Arten von Stents unterscheiden:

- Der klassische Bare-Metal Stent (BMS)
  Der BMS ist ein Drahtnetz, welches das zuvor aufgedehnte Gefäß offen hält.
- Der Drug-Eluting Stent (DES)
  Durch Abgabe von Medikamenten verhindert dieser Stent eine Endothelwucherung und somit eine Re-Stenose.

- Der Healing Stent
  Der Healing Stent ist mit Antikörpern beschichtet. Diese Beschichtung soll Gefäßzellen »anlocken«, so dass das Drahtnetz des Stents schneller mit Gewebe bedeckt ist und somit Thrombosen verhindert werden.
- Der Bioresorbierbare Stent
  Dieser Stent bleibt für ca. 6 Monate stabil und wird dann innerhalb von ca. zwei Jahren vom Körper vollständig abgebaut.

Unabhängig davon, welche Stents verwendet wurden, müssen die betroffenen Patienten Medikamente zur Thrombozytenaggregationshemmung einnehmen. In der Regel erfolgt dies als duale Kombi-Lösung, bestehend aus Aspirin® und beispielsweise Efient® oder Brilique®.

16.5.2 Lyse

Die Lysetherapie beim akuten Myokardinfarkt hat insbesondere in sehr ländlichen und/oder unwegsamen Gelände seine Berechtigung. Kann der betroffene Patient nicht zeitnah in ein Zentrum mit PCI-Möglichkeit transportiert werden, muss frühestmöglich die Lysetherapie eingeleitet werden.

Mit Medikamenten wie z. B. Actilyse® oder Rapilysin® wird über einen peripher venösen Zugang versucht, den Thrombus in den Koronarien aufzulösen und dadurch die Myokardperfusion wiederherzustellen.

16.5.3 Bypass-OP

Bei der Bypass-OP wird sozusagen eine Art »Umleitung« um den stenosierten Bereich der Koronararterie gelegt, so dass der hinter der Stenose liegende Teil des Myokards wieder perfundiert und mit Sauerstoff versorgt werden kann.

Der operative Zugang zum Herzen wird durch eine mediane Sternotomie geschaffen.

Die OP erfolgt für gewöhnlich am stehenden Herzen, unter Anwendung einer Herz-Lungen-Maschine (HLM), so dass das OP-Gebiet stillsteht, die anderen Organe des Patienten aber dennoch mit Sauerstoff versorgt werden. Dazu wird die Aorta sowie die Obere- und Untere Hohlvene kanüliert und mit der HLM verbunden. Um das Herz herum wird also zunächst eine Umgehung gelegt, so dass die Vorhöfe und Kammern blutleer sind und ein iatrogener Herzstillstand induziert werden kann.

Der früher verwendete Begriff für dieses Vorgehen »Aortokoronarer Venenbypass (ACVB)« ist streng genommen falsch. Denn die Techniken und Materialien haben sich weiterentwickelt, so dass der Terminus »Koronar-Arterien-Bypass« (CABG => Coronary Artery Bypass Graft) der richtige ist.

16 Der Myokardinfarkt

Tab. 40: Bypass-OP-Variationen

Terminus	Verwendetes Material	Proximale Anastomose	Distale Anastomose
ACB-Bypass	Arterien Venen Fremdmaterial	Aorta	Koronararterie
ACVB-Bypass	Venen	Aorta	Koronararterie
IMA-Bypass[9]	A. mammaria interna	-	Koronararterie
RA-Bypass[10]	A. radialis	Aorta oder IMA	Koronararterie

Die Bypasse werden als erstes distal, also herznah, angenäht, um danach proximal an die Aorta angeschlossen zu werden.

Sind dann alle Anastomosen auf ihre Dichtheit überprüft, wird der Blutfluss in der HLM kontinuierlich verringert, so dass das Herz seine Pumpfunktion progredient übernehmen kann.

16.5.4 Die Langzeittherapie des Myokardinfarktes

Das Ziel der Langzeittherapie des Myokardinfarktes ist es, einen Re-Infarkt zu vermeiden und den Betroffenen Patienten ein weiterhin aktives und beschwerdefreies Leben zu ermöglichen.

Zum einen beinhaltet dies eine umfassende Lebensstiländerung (▶ Tab. 34, ▶ Kap. 15), zum anderen die lebenslange Einnahme von Medikamenten:

- Aspirin®
- Beta-Blocker
- ACE-Hemmer
- Statine

Diese Medikamente senken nachweislich die Frühletalität nach überstandenem Myokardinfarkt.

16.6 Komplikationen des Myokardinfarktes

- Herzrhythmusstörungen
- Kardiogener Schock
- Kreislaufstillstand

---

9 IMA = A. mammaria interna (internal mammary artery)
10 RA = A. radialis (Radial-Arterie)

- Linksherzinsuffizienz
- Mitralklappeninsuffizienz
- Myokarditis
- Myokardruptur mit Perikardtamponade
- Papillarmuskelabriss
- Pericarditis
- Sehnenfadenruptur

> **Information**
>
> Die Themen: Herzrhythmusstörungen (▶ Kap. 13), Plötzlicher Herztod (▶ Kap. 15.4), Linksherzinsuffizienz (▶ Kap. 12.2), Myokarditis (▶ Kap. 17.1.9) und Perikarditis (▶ Kap. 17.1.10) werden an den angegebenen Stellen im Buch ausführlicher besprochen.

16.6.1 Der Kardiogene Schock

Unter dem Begriff »Schock« versteht man einen vital bedrohlichen Zustand im Sinne einer schwerwiegenden Kreislaufstörung, bei der die kapilläre Perfusion vermindert ist.

Die Folge daraus ist die Unterversorgung der Gewebe und Organe mit Sauerstoff, daraus resultiert ein anaerober Stoffwechsel mit Laktatbildung, was dann letztendlich in ein Organversagen übergeht.

Es werden der

- Volumenmangelschock,
- Anaphylaktische Schock,
- Neurogene Schock,
- Septische Schock und der
- Kardiogene Schock

voneinander unterschieden. »Gegenstand« dieses Kapitels soll jedoch nur der Kardiogene Schock sein:

Der Kardiogene Schock entsteht durch das Pumpversagen des Herzens. Das Herz ist also nicht (mehr) in der Lage, das benötigte Herzzeitvolumen (HZV) aufzubauen.

Ursachen:

- Myokardinfarkt
- Myokarditis
- Kardiomyopathien
- kardiotoxische Substanzen (z. B. Beta-Blocker-Überdosierung, Zytostatika)
- Herzbeuteltamponade

- Spannungspneumothorax
- Thromben
- Lungenembolie

Symptome:

- Hypotonie
- Kaltschweißigkeit
- Blässe
- thorakale Beschwerden
- Dyspnoe
- gestaute Halsvenen
- Bradykardie oder Tachykardie
- Multiple VES bis hin zum Kammerflimmern
- Lungenödem.

Therapie:
Die Therapie des kardiogenen Schocks zielt auf eine schnellstmögliche Entlastung des Myokards und der Reperfusion der Koronarien:

- Herzbettlagerung
- Sauerstoffgabe, ggf. NIV oder Intubation und Beatmung
- gerinnungshemmende Medikamente, ggf. Lyse-Therapie
- Steigerung des peripheren Widerstandes mit Arterenol®
- Steigerung der Kontraktilität: Adrenalin, Dobutamin, Simdax
- Senkung der Nachlast: Nitro
- Frequenzkontrolle
- PCI
- ggf. Bypass-OP

> **Information**
>
> Die Intraaortale Ballongegenpulsation (IABP) ist, aufgrund weniger positiver Studienenergebnissen, in den letzten Jahren eher in den Hintergrund getreten. Das Verfahren ist relativ kosten- und personalintensiv, ohne jedoch signifikante Erfolge vorweisen zu können.

16.6.2 Mitralklappeninsuffizienz

Die Mitralklappeninsuffizienz ist dadurch gekennzeichnet, dass aufgrund eines Defektes der Mitralklappe in der Systole Blut aus dem Ventrikel zurück in den Vorhof gepresst wird.

Dadurch entsteht eine Art Volumenpendel, so dass permanent Volumen vom Atrium in den Ventrikel und wieder zurück verschoben wird. Dies führt zu einer deutlichen Volumenbelastung des linken Herzens, so dass dies dilatiert. Es folgt weiterhin ein Rückstau in die Pulmonalvenen, woraus eine pulmoale Hypertonie entsteht und diese eine Rechtsherzbelastung nach sich zieht. Wird dieser »Teufelskreis« nicht unterbrochen, mündet die Mitralklappeninsuffizienz in einer globalen Herzinsuffizienz.

Ursachen:

- Zustand nach Myokardinfarkt
- angeborene Mitralklappenfehlbildungen
- DCM (Dilatative Kardiomyopathie)
- Endokarditis
- HOCM (Hypertrophe obstruktive Kardiomyopathie)
- Mitralklappenprolaps
- Rheumatisches Fieber
- Riss der Sehnenfäden
- »Verkalkung« des Klappenringes

Symptome:

- Dyspnoe
- Nächtlicher, unproduktiver Husten (»Herzhusten«)
- Lungenödem
- Ggf. Zeichen der Rechtsherzinsuffizienz
- Stauungsleber
- Stauungsniere
- Halsvenenstauung
- Vorhofflimmern
- Tachyarrhythmia absoluta

Therapie:

- Mitralklappenrekonstruktion
- Mitralklappenprothese

16.6.3 Myokardruptur

Die Myokardruptur ist ein Riss des Herzmuskels.

Ursachen:

- Herzwandaneurysma infolge einer Myokarditis
- Myokardabszess
- Myokardinfarkt
- Myokard-Tumore
- Stumpfes Thoraxtrauma einhergehend mit einer Compressio cordis

Symptome:

- Rezidivierende oder anhaltende Schmerzen im Brustkorb
- Progrediente RR-Verschlechterung
- Synkope
- Ausdehnung der A. carotis

Therapie:

- Operative Korrektur der Bruch-/Rissstelle

16.6.4 Papillarmuskelabriss

Der Papillarmuskel ist für die Tätigkeit der Herzklappen verantwortlich. Die Ruptur (= Riss) geschieht meistens im hinteren Bereich des linken Ventrikels.

Ursachen:

- Spätkomplikation des Myokardinfarktes (die meisten Fälle werden zwischen dem 3. und 12. Tag nach erfolgtem Myokardinfarkt beobachtet)
- Compressio cordis

Symptome:
Die Symptome entsprechen denen der Mitralklappeninsuffizienz.

- Dyspnoe
- Nächtlicher, unproduktiver Husten (»Herzhusten«)
- Lungenödem
- Ggf. Zeichen der Rechtsherzinsuffizienz
- Stauungsleber
- Stauungsniere
- Halsvenenstauung
- Vorhofflimmern
- Tachyarrhythmia absoluta

Therapie:

- Operative Rekonstruktion der beroffenen Herzklappe. Die Letalität ist hierbei relativ hoch, sie beträgt ca. 20 %.

16.6.5 Sehnenfadenruptur

Unter dem Begriff »Sehnenfadenruptur« versteht man den (Ab-)Riss eines Sehnenfadens der Segel der Mitralklappe. Da diese nun nicht mehr

Ventrikelmyokard fixiert ist, kommt es während der Systole zu einem »Rückschlagen« der Mitralklappe in den linken Vorhof.

Ursachen:

- Endokarditis
- Mitralklappeninsuffizienz
- spontane Zerreißungen
- stumpfes Thoraxtrauma
- Wandbewegungsstörungen des linken Ventrikels aufgrund eines Myokardinfarktes

Symptome:
Symptome der Linksherzinsuffizienz, wie z. B.:

- Dyspnoe
- Lungenödem
- Kreislaufversagen

Therapie:

- Operative Klappenrekonstruktion mit Vernähung oder synthetischem Ersatz der Sehnenfaden
- Mitralklappenersatz

17 Differentialdiagnose des akuten Thoraxschmerz

Normalerweise werden in der CPU alle Patienten mit vermeintlich lebensbedrohlichen Thoraxschmerzen vorgestellt, welche dann oftmals in einen anderen Bereich verlegt werden können, da sich alles andere als kardiale Probleme hinter den Symptomen verbergen.

Differentialdiagnostisch gesehen reicht das Spektrum der Thoraxschmerzen von harmlosen Muskel-Skelett-Ursachen bis hin zur akut lebensbedrohlichen Herzereignissen.

Zu den akut lebensbedrohlichen Ereignissen zählen:

- Das ACS
- Die LAE
- Der Spannungspneumothorax
- Die Aortendissektion
- Die Ösophagusruptur
- Das perforierte Magengeschwür

Neben der Differenzierung »akut bedrohlich vs. nicht akut bedrohlich« werden die möglichen Krankheitsbilder in der CPU noch nach weiteren Kriterien unterteilt:

- Kardiale Ursachen
- Pulmonale Ursachen
- Traumatische Ursachen
- Gastroösophageale Ursachen
- Neurologische Ursachen

17.1 Kardiale Ursachen

17.1.1 Akutes Koronarsyndrom

Das akute Koronarsyndrom, oder einfach nur ACS genannt, ist lediglich eine »Arbeitsdiagnose«, also kein eigenständiges Krankheitsbild. Es handelt sich um die Folgen der KHK, welche das Leben von Betroffenen akut gefährden. Hinter dem Begriff »Akutes Koronarsyndrom« verbergen sich mehrere kardiale Krankheitsbilder:

- Instabile Angina Pectoris
- NSTEMI
- STEMI
- Plötzlicher Herztod

Das Thema wird im gleichnamigen Kapitel (▶ Kap. 15) ausführlich dargestellt.

17.1.2 Aortendissektion

Die Aortendissektion ist ein akuter Einriss in die Wandschichten der Aorta. Dabei wird das Blut zwischen die Intima und Adventitia gepresst. Es entsteht eine so genannte »Wühlblutung«, welche sich immer weiter durch die Media durchwühlt, sodass sich der Aortenwand-Einriss in Längsrichtung der Aorta immer weiter ausbreitet.

Dabei bildet sich ein zweites, »falsches«, Gefäßlumen, welches das richtige Lumen ganz oder teilweise abdrückt, wodurch die Organe aus dem entsprechenden Versorgungsgebiet nicht mehr oder nur noch minder durchblutet werden. Problematisch dabei ist, dass sich die Dissektion nicht zwingend anteograd, also »vorwärts«, dem Blutstrom folgend, sondern durchaus auch retrograd, also »rückwärts«, bis zum Herzen ausbreiten kann.

Je nach Lokalisation der Dissektion gibt es verschiedene Klassifikationen (▶ Abb. 71).

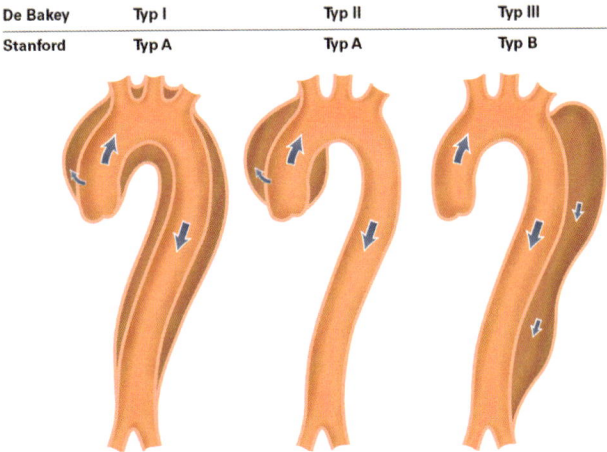

Abb. 71: Klassifikations-Typen der Aortendissektion

International haben sich dabei die DeBakey-und die Stanford-Klassifikationen bewährt (▶ Tab. 41).

17 Differentialdiagnose des akuten Thoraxschmerz

Tab. 41: Erläuterung der Klassifikationen

Klassifikation	Stanford »A«		Stanford »B«
	DeBakey I	DeBakey II	DeBakey III
Definition	Dissektion der Aorta ascendens. Das »falsche« Lumen reicht über den Aortenbogen hinaus.	Dissektion der Aorta ascendens. Das »falsche« Lumen ist auf den Bereich der Aorta ascendens begrenzt.	Dissektion im Bereich der Aorta descendens.

Die zumeist männlichen Patienten, stellen sich häufig wie folgt dar:

- 50.–70. Lebensjahr
- Starke thorakale Schmerzen, in den Rücken ausstrahlend
- Tachykardie
- Hypotonie
- Schock
- Blutdruckdifferenz > 20 mmHg beider Arme (re. > li.)

Diagnostik:
Zusätzlich zur Anamnese, der klinischen Untersuchung inkl. einer Röntgen-Thorax-Untersuchung, dem EKG und dem Bestimmen der Herzenzyme, D-Dimere und Retentionsparameter muss umgehend ein »Notfall-Echo«, also eine Ultraschalluntersuchung des Herzens erfolgen. Weiterhin können eine CT-Untersuchung der gesamten Aorta, eine TEE sowie eine Koronar-Angiographie ergänzend durchgeführt werden.

Therapie:
Die akute Aortendissektion bedarf einer dringen kardiochirurgischen Intervention. Dazu sollte der Patient großzügig analgosediert werden und der systolische RR < 110 mmHg gehalten werden.

Warnung

Muss der betroffene Patient beispielsweise in eine spezielle Herz-/Thorax-Chirurgische Klinik verlegt werden, muss von einer frühzeitigen und gut gemeinten, prophylaktischen Intubationsnarkose dringend abgeraten werden! Aufgrund des durch die Narkose verursachten Spannungsverlustes der (Gefäß-) Muskulatur kann eine plötzliche, letale Vergrößerung der Dissektion begünstigt werden.

17.1.3 Herzinsuffizienz

Von einer Herzinsuffizienz spricht man, wenn trotz ausreichendem Blutvolumen und Füllungsdrücke keine ausreichende Auswurfleistung des Herzens stattfindet und der Organismus entsprechend unterversorgt ist.

Dabei muss man grundsätzlich drei Formen der Herzinsuffizienz unterscheiden:

- Die Rechtsherzinsuffizienz
- Die Linksherzinsuffizienz
- Die Globalinsuffizienz

Das gleichnamige Thema wird im Kapitel 11 Die Koronare Herzkrankheit (▶ Kap. 11) ausführlich dargestellt.

17.1.4 Herzrhythmusstörungen

Kommt es zu Störungen des Herz-Taktes, spricht man von Herzrhythmusstörungen, welche in langsamen (Bradyarrhythmie) und schnellen (Tachyarrhythmie) Formen auftreten können.

Das Thema wird im gleichnamigen Kapitel 9.2 (▶ Kap. 9.2) ausführlich besprochen

17.1.5 Herzvitien

Herzvitien sind Anomalien des Herzens, welche meistens angeboren oder auch »erworben« sein können. Der Begriff beinhaltet sämtliche Formen der Herzfehler bzw. Anomalien:

- Herzklappen
- Herzseptum
- Teile oder das ganze Myokard betreffend

17.1.6 Kardiomyopathie

Die Kardiomyopathie ist eine Erkrankung des Myokards, jedoch ohne den Nachweis einer KHK. Ihr liegen für gewöhnlich mechanische und/oder elektrische Funktionsstörungen zu Grunde. Als Ursache kommen virale und genetische Faktoren in Frage. Es werden die dilatative, die hypertrophe und die restriktive Kardiomyopathie unterschieden.

Die Dialatative (DCM) ist zunächst dadurch gekennzeichnet, dass der linke Ventrikel erheblich vergrößert ist, während im Endstadium das gesamte Herz betroffen ist. Das Resultat daraus sind Störungen der Erregungsleitung, einhergehend mit massiven Rhythmusstörungen, welche häufig im plötzlichen Herztod enden.

Die Hypertrophe (HOCM) ist durch eine asymetrische Verdickung des Myokards des linken Ventrikels gekennzeichnet, was im Spätstadium zu einer Versteifung des Myokards führt. Im Herz-Echo imponieren eine Septumhypertrophie und ein verlagertes Mitralklappensegel, welches den Ausflusstrakt verengt.

Die betroffenen Patienten klagen über Herzrhythmusstörungen, Dyspnoe, Synkopen und ACS-Symptomatik. Auch die HOCM endet oft mit dem plötzlichen Herztod.

Die restriktive Kardiomyopathie zeichnet sich meist durch normal große Ventrikel mit normaler Pumpfunktion aus, jedoch ist das Myokard durch bindegewebsartige Einlagerungen verhärtet. Die Folge daraus ist eine schlechte Füllung während der Diastole, einhergehend mit Stauung in den Vorhöfen und einer Vorhofdilatation.

Die betroffenen Patienten dieser eher seltenen Form der Kardiomyopathie leiden unter den typischen Symptomen einer Herzinsuffizienz.

17.1.7 Tako-Tsubo-Kardiomyopathie

Unter der Tako-Tsubo-Kardiomyopathie versteht man einen »Pseudo-Myokardinfarkt«, man spricht auch vom »Broken-Heart-Syndrome«.

Die Tako-Tsubo-Kardiomyopathie ist noch ein sehr junges »Kind« in der Kardiologie.

Erst Anfang der 1990iger Jahre »entdeckten« japanische Ärzte diese spezielle Form der Kardiomyopathie. Die Patienten stellen sich meist mit der typischen Infarkt-Symptomatik in der Klini vor:

- Plötzlich auftretender Vernichtungsschmerz in der Brust
- Dyspnoe
- Synkopen

Auch die klinischen Untersuchungsergebnisse im Blut – durchaus marginal angestiegene Herzenzyme sowie deutliche Hebungen der ST-Strecke – sprechen zunächst für einen akuten Myokardinfarkt sprechen.

Jedoch findet man in der Herzkatheteruntersuchung keinen Hinweis auf den Verschluss einer der Koronararterien, stattdessen imponiert der linke Ventrikel durch seine pathologische Verformung.

Die Herzspitze ist bauchig verformt und erweitert, während der Ausflusstrakt zur Aorta deutlich verengt ist.

Diese sehr eindrückliche »Verformung« des linken Ventrikels erinnerte japanische Ärzte an eine spezielle Tintenfischfalle, die im Japanischen »Tako-Tsubo« genannt wird. Daher hat die Erkrankung ihren Namen.

Medizinisch ist die Tako-Tsubo-Kardiomyopathie noch relativ wenig erforscht. Vieles basiert bisher auf Vermutungen.

Fakten zur Tako-Tsubo-Kardiomyopathie:

- Sehr oft betrifft diese Erkrankung Frauen nach den Wechseljahren. Annähernd 90 % aller Tako-Tsubo-Kardiomyopathien betreffen diese Patientengruppe.
  Eine bewiesene Begründung dafür gibt es noch nicht, jedoch vermuten Experten eine starke Freisetzung von Stresshormonen als Auslöser. Diese ist auch der Grund, weshalb diese Erkrankung auch »Broken-

Heart-Syndrome« genannt wird. Dazu passt zudem, dass viele betroffene Frauen unmittelbar vor dem »Herz-Anfall« über ein schwerwiegendes psychisches (manchmal auch physisches) Trauma, wie z. B. den Verlust eines nahestehenden Familienangehörigen, Familienstreit oder einen Überfall, berichteten.
- Aus Gewebsbiopsien der Patientinnen konnten Veränderungen der Proteinzusammensetzungen nachgewiesen werden. Weiterhin gab es eindeutige Beweise für eine Überladung mit Stresshormonen (Adrenalin und Noradrenalin), welche nach wenigen Wochen wieder vollständig reversibel waren.
- Die durchaus vital bedrohlichen Attacken können nach heutiger Datenlage wiederholt auftreten. Bei ca. 10 % aller Patientinnen kommt es zu einem oder mehreren Rezidiven.

Weshalb hauptsächlich Frauen von der Tako-Tsubo-Kardiomyopathie betroffen sind, ist aus heutiger Sicht noch nicht vollständig zu beantworten.

Bekannt ist, dass Frauen nach den Wechseljahren der kardioprotektive Effekt des weiblichen Hormons Östrogen fehlt und sie vermutlich deshalb gefährdeter sind.

Positiv an der Tako-Tsubo-Kardiomyopathie ist die Tatsache, dass sich das Herz in 99 % der Fälle wieder vollständig erholt. Lediglich ca. ein Prozent der betroffenen Frauen verstirbt an Komplikationen wie beispielsweise Herzrhythmusstörungen.

Therapie:

- Monitor-Überwachung in einer CCU (in der Akutphase)
- Klinikaufenthalt bis zur vollständigen Erholung der Herzfunktion
- Applikation von Beta-Blocker und ACE-Hemmer
- psychokardiologische, stressabbauende Betreuung

17.1.8 Mediastinitis

Die Mediastinitis ist eine akute, vital bedrohliche infektiöse Entzündung des Mediastinums (Mittelfellraum). Als Ursachen kommen Verletzungen des Ösophagus durch Endoskopien, thorakale Operationen, massives Erbrechen, oder Thoraxtraumata in Frage. Aber auch Gewebeschäden an der Ösophagusschleimhaut, z. B. durch chronisches Sodbrennen oder bei chronischer Refluxösophagitis, können letztendlich zu einer Mediastinitis führen. Die betroffenen Patienten, meist Männer im Alter von ca. 30–50 Jahren, klagen für gewöhnlich über folgende Symptome:

- Allgemeines Unwohlsein mit Fieber und Schüttelfrost
- Schwellung der Halsschleimhaut, einhergehend mit Schluckbeschwerden und Kurzatmigkeit bzw. Atemnot
- Thorakale Schmerzen
- Verwirrtheit

Die Diagnose per CT und Röntgen-Thorax mit nachfolgender Antibiotikatherapie sollte ohne unnötige Verzögerungen vonstattengehen, da die Mediastinitis nach wie vor eine sehr hohe Letalitätsrate von 50 % aufweist und bei den Überlebenden oftmals zu einer Narbenbildung führt, welche zu massiven Funktionsstörungen von Herz und Lunge führen kann.

17.1.9 Myokarditis

Die Myokarditis ist die Entzündung des Herzmuskels. Sie ist mit ca. 20 % eine der häufigsten Ursachen für kardiale Beschwerden bei jungen Erwachsenen.

Die betroffenen Patienten stellen sich oftmals mit den typischen Symptomen einer Virusinfektion (Husten, Diarrhoe, Müdigkeit, Fieber) vor. Jedoch klagen sie zusätzlich auch über

- Atembeschwerden
- Thorakale Schmerzen
- Palpitationen
- Herzrhythmusstörungen

Im EKG zeigen sich u. U. supraventrikuläre oder ventrikuläre Extrasystolen, AV-Block 1. Grades oder auch ST-Veränderungen über der gesamten Brustwand.

17.1.10 Perikarditis

Die Perikarditis ist die Herzbeutelentzündung, welche meistens durch Viren, Bakterien, Mykosen oder Parasiten verursacht wird. Die erkrankten Patienten klagen über Fieber, Husten, Atembeschwerden, retrosternale Schmerzen und Herzrasen.

Im abgeleiteten 12-Kanal-EKG imponieren ST-Hebungen, die u. U. die gesamte Brustwand und manchmal auch noch die Ableitungen II, III und AVF betreffen.

17.2 Pulmonale Ursachen

17.2.1 Lungenembolie/Lungenarterienembolie

Die LAE ist ein durch einen Embolus entstandener Verschluss oder aber eine massive Verengung einer Lungen- oder Bronchialarterie.

Fast immer handelt es sich bei der LAE um einen Thrombus, der aus der unteren Körperregion, z. B. aufgrund einer tiefen Beinvenenthrombose, durch die Vena Cava Inferior in das rechte Herz und dann in die Lungenstrombahn gelangt. Dennoch gibt es mehrere Ursachen einer Lungenembolie:

- Embolie mit Fremdmaterial
- Fettembolie
- Knochenmarksembolie
- Luftembolie
- Septische Embolie
- Thrombembolie (Hauptursache)
- Tumorembolie

Auf den ersten Blick lässt sich die Lungenembolie nicht immer eindeutig von einem Herzinfarkt unterscheiden, da ihre möglichen Symptome denen eines Myokardinfarktes sehr ähnlich sein können:

- Dyspnoe
- Hämoptysen
- Husten
- Schweißausbruch
- Schwindel
- Synkope
- Tachykardie
- Tachypnoe
- Thorakale Schmerzen
- Zyanose

Im EKG, welches innerhalb der ersten 10 Minuten nach CPU-Aufnahme vorliegen soll, können folgende LAE-typische Veränderungen auftreten:

- ein Rechtstyp
  Aufgrund der Rechtsherzbelastung verschiebt sich die Herzachse.
- die SI/QIII-Konfiguration
- In den Ableitungen I und III zeigen sich pathologische Veränderungen in Form einer signifikanten S-Zacke in Ableitung I sowie einer deutlichen Q-Zacke in Ableitung III.
- ein P-pulmonale
- Aufgrund einer Druck- oder Volumenbelastung zeigt sich eine auf ≥ 0,2 mV erhöhte P-Welle in den Ableitungen II, III und AVF.
- T-Negativierungen in V1–3
- Unter normalen Umständen ist die T-Welle in den Ableitungen III und V1 negativ. Eine negative T-Welle in V2 und V3 deutet auf eine Sauerstoffunterversorgung des Herzens hin.
- ein (neu aufgetretener) Rechtsschenkelblock
  Der Rechtsschenkelblock ist eine Erregungsleitungsstörung im rechten Tawara-Schenkel. Typisch für alle Schenkelblockarten ist die eindrückliche »M-Konfiguration«, die beim Rechtsschenkelblock in den Ableitungen V1 und V2 auftritt.

Ähnlich wie das EKG ist auch die Blutgasanalyse ein sehr schnelles »Instrument« zur Identifizierung einer akuten Lungenembolie. Die betroffenen Patienten weisen für gewöhnlich erniedrigte pO2-und pCO2-Werte auf. Das erniedrigte pO2 ist Ausdruck der reduzierten Sauerstoffversorgung des Körpers durch die Embolie. Das niedrige pCO2 ist das Ergebnis der Tachypnoe, welche der Körper als Kompensationsmechanismus der verschlechterten Sauerstoffzufuhr zu nutzen versucht.

17.2.2 Lungeninfarkt

Der Lungeninfarkt ist eine mögliche Komplikation der Lungenembolie und wird durch einen vollständigen Verschluss eines Pulmonalarterienastes verursacht.

Dadurch sinkt der pulmonale Durchblutungsdruck, was wiederum eine Hypoxie nach sich zieht, welche in einer Gewebsnekrose endet.

Lungeninfarkte kommen, insbesondere bei kardial vorgeschädigten Patienten, bei ca. 10 % aller Lungenembolien vor. Die betroffenen Patienten klagen über Atemnot, Hämoptysen und thorakale Schmerzen.

17.2.3 Malignom

Malignome sind bösartige Tumore, welche im ganzen Körper vorkommen können und je nach Lokalisation thorakale Beschwerden verursachen können.

17.2.4 Pneumonie

Die Pneumonie ist eine chronische oder akute Entzündung des Lungengewebes, welche hauptsächlich durch Einatmung von Bakterien, Pilzen, Viren, toxischen Gasen oder durch Aspiration von Magensaft verursacht wird. Der Patient hat Fieber und Husten und klagt über atemabhängige thorakale Schmerzen. Aufgrund des sich ansammelnden Exsudates in den Alveolen kommt es zur verminderten Lungenfunktion mit daraus resultierender Atemnot und Hypoxie, so dass diese Patienten eine »Bedarfstachypnoe« entwickeln.

17.2.5 Spannungspneumothorax

Der Spannungspneumothorax ist eine akute vital gefährdende »Erkrankung« des Patienten. Aufgrund einer (zumeist Überdruck-) Verletzung der Lunge strömt die Einatmungsluft in den Pleuraspalt. Das Luftvolumen im Pleuraspalt wird dann mit jedem Atemzug größer, so dass die intrathorakalen Organe immer mehr verdrängt und die großen Blutgefäße abgedrückt werden. Die Betroffenen leiden unter:

- Dyspnoe
- Hypotonie
- Hypoxie
- Tachykardie
- Schock
- Zyanose

Der Spannungspneumothorax kann sich innerhalb weniger Atemzüge zu einem lebensbedrohlichen Notfall entwickeln. Visuell imponieren deutlich sichtbare Halsvenen sowie ein mehr oder weniger stark ausgeprägtes Hautemphysem im oberen Thorax und Gesicht des Patienten. Bei der körperlichen Untersuchung fällt weiterhin ein auskultatorisch einseitig belüfteter Thorax auf, welcher bei der Percussion durch einen hypersonoren Klopfschall auf der nicht belüfteten Seite imponiert.

Befindet sich der Patient bereits in einem akut lebensbedrohlichen Zustand, muss der Spannungspneumothorax umgehend entlastet werden. Normalerweise geschieht dies durch die Anlage einer Thoraxdrainage. Dauert jedoch die Vorbereitung und Durchführung dieser Drainage absehbar zu lange, kann mittels einer ca. 8–10 cm langen Nadel eine Entlastungspunktion durchgeführt werden.

Dazu wird die Nadel entweder im 2./3. Interkostalraum, medioclaviculär (Monaldi-Position) oder aber Im 4./5. Interkostalraum in der hinteren Axillarlinie (Bülau-Position) auf der betroffenen Thoraxseite eingeführt. Daraufhin wird die Luft leise, aber dennoch hörbar entweichen und der Zustand des Patienten verbessert sich rasch.

17.3 Traumatische Ursachen

17.3.1 Rippenfraktur

Die Rippenfraktur ist ein Bruch der Rippen, der in den meisten Fällen durch ein stumpfes, also nicht penetrierendes, Thoraxtrauma entsteht. Als Risikofaktor Nr. 1 gilt neben dem Verkehrsunfall das intensive Ausüben von Sport. Ballsportarten wie Fußball, Handball, aber auch Kampfsportarten wie z. B. Kick-/Thaiboxen stehen in den Statistiken ganz oben.

Dabei gilt, je älter der Mensch, desto größer die Gefahr einer Fraktur.

Tritt eine Rippenfraktur bereits bei einem geringen, inadäquaten Trauma auf, muss dies als pathologisch gewertet werden und die Grunderkrankung identifiziert werden. Zumeist liegt dann eine Osteoporose oder aber eine Tumorerkrankung mit Knochenmetastasen zu Grunde.

17.3.2 Rippenkontusion

Die Rippenkontusion ist eine Prellung der Rippen durch ein stumpfes, also nicht penetrierendes, Thoraxtrauma im Rahmen eines Verkehrsunfalles, Sturzes oder einer sportlichen Aktivität wie z. B. Kampfsport, Fußball, Handball, Skifahren usw.

Die plötzliche Gewalteinwirkung auf den Thorax führt zur Kompression des Gewebes oberhalb der Rippen, was zu Verletzungen kleiner Gefäße sowie Irritationen der Nervenenden der Knochenhaut führt.

17.4 Gastroösophageale Ursachen

17.4.1 Boerhaave-Syndrom (Ösophagusruptur)

Unter dem Begriff »Boerhaave-Syndrom« versteht man die komplette Ruptur sämtlicher Wandschichten der Speiseröhre (Ösophagus). Meistens tritt die Ruptur am distalen Ende der Speiseröhre auf, also direkt oberhalb des Diaphragmas.

Als Ursache wird der hohe Druckanstieg im Ösophagus während des Hustens oder Erbrechens angenommen. Meistens geht der Ruptur des Ösophagus ein exzessives »Fressgelage«, »Fressattacken« im Rahmen von Essstörungen oder exzessiver Alkoholgenuss voraus. Aufgrund der anatomischen Nähe des Ösophagus zum Herzen werden die gleichen Schmerzrezeptoren aktiviert, weshalb sich das Boerhaave-Syndrom kaum vom akuten Myokardinfarkt unterscheidet:

- Stärkster Retrosternalschmerz (»Vernichtungsschmerz«)
- Dyspnoe
- Schock
- Erbrechen (ggf. mit Hämatemesis)
- Hautemphysem

17.4.2 Cholezystitis

Die Cholezystitis ist eine chronische oder akute Entzündung der Gallenblase, meistens in Verbindung mit Gallensteinen. Die betroffenen Patienten klagen über starke Schmerzen im (rechten) Oberbauch, welche z. T. in den Rücken und/oder in die rechte Schulter ausstrahlen.

17.4.3 Pankreatitis

Die Pankreatitis ist eine chronische oder akute Entzündung der Bauchspeicheldrüse. Hierbei ist die akute Pankreatitis als vital bedrohlich einzustufen.

Die Patienten klagen dabei über »gürtelförmige« Schmerzen im Oberbauch, bei der körperlichen Untersuchung imponiert ein »gummiartiges« Abdomen. Weiterhin können die Betroffenen folgende Symptome aufweisen:

- Übelkeit und Erbrechen
- Blähungen
- Darmlähmungen bis hin zum paralytischen Ileus
- Schocksymptome
- Tachykardie
- Hypotonie
- Fieber
- Aszites
- Ikterus

17.4.4 Refluxösophagitis

Die Refluxösophagitis ist eine durch »Aufstoßen« von saurem Magensaft verursachte Entzündung der Speiseröhre. Dadurch entstehen erosive Schäden an der Ösophagusschleimhaut, welche Sodbrennen, Schluckbeschwerden und retrosternale Schmerzen verursachen können.

17.4.5 Ulcus duodeni

Das Ulcus duodeni ist ein Geschwür (Ulcus) des Zwölffingerdarms. Ausgelöst wird es beispielsweise durch die Einnahme von nichtsteroidalen Antirheumatika (NSAR) wie z. B. Arcoxia®, Diclofenac®, Ibuprophen® usw.

Die typischen Symptome sind:

- Oberbauchschmerzen
- Nüchternschmerz
- Nachtschmerz
- Besserung nach Nahrungsaufnahme
- Übelkeit
- Erbrechen

17.4.6 Ulcus ventriculi

Das Ulcus ventriculi ist ein Magenschleimhautgeschwür, welches durch verschiedene Erkrankungen ausgelöst werden kann:

- Gastritis
- NSAR, wie z. B. ASS®, Indo Top® oder Diclofenac®
- Nikotinabusus, Alkoholabusus
- Zollinger-Ellison-Syndrom

- Hyperparathyreoidismus
- Psychische Faktoren (Stress)

Klinisch fallen diese Patienten durch epigastrische Schmerzen auf, welche im Zusammenhang mit der Nahrungsaufnahme auftreten. Zumeist klagen sie über Schmerzen nach dem Essen oder nachts. Jedoch kann dies auch variieren.

17.5 Neurologische Ursachen

17.5.1 Bandscheibenprolaps

Ein Bandscheibenprolaps ist die langsam fortschreitende oder plötzliche »Verschiebung« des Gallertkerns (Nucleus pulposus) der Bandscheibe nach hinten (dorsal) oder zur Seite (lateral) heraus. Dadurch können Nervenwurzeln oder auch das Rückenmark massiv komprimiert werden.

Dies kann zu Parästhesien, Lähmungen und stärksten Schmerzen führen.

17.5.2 Herpes Zoster

Das Auftreten einer Herpes-Zoster-Erkrankung ist die zweite Manifestation des Betroffenen mit Varizella-Zoster-Viren, welche meistens auch als Windpocken-Viren bekannt sind. Je nachdem welche Ganglien betroffen sind, können die betroffenen Patienten über starke thorakale Beschwerden klagen, was durchaus zur Fehldiagnose »V. a. ACS« führen kann. Ca. drei Tage nach dem Auftreten der Symptome beginnt der Herpes »zu blühen« und man kann stecknadelkopf- bis reiskorngroße wasserklare Bläschen erkennen.

17.5.3 Kokain-Intoxikation

Die Kokain-Intoxikation ist im ersten Moment schwierig zu erkennen, da sie keine eindeutigen Leitsymptome hat. Die betroffenen, zumeist jüngeren Patienten fallen zunächst durch die psychogene Wirkung des Kokains auf, wobei diese durchaus starken Schwankungen unterliegen können:

- Innere Erregung
- Existenzängste
- Extreme Euphorie
- Stark gesteigertes Lustgefühl
- Psychosen
- Halluzinationen

- Körperliche Unruhe
- Kaltschweißigkeit

Im weiteren Verlauf, und natürlich auch dosisabhängig, kommen kardiale Effekte zum Tragen:

- Tachykardie
- Hypertonie
- Tachypnoe

Aufgrund der zerebralen Wirkung des Kokains werden körpereigenen Katecholamine ausgeschüttet, was wiederum zu generalisierten Gefäßspasmen führt. Dies wiederum bedeutet, dass die Organe – insbesondere das Herz – mit weniger Sauerstoff versorgt werden, diesen jedoch aufgrund des gesteigerten Sauerstoffbedarfs durch die Katecholamine dringend benötigen. Die Folgen daraus sind:

- Herzrhythmusstörungen bis hin zum Kammerflimmern
- Akuter Myokardinfarkt

17.5.4 Spinalkanalstenose

Die Spinalkanalstenose ist eine oftmals degenerativ bedingte Verengung des Spinalkanals. Die betroffenen Patienten klagen über Schmerzen, die Unfähigkeit längere Strecken zu gehen oder Parästhesien.

17.5.5 Radikulopathie

Die Radikulopathie ist eine Schädigung von einer oder mehreren Nervenwurzeln (= Polyradikulopathie), einhergehend mit Parästhesien, Lähmungen oder z. T. stärksten Schmerzen.

Werden durch mehrere betroffene Nervenwurzeln das Zwerchfell und die Atemhilfsmuskulatur beeinträchtigt, kann es zum Atemstillstand kommen.

18 Der Herzschrittmacher und AICD/S-ICD

Herzschrittmacher sind (inzwischen) kleine Aggregate, welche elektrische Impulse an das Herz abgeben und dadurch das Myokard zur Kontraktion »animieren«. Waren diese Geräte früher noch starr an eine voreingestellte Impuls-Frequenz gebunden, arbeiten neuere Schrittmacher im »Demand-Modus«, also auf »Abruf«. Dabei sind diese Geräte auch in der Lage, bei Belastungssituationen wie z. B. Treppensteigen, schnelleres Gehen usw. eine schnellere Frequenz zu gewährleisten (▶ Abb. 72).

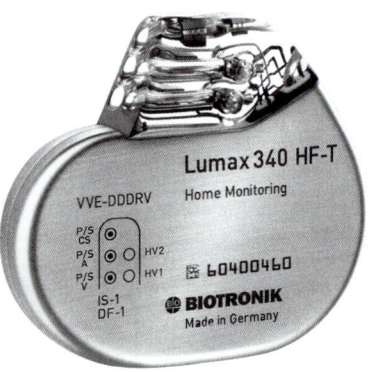

Abb. 72: Herzschrittmacher-Aggregat, mit freundlicher Genehmigung der Firma Biotronik

Dabei sind Herzschrittmacher keine Erfindung der vergangenen 20–30 Jahre. Bereits 1930 wurden Patienten mit einem Schrittmachergerät ausgerüstet. Das Gerät wurde extern des Patienten über eine Nadelelektrode im rechten Vorhof verbunden und wog mehr als 7 Kilogramm, was die Mobilität des Patienten denkbar einschränkte, zumal das Gerät bereits nach weniger als 10 Minuten erschöpft war und neu geladen werden musste. Im Vergleich dazu haben die heute verwendeten Geräte eine »Laufzeit« von ungefähr 7–10 Jahren, bei einer Größe die unwesentlich größer ist, als eine Streichholzschachtel.

28 Jahre nach dem ersten Einsatz eines Schrittmachers im Jahr 1958, wurden die ersten implantierbaren Herzschrittmacher den Patienten eingesetzt. In den folgenden Jahren hat sich die Größe und Funktionsweise mehr und mehr weiterentwickelt. Als jüngstes »Kind« in der Schrittmachertherapie ist die Kardiokapsel »Micra®« zu nennen. Dieser Schrittmacher ist so klein wie eine große Tablette und wird über eine große Beinvene, z. B. V. femoralis, im rechten Ventrikel platziert. Hier wird sie

dann mit flexiblen Ankern am Endokard fixiert. Wird die Kardiokapsel im späteren Verlauf nicht mehr gebraucht oder ist die Batterie erschöpft (nach ca. 10 Jahren), kann die Kapsel im Herzen verbleiben. Sollte der Patient weiterhin einen Schrittmacher benötigen, kann entweder eine zweite Kapsel eingesetzt oder auf ein »altherkömmliches« Gerät gewechselt werden.

Als weitere Besonderheit sind die »Automatisch-implantierbaren-Cardioverter-Defibrillatoren« (AICD) und die »Subkutan-implantierbaren-Kardioverter-Defibrillatoren« (S-ICD) zu nennen. Dies sind implantierte Defibrillatoren, welche bedrohliche tachykarde Rhythmusstörungen und natürlich auch das Kammerflimmern selbstständig erkennen und durch entsprechende Stromimpulse therapieren bzw. auch defibrillieren.

18.1 Herzschrittmacherimplantation

Der Herzschrittmacher wird normalerweise unterhalb der rechten oder linken Clavicula positioniert. Über einen kleinen Hautschnitt, welcher in Lokalanästhesie durchgeführt wird, wird das Gerät subcutan implantiert. Die Elektroden werden dabei über die große Hohlvene in das Herz vorgeschoben und – je nach System – im rechten Vorhof oder Ventrikel verankert.

18.2 Herzschrittmachersysteme

Es werden drei unterschiedliche Schrittmachersysteme voneinander unterschieden:

- Einkammersystem
- Zweikammersystem
- Dreikammersystem

18.2.1 Einkammersystem

Einkammersysteme sind dadurch gekennzeichnet, dass sie nur eine Elektrode haben, welche entweder im rechten Vorhof oder im rechten Ventrikel positioniert wird. Diese Systeme werden nur noch selten verwendet bzw. eher noch als Notlösung (▶ Abb. 73).

Abb. 73:
Einkammerschrittmacher, mit freundlicher Genehmigung von BIOTRONIK SE & Co. KG

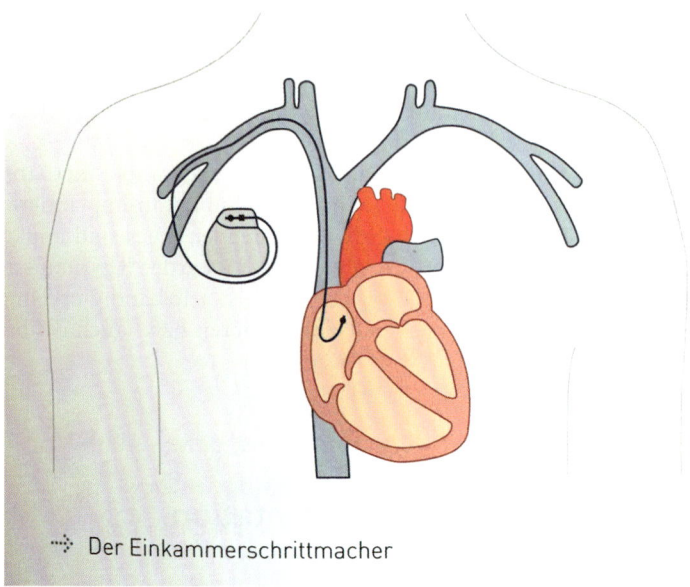

⇢ Der Einkammerschrittmacher

18.2.2 Zweikammersystem

Zweikammersysteme haben zwei Elektroden, von denen je eine im rechten Vorhof bzw. im rechten Ventrikel verankert ist. Dabei kann der Schrittmacher dann den Vorhof und die Kammer überwachen und entsprechend stimulieren (▶ Abb. 74).

Abb. 74:
Zweikammerschrittmacher, mit freundlicher Genehmigung von BIOTRONIK SE & Co. KG

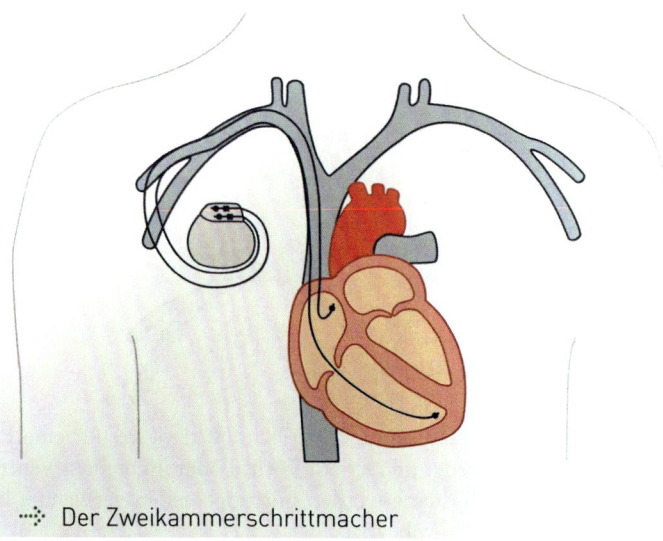

⇢ Der Zweikammerschrittmacher

18.2.3 Dreikammersystem

Dreikammersysteme besitzen drei Elektroden, von denen eine im rechten Vorhof, eine im rechten Ventrikel und eine im linken Ventrikel etabliert wird. Diese Art von Herzschrittmacher wird zur Kardialen Resynchronisationstherapie (CRT) bei pharmakologisch nicht therapierbarer Herzinsuffizienz eingesetzt (▶ Abb. 75, ▶ Kap. 18.6 Die Kardiale Resynchronisationstherapie).

18.3 Der NBG-Schrittmachercode

Der NBG-Schrittmachercode ist eine seit 1988 eingeführte und 2002 modifizierte international verwendete Einteilung von Herzschrittmachern, welche sich auf den exakten Ort, die Betriebsart, Programmierbarkeit, Telemetrie und Art der Stimulation bezieht.

Zur Namensgebung des Codes wurden die Abkürzungen der »North American Society of Pacing and Electrophysiology« (NASPE) und die der »British Pacing and Electrophysiology Group« (BPEG) miteinander vereint:

- NBG-Code = NASPE/BPEG-Generic Pacemaker Code

Mit Hilfe dieses Pacemaker-Codes ist eine schnelle und exakte Einordnung des Herzschrittmachers sowie eine Anpassung an die Bedürfnisse des Patienten möglich. Die NBG-Schrittmacherkodierung sieht insgesamt fünf Untergruppen, welche durch einzelne Buchstaben benannt sind, vor (▶ Tab. 42).

Der erst genannte Buchstabe gibt den Stimulationsort des Herzschrittmachers an:

- 0 → keine Stimulation (das Gerät ist noch nicht implantiert)
- A → Atrium
- V → Ventrikel
- D → Dual, Atrium **und** Ventrikel
- S → Single, nur ein Ventrikel wird stimuliert

Der Buchstabe, der an der zweiten Stelle steht, gibt den Dedektionsort (Ort der Wahrnehmung) an. Hier werden die gleichen Buchstaben wie bei Position eins verwendet:

- 0 → keine Stimulation (das Gerät ist noch nicht implantiert)
- A → Atrium
- V → Ventrikel

- D → Dual, Atrium und Ventrikel
- S → Single, Dedektion erfolgt in nur einem Ventrikel

Der Buchstabe an der dritten Stelle gibt die Betriebsart des Schrittmachers an:

- 0 → keine Funktion
- T → Triggered (ausgelöst)
- I → Inhibited (gehemmt)
- D → Dual (T+I)

Im getriggerten Modus erkennt das Zweikammersystem die Patienteneigenaktion im Vorhof und gibt dann den Impuls an den Ventrikel weiter. Der Vorhofimpuls löst also die Impulsabgabe in den Ventrikel aus.

Im inhibierten Modus erkennt das Gerät die Eigenaktion des Herzens und unterdrückt dadurch die maschinelle Impulsabgabe.

Der duale Modus ist die Kombination aus getriggert und inhibiert.

Der an vierter Stelle genannte Buchstabe gibt Auskunft über die Möglichkeit der Programmierbarkeit, Telemetrie und Frequenzadaption des Schrittmachers.

- 0 → Gerät nicht programmierbar
- P → Programmierbar
- M → Mehrfach programmierbar
- C → Telemetrie (C = Communication) ist möglich
- R → Ratenmodulation (Schrittmacher kann an belastungsinduziertes Signal angepasst werden

Die Buchstaben P, M und C werden seit der Revision des Schrittmachercodes 2002 nicht mehr genannt, da heutige Herzschrittmacher über alle diese Funktionen verfügen.

Der an fünfter Stelle und somit als letzte genannte Buchstabe gibt Auskunft über den Ort der Mehrstellen-Stimulation. Wenn also beispielsweise im Ventrikel stimuliert wird, dann wird dieser an mehreren Stellen gleichzeitig stimuliert.

- 0 → keine Stimulation (das Gerät ist noch nicht implantiert)
- A → Atrium
- V → Ventrikel (ggf. auch biventrikulär, d. h., im rechten und linken Ventrikel)
- D → Dual, Atrium und Ventrikel

Kategorie	I Stimulationsort	II Registrierungsort	III Betriebsart	IV Frequenzadaptation	V Multifokale Stimulation	Tab. 42: Der revidierte NASPE/BPEG-Code von 2002
Inhalt	0 (keiner)	0 (keiner)	0 (keine)	0 (keine)	0 (keine)	
	A (Atrium)	A (Atrium)	T (getriggert)	R (adaptiv)	A (Atrium)	
	V (Ventrikel)	V (Ventrikel)	I (inhibiert)	-	V (Ventrikel)	
	D (Dual A+V)	D (Dual A+V)	D (Dual T+I)	-	D (Dual A+V)	
	S (Single A/V)	S (Single A/V)	-	-	-	

18.4 Der Automatisch-implantierbare-Cardioverter-Defibrillator (AICD)

Der AICD wird wie ein gewöhnlicher Herzschrittmacher subcutan, meist links subclaviculär, in Lokalanästhesie implantiert. Die Drähte, welche das Herz überwachen und bei Bedarf automatisch defibrillieren, werden durch eine Vene in das Herz vorgeschoben und dort verankert.

Da das Aggregat etwas größer ist als ein normaler Herzschrittmacher, kommt es insbesondere bei schlanken Patienten visuell mehr zum Tragen, lässt sich aber dennoch problemlos unter einem Hemd oder einer Bluse verbergen.

18.5 Der Subcutan-implantierbare-Cardioverter-Defibrillator (S-ICD)

Der S-ICD ist in seiner Funktion identisch mit dem herkömmlichen AICD. Auch hier wird das Aggregat in lokalanästhesie subcutan implantiert. Jedoch wird zur Implantation des S-ICD der Hautschnitt nicht subclaviculär, sondern im Bereich der Medioaxillärlinie gesetzt, um dort das Gerät einzusetzen. Die notwendigen Drähte werden auch nicht wie gewöhnlich transvenös in das Herz geführt, sondern werden im Subcutangewebe unter der Brust vor bzw. um das Herz geführt.

Aufgrund seiner anatomisch »versteckten« Position wird dieses Gerät besonders gern bei jungen, schlanken Frauen gewählt.

18.6 Die Kardiale Resynchronisationstherapie (CRT)

Bei der Kardialen Resynchronisationstherapie (CRT) wird ein spezieller »Herzinsuffizienz-Schrittmacher« eingesetzt. Dieser funktioniert, wie die zuvor genannten Schrittmacher auch, mittels elektrischer Impulse. Jedoch stellt bei dieser Form der Therapie nicht die bradycarde- oder tachycarde Herzrhythmusstörung die Indikation, sondern die Herzschwäche. Für die Herzinsuffizienz-Therapie wird jeweils eine Elektrode im rechten und linken Ventrikel positioniert sowie eine im rechten Vorhof. Aufgrund dieser speziellen Positionierung der Elektroden kann das rhythmische Zusammenspiel von Vorhof und Kammer sowie die synchrone Funktion der Ventrikel und somit eine deutlich bessere Pumpfunktion des Herzens hergestellt werden.

Sollte dieser Patient im weiteren Verlauf bedrohlich bradykard werden oder gefährlich tachykarde Rhythmusstörungen entwickeln, wird der CRT-Schrittmacher, je nach Geräteausführung, auch hier therapeutisch eingreifen (▶ Abb. 75).

Abb. 75:
CRT-Schrittmacher, mit freundlicher Genehmigung von BIOTRONIK SE & Co. KG

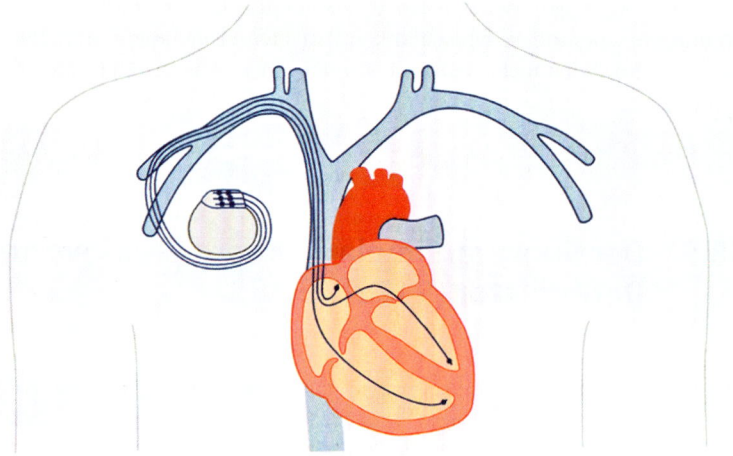

18.7 Passagere Schrittmacher

Passagere Schrittmacher werden hauptsächlich in den kardiologischen Überwachungseinheiten wie z. B. Intensivstationen oder Intermediate Care Stationen und den Chest Pain Units verwendet.

Dazu wird die Schrittmachersonde, ähnlich wie bei der ZVK-Anlage, beispielsweise über die V. jugularis in das rechte Herz eingeschwemmt. Das Schrittmacheraggregat verbleibt außerhalb des Patienten, von wo aus die einzelnen Parameter dem Patienten entsprechend eingestellt werden.

> **Warnung**
>
> I. d. R. wird der passage Schrittmacher über die rechte V. jugularis eingeschwemmt. Aus diesem Grund ist die Punktion dieser Vene für eine VVK-Anlage als äußerst ungünstig zu bewerten und sollte daher unterlassen werden.

Da die Anlage eines passageren Schrittmachers unter Röntgendurchleuchtung stattfindet, müssen neben den hygienischen Bedingungen auch die entsprechenden radiologischen Sicherheitsvorkehrungen beachtet werden. Dies erfordert einen relativ hohen Personal- und Zeitaufwand, weshalb diese Form der Schrittmachertechnik im akuten Notfall nicht geeignet ist.

18.8 Transkutaner Schrittmacher

Transkutane Schrittmacher (hin und wieder auch Notfall-Schrittmacher genannt) stimulieren das Herz über spezielle Defibrillations-/Schrittmacher-Klebeelektroden mit elektrischen Impulsen. Ihr Einsatz ist temporär und nur für Notfallsituationen gedacht, wenn die entsprechenden Medikamente nicht (schnell genug) wirken oder nicht verfügbar sind.

Die elektrische Energie, die während des Impulses abgegeben wird, durchfließt das Herz und führt zu einer Depolarisation der Herzmuskelzellen. Dies wiederum geht dann mit einer Kontraktion des Myokards einher.

Die Einleitung der transkutanen Herzschrittmachertherapie ist in ihrer Handhabung relativ einfach und unkompliziert. Dennoch bleibt sie, insbesondere wegen der möglichen Komplikationen, primär dem Arzt vorbehalten.

Trotzdem müssen auch Pflegeexperten in der Chest Pain Unit die Indikation, Durchführung und die Komplikationen der externen, nicht invasiven Schrittmachertherapie kennen und beherrschen, denn nicht immer steht in der Akutsituation sofort ein erfahrener Arzt zur Verfügung, so dass das »arztfreie Intervall« überbrückt werden muss.

Moderne Notfall-Schrittmacher sind in der EKG-Defibrillator-Einheit integriert. Sie sind starrfrequent oder im Demand-Modus einstellbar, die Impulsamplitude ist zwischen 0 und 210 mA variabel. Geräte der neueren Generation verfügen über eine variable Frequenzeinstellung von 40/Min. bis z. T. über 180/Min. Aus diesem Grund sind die neueren Notfall-Schrittmacher zur Behandlung von Bradykardien wie auch zum Overdrive-Pacing bei tachykarden Rhythmusstörungen geeignet.

18.8.1 Indikationen

Bradykardie:

- Adam-Stokes-Anfälle
- Synkopen bei HF unter 50–60/Min.
- AV-Blockierungen
- Bradykarde Herzinsuffizienz
- Bradyarrhythmia absoluta
- Pathologische Sinusbradykardie
- Ggf. Hyperkaliämie
- Ggf. Digitalis-Überdosierung

Tachycardie/Overdrive-Pacing:

- Synkopen bei HF über 120/Min.
- Tachykarde, medikamentös refraktäre Rhythmusstörungen

Information

Beim Overdrive-Pacing dient die Frequenzsteigerung zur Unterdrückung der ektopischen Aktivität des Herzens. Dies geschieht, indem die Herzfrequenz soweit beschleunigt wird, bis die »Eigen-Tachykardie« überholt und vom Herzen übernommen wird. Wenn das Herz auf die elektrischen Impulse des Schrittmachers entsprechend reagiert, wird die Herzfrequenz in »kleinen Schritten« soweit gesenkt, bis der Sinusknoten wieder einen normofrequenten Rhythmus vorgibt. Der Schrittmacher wird dann ausgeschaltet.

Durchführung:

- Patienten Check gemäß ABCDE-Schema inkl. Monitoring.
- Reanimationsbereitschaft herstellen.
- Patient informieren, was jetzt mit/an ihm gemacht wird.

18.8 Transkutaner Schrittmacher

- Patient in eine für ihn angenehme und situationsgerechte halbsitzende oder liegende Position bringen.
- Wenn noch nicht geschehen: Intravenösen Zugang legen.
- Ggf. Atropin-Versuch.
- Analgesie (z. B. Morphin 2–5 mg i. v.).
- Positionierung der Schrittmacher-Elektroden:
  Die Klebeelektroden des externen Schrittmachers müssen so platziert sein, dass der elektrische Impuls möglichst das gesamte Herz erreicht.
  Die Schrittmacher - Klebeelektroden werden wie zur Defibrillation oder Kardioversion am Patienten platziert:
  - 1. (Sternum) → re. para Sternal, unter die Clavicula
  - 2. (Apex)   → zwischen Herzspitze und Medio- Axillar-Linie

Alternativ können die Klebeelektroden auch in der Anterior-Posterior-Position aufgeklebt werden.
Diese Elektrodenposition wird vor allem dann bevorzugt eingesetzt, wenn der Patient noch ansprechbar bzw. noch so kreislaufstabil ist, dass er entweder kurz aufgerichtet oder zur rechten Seite gedreht werden kann.

- Schrittmacherfunktion einschalten. Dabei den »Demand-Modus« aktivieren.
- Schrittmacherfrequenz auf ca. 70–80 bpm einstellen.
- Energie-Level einstellen und auf Effektivität kontrollieren (entspricht die eingestellte Frequenz der tastbaren Pulsfrequenz?).
- Re-Assessment des ABCDE-Schemas.
- Transport/Verlegung des Patienten ins HKL oder eine kardiologische Überwachungseinheit.

> **Warnung**
>
> Das einzustellende Energie-Level ist von Patient zu Patient unterschiedlich. Die von manchen Autoren empfohlene »Faustformel« zur Schrittmachereinstellung 70 bpm + 70 mA trifft bei vielen Patienten zu, aber eben nicht bei allen.

Insbesondere bei adipösen oder emphysematischen Patienten sind 70 mA oftmals nicht ausreichend.

Hier empfiehlt es sich, zunächst mit 100 mA zu starten, um dies dann nach oben oder nach unten zu korrigieren. Grundsätzlich gilt, dass so wenig Energie wie möglich, aber so viel Energie wie nötig eingestellt werden soll. Reagiert das Herz auf die Schrittmacher-Impulse beispielsweise bei 70 mA, dann versuchen Sie ob ggf. auch 60 oder 50 mA ausreichend sind.

Behalten Sie während der externen Schrittmacher-Therapie stets den tatsächlichen Puls (z. B. über die Pulswelle der Sauerstoffsättigungskurve) im Blick. Je nach Zeitdauer und Zustand des Patienten kann es sein, dass die eingestellte mA-Zahl nicht mehr ausreicht und die Energie erhöht werden muss.

18.8.2 Komplikationen

Die Komplikationen, die in der zuvor gelösten Notfallsituation auftreten können, sind fast ausschließlich gerätetechnische Probleme:

- Frühzeitige Batterieerschöpfung
- Diskonnektion der Elektroden
- Störungen der Impulsbildung
- Rhythmusstörungen
- Parasystolie
- Elektromagnetische Störeinflüsse

19 Pflegerische Maßnahmen

Die pflegerischen Maßnahmen der speziellen CPU-Pflege unterscheiden sich in vielerlei Hinsicht von den Pflegetätigkeiten der Intensivpflege und der »normalen« Krankenpflege.

Tätigkeiten wie z. B. spezielle Mund-, Augen- oder Nasenpflege, Ganzkörperwaschung, Mobilisation der Patienten usw. stehen in der CPU nicht im Vordergrund, da die CPU weniger eine Pflegestation, sondern eher eine Notaufnahme und Diagnostikstation ist.

19.1 Patientenaufnahme

Patienten, die in der Chest Pain Unit aufgenommen werden, sind oft schmerzgeplagt, haben Todesangst und sind innerlich sehr unruhig.

Weiterhin kann sich der Gesundheitszustand bei dieser Patienten-Klientel augenblicklich massiv verschlechtern.

Daher muss bei der Aufnahme Ruhe und Sicherheit vermittelt werden. Grundsätzlich gilt:

- Die Patientenaufnahme muss ruhig, sachlich und zielgerichtet erfolgen.
- Ist der zuständige Arzt bei der Patientenübernahme vom Rettungsdienst nicht sofort verfügbar, erfolgt eine kurze Info an ihn, dass der Patient inzwischen eingetroffen ist sowie ein kurzer »Lagebericht« über den aktuellen Zustand des Patienten (▶ Tab. 5: RSVP-Methode, ▶ Kap. 4.3)
- Die Patientenaufnahme ist TEAM-Arbeit. Jedes Teammitglied hat seine eigenen Aufgaben, wobei je nach Situation die einzelnen Tätigkeiten auch untereinander getauscht werden können.

Tab. 43: Patientenaufnahme

1. Pflegekraft	2. Pflegekraft
- Pat. an Monitor anschließen und ABCDE-Check - venösen Zugang legen, ggf. Blutentnahme - PC-Aufnahme/Datenerfassung	- Übergabe entgegennehmen - 12-Kanal-EKG schreiben zuzüglich der Ableitungen V7, V8, V9 und V3R, V4R

19 Pflegerische Maßnahmen

Tab. 43: Patientenaufnahme – Fortsetzung

1. Pflegekraft	2. Pflegekraft
• Patient + Bett kennzeichnen bzw. Identifikationsband anbringen	• Dokumentation der erhobenen Messwerte (RR, HF, AF, SpO 2 %, Temperatur, BZ) • Pflegeanamnese erheben

Empfehlung/Tipp

Der Messzyklus der RR-Messung sollte anfangs relativ engmaschig verlaufen, so dass Kreislaufstörungen schnell erkannt werden können.
  Dabei ist zu beachten, dass die initiale RR-Messung RECHTS und LINKS erfolgt. Druckdifferenzen von > 20 mmHg können auf eine Aortendissektion hinweisen.

Zeithinweis

Innerhalb der ersten 10 Minuten müssen ein Standard 12-Kanal-EKG und die Ableitungen V7, V8, V9, V3R, V4R geschrieben sein.
  Innerhalb der ersten 15 Minuten muss eine BGA vorliegen.

19.2 Pflegerische Maßnahmen vor und nach einer Herzkatheteruntersuchung

Merke

Insbesondere Patienten, die sich wegen eines akuten Herzinfarktes einer Herzkatheteruntersuchung unterziehen lassen müssen, befinden sich in einer psychisch (und physisch) maximal belastenden Situation. Darum ist es oberste Pflicht für die behandelnden und betreuenden Pflegekräfte und Ärzte, Ruhe, Sicherheit und Gesprächsbereitschaft zu vermitteln.
  Daher sollen sämtliche Tätigkeiten ruhig und zügig durchgeführt werden.

19.2.1 Vorbereitung des Patienten

- Rasur der geplanten Punktionsstelle
  Um die Punktionsstelle herum sollte der Patient jeweils auf der Fläche von mindestens einer Handbreite rasiert sein. Bei Punktionen der Leiste

19.2 Pflegerische Maßnahmen vor und nach einer Herzkatheteruntersuchung

soll gleichzeitig auch die gegenüberliegende Leiste rasiert werden. Denn stellt sich während der Untersuchung heraus, dass – aus welchen Gründen auch immer – die andere Leiste punktiert werden muss, ist es aus hygienischen Gründen wie auch für den »Workflow« äußerst ungünstig, wenn zunächst erneut rasiert werden müsste.

- **Anlage eines periphervenösen Zugangs**
  I. d. R. erfolgt die Herzkatheteruntersuchung über die A. radialis oder über die rechte Leistenarterie. Die VVK sollte so platziert sein, dass sie auch während der Untersuchung frei zugänglich ist. Darum sollte die Venenverweilkanüle idealerweise in einer Vene des linken Armes etabliert werden.

- **Klinikhemd (»Flügelhemd«) und Socken**
  Der Patient sollte zur Herzkatheteruntersuchung keine sonstigen Kleidungsgegenstände anhaben. Leisten, Arme und Thorax des Patienten müssen während der Untersuchung ständig frei zugänglich sein.

- **Nahrungskarenz**
  Sofern es sich um eine elektive Herzkatheteruntersuchung handelt, soll der Patient mindestens sechs Stunden vorher nichts mehr gegessen haben. Dringlich erforderliche orale Medikamente können (nach Rücksprache mit dem zuständigen Arzt) mit etwas Wasser eingenommen werden.

- **Allergie-Prophylaxe**
  Patienten, die eine Kontrastmittelallergie haben, sollen unmittelbar vor Beginn der Untersuchung eine medikamentöse Prophylaxe, bestehend aus Hydrocortison® (oder Solu-Decortin®), Ranitic® und Fenistil® erhalten (▶ Abb. 87, Anhang, Algorithmus Anaphylaxie).

- **KIN-Prophylaxe**
  Zum Zeitpunkt der Drucklegung ist eine evidenzbasierte Prophylaxe nicht bekannt. Jedoch sollte ein Volumenmagel oder gar eine Exsikose zum Zeitpunkt der Herzkatheteruntersuchung vermieden werden.
  Dennoch gibt es derzeit drei publizierte (und angewandte) Schemata, die einen positiven Effekt versprechen (▶ Tab. 44).

Tab. 44: Schemata zur KIN-Prophylaxe

Infusion	Dosierung vor HK-Untersuchung	Dosierung nach HK-Untersuchung
NaCl 0,9 %	1 ml/kg KG/h über 6–12 h	1 ml/kg KG/h über 6–12 h
NaCl 0,9 %	3 ml/kg KG/h	1,5 ml/kg KG/h über 4–6 h
150 ml NaBic + 850 ml Glukose 5 %	3 ml/kg KG/h	1 ml/kg KG/h über 6 h

- **Ggf. Anlage eines Blasendauerkatheters**
  Manche Kliniken empfehlen die (grundsätzliche) Anlage eines BDK um ein »trockenes« Punktionsgebiet zu erhalten. Jedoch bietet diese Maßnahme auch eine Reihe von (Spät-)Komplikationen, wie z. B. Verletzung der Harnröhre und/oder der Prostata, vaginale Fehlplatzierung, Ein-

trittspforte für Keime mit nachfolgender Cystitis usw., weshalb die BDK-Anlage von Patient zu Patient individuell überdacht werden sollte.

19.2.2 Administrative Vorbereitungen

- Der Patient muss ärztlich über die Indikation und die Risiken der Untersuchung aufgeklärt worden sein und seine Einwilligung zur Untersuchung durch seine Unterschrift bestätigen (bei bewusstlosen Patienten zählt der mutmaßliche Wille zur HK-Untersuchung).
- Laborergebnisse
  Wichtige Laborparameter für die HK-Untersuchung sind:
  - Nierenwerte
  - Gerinnungsparameter
  - Schilddrüsenwerte
  - Elektrolyte
- Schriftliche Vorbefunde, wie z. B. 12-Kanal-EKG, TEE-Befunde, Sonografie-Befunde usw., zu den Unterlagen beifügen.
- Patientenetiketten zu den Unterlagen beifügen.
- Patient mit Indentifikationsband am linken Handgelenk versehen.

19.2.3 Transport zum Herzkatheterlabor

Häufig sind CPU und HKL nicht in unmittelbarer Nähe zueinander gelegen, so dass sich der Transport des Patienten durchaus auch über mehrere »zig Meter« oder Stockwerke erstrecken kann. Darum sollte der Transport des Patienten ins HKL zügig und ohne Umwege verlaufen.

Insbesondere Patienten mit akutem Myokardinfarkt sind akut vital gefährdet, so dass auch auf dem Weg von der CPU ins HKL permanente Reanimationsbereitschaft hergestellt sein muss:

- Der Transport erfolgt immer im Zweierteam (idealerweise ein Arzt und eine Pflegekraft)
- Transportmonitor mit Defibrillations- und transkutaner Schrittmacherfunktion
- Vollständiger Notfallrucksack

19.2.4 Die Herzkatheteruntersuchung – Nachsorge

In der Regel kommen Patienten nach einer HK-Untersuchung nicht mehr in die CPU, sondern werden, je nach Eingriff oder Untersuchungsergebnis, in eine kardiologische Intensivstation, IMC oder Telemetrie-Station verlegt.

Jedoch sind die meisten Chest Pain Units in eine Intensiv- oder IMC-Station integriert, so dass das CPU-Personal die Patienten nach der HK-Untersuchung weiter versorgt und betreut.

> **Merke**
>
> Der Transport des Patienten vom HKL in die nachfolgende Überwachungseinheit erfolgt unter den gleichen Bedingungen wie ins HKL. Wobei die ärztliche Begleitung auf der »Rückfahrt« – je nach Befund – nicht immer erforderlich ist.

Je nach Untersuchungsergebnis sind die Patienten sehr verängstigt oder machen sich Sorgen bezüglich ihres zukünftigen Lebens. Darum gilt auch in der Nachsorge: Eine wichtige Aufgabe der Pflegekräfte ist es den Patienten Ruhe, Sicherheit und Gesprächsbereitschaft zu vermitteln.

19.3 Monitoring und Krankenbeobachtung

- Überwachungsmonitor mit regelmäßiger Vitalparameter-Kontrolle (ca. 15-Minütigen RR-Messintervallen, SpO2, EKG und HF)
- 12-Kanal-EKG
- Kontrolle/»abfragen« auf erneute ACS-Symptomatik
- Ggf. Laborkontrollen (nach AAO)
- Sicht- und Tastkontrolle des Punktionsgebiets auf Nachblutung, Hämatombildung
- Hautfarbe/-veränderung der betroffenen Extremität
- Periphere Pulse »hinter« der Punktionsstelle
  Am Bein: A. poplitea oder A. dorsalis pedis oder A. tibialis posterior
  Am Arm: wird die Fingerklemme der Pulsoximetrie an den Daumen der betroffenen Hand angeschlossen.
- Sichtkontrolle des Druckverbands (am Bein) oder TR-Bandes (am Handgelenk) auf korrekten Sitz
- Kontrolle der Diurese und ggf. Bilanzierung der »Ein-und Ausfuhr«
- Dokumentation

19.4 Lagerung und Mobilisation des Patienten

- Nach Untersuchung über die A. femoralis
  - Die ersten Stunden nach der Untersuchung ist strenge Bettruhe einzuhalten.
  - Das punktierte Bein darf dabei nicht angewinkelt werden.

- Der Patient sollte möglichst flachliegen, bzw. sollte der Oberkörper nicht höher als 30 Grad gelagert werden.
- Mobilisation nach AAO
- Nach Untersuchung über die A. radialis
  - Der Patient hat keinerlei Einschränkungen bzgl. »Lagerung« im Bett, d. h., er kann selbst entscheiden, wie er im Bett liegt oder sitzt.
  - Der Patient darf gemäß dem Untersuchungsbefund mobilisiert werden.

> **Information**
>
> Der Kompressionsdruck im TR-Band muss im Laufe der nächsten Stunden nach der HK-Untersuchung stufenweise abgelassen werden. Beispielsweise alle 2 Stunden den Druck um 2 ml Luft nachlassen. Dabei muss die Punktionsstelle auf mögliche Nachblutungen inspiziert werden. Tritt eine Nachblutung auf, wird der Druck zunächst um 2 ml Luft erhöht, um dann nach zwei Stunden wieder abgelassen zu werden.

19.5 Pflegerische Maßnahmen vor, während und nach einer TEE

Die TEE-Untersuchung erfolgt bei CPU-Patienten i. d. R. auf der Chest Pain Unit, d. h., die Patienten werden nicht unnötig durch die Klinik gefahren, sondern der Untersucher und das entsprechende TEE-Gerät kommen zum Patienten.

> **Merke**
>
> Bedenken Sie, dass der Patient möglicherweise angespannt ist und/oder Angst vor den bevorstehenden Ereignissen/Untersuchungen hat. Vermitteln Sie daher stets Ruhe, Sicherheit und Gesprächsbereitschaft.

19.5.1 Vorbereitung des Patienten

- Sofern noch nicht geschehen: Anlage eines periphervenösen Zugangs
- Klinikhemd (»Flügelhemd«)
- Nahrungskarenz:
  Sofern es sich um eine elektive TEE handelt (z. B. vor einer geplanten Cardioversion), soll der Patient mindestens sechs Stunden vorher nichts mehr gegessen haben.

Dringlich erforderliche orale Medikamente können (nach Rücksprache mit dem zuständigen Arzt) mit etwas Wasser eingenommen werden.
- Zahnprothesen und Brille des Patienten entfernen und sicher verwahren.

19.5.2 Unmittelbar vor der Untersuchung

- Drei-Kanal-EKG für das TEE-Gerät zusätzlich zum Überwachungsmonitor anlegen
- Patient in Linksseitenlage »lagern«, ggf. mit einem Kissen im Rücken unterstützen
- Schutzunterlagen im Kopfbereich des Bettes anbringen
- Rachenanästhesie ca. 1–5 Minuten vor Untersuchungsbeginn
- Beißring einlegen und befestigen

19.5.3 Administrative Vorbereitungen

- Der Patient muss durch seine Unterschrift bestätigen, dass er ärztlich über die Indikation und Risiken der TEE-Untersuchung aufgeklärt wurde und mit der Durchführung der Untersuchung einverstanden ist.
- Der Patient muss durch seine Unterschrift bestätigen, dass er ärztlich über die Indikation und Risiken der bevorstehenden Analgosedierung aufgeklärt wurde und mit der Durchführung der Analgosedierung einverstanden ist.
- Laborergebnisse
  Wichtige Laborparameter für die TEE-Untersuchung sind:
  – Gerinnungsparameter
  – kleines Blutbild
  – Elektrolyte
- Patienten mit Identifikationsband am linken Handgelenk versehen

Sonstige Vorbereitungen:

- Raum abdunkeln
- Medikamente zur Analgosedierung nach AAO vorbereiten
- Schutzhülle und Gleitgel für TEE-Sonde bereitlegen
- Notfallwagen bereitstellen
- Beatmungsbeutel mit 100 % O2-Demandventil bereitstellen

19.5.4 Maßnahmen während der TEE

- Analgosedierung des Patienten nach AAO
- Engmaschige Kontrolle der Vitalparameter RR, HF und SpO2 (Messintervalle am Monitor auf 5 Minuten einstellen)
- Dokumentation der Messwerte und Maßnahmen

19.5.5 Die TEE-Nachsorge

- Patientenzimmer wieder erhellen
- Engmaschige Kontrolle der Vitalparameter RR, HF und SpO2 (Meßintervalle am Monitor auf 2x 5 Minuten, dann auf kontinuierlich 10 Minuten einstellen)
- Linksseitenlage mindestens so lange beibehalten, bis der Schluckreflex des Patienten zurückgekehrt ist
- Notfallwagen, Beatmungsbeutel mit Demand-Ventil usw. wieder aufräumen
- Dokumentation der gemessenen Parameter

> **Merke**
>
> Auch wenn der Patient wach und im Vollbesitz seiner Kräfte zu sein scheint: nach der TEE muss für mindestens 2 Stunden strikte Nahrungskarenz eingehalten werden.

19.6 Periphervenöser Zugang

Der periphervenöse Zugang mittels Venenverweilkanüle gehört zur Standardversorgung sämtlicher CPU-Patienten. Die Vorteile liegen dabei klar auf der Hand. Die Applikation diverser Medikament erfolgt im Akutfall fast ausschließlich intravenös, so dass der Patient nur einmal punktiert werden muss. Weiterhin kann sich jeder CPU-Patient schlagartig zu einem Notfall-Patienten entwickeln (sofern er das nicht schon ist), so dass jetzt unter Notfallbedingungen eine VVK etabliert werden müsste, was deutlich schwieriger ist als unter »Normalbedingungen«.

Das Legen der VVK kann, wie es z. B. auch in der Anästhesie üblich ist, grundsätzlich in das Aufgabengebiet der CPU-Pflege delegiert werden. Voraussetzung dazu ist natürlich, wie bei allen delegierten Aufgaben, dass die Pflegekräfte zuvor entsprechend qualifiziert wurden.

19.6.1 Punktionsstellen

Die primär zu wählenden Punktionsstellen sind die Venen des Handrückens. Diese sind meistens gut sichtbar und ausreichend großlumig. Ist bereits bei der Patientenaufnahme absehbar, dass der Betroffene eine länger dauernde Infusionstherapie benötigt, so sind Venen am Unterarm denen des Handrückens zu bevorzugen. Der Unterarm verursacht bei Patientenbewegungen keine Irritationen der VVK in der Vene, so dass es zu keinen schmerzhaften Thrombophlebtiden kommt und die Kanüle länger verbleiben kann, ohne dass der Patient unnötig oft punktiert werden muss.

> **Merke**
>
> Bei der VVK-Anlage gilt grundsätzlich die Regel: »Von distal nach proximal«. Also immer von der Hand des Patienten in Richtung Rumpf »hocharbeiten«. Niemals anders herum! Die Erklärung dafür ist einfach und einleuchtend: Punktieren Sie beispielsweise die V. cephalica in der Ellenbeuge und durchbohren diese dabei, müssen Sie eine andere Vene suchen und punktieren. Zwangsläufig werden Sie nun eine von der Ellenbeuge distal gelegene Vene aufsuchen. Wählen Sie nun einen distal entfernten Ast der V. cephalica bzw. eine Vene, die im Einflussgebiet der V. cephalica ist, werden daraufhin applizierte Medikamente und Infusionen mindestens partiell an der ersten, proximalen, (Fehl-)Punktion aus der Vene in das paravenöse Gewebe gespült.

> **Tipp**
>
> Die V. mediana, welche proximal in Verlängerung des Daumens am Handgelenk sehr gut sicht- und tastbar ist, ist meistens auch sehr gut zu punktieren. Ihr Verlauf ist normalerweise geradlinig, weshalb sich hier eine VVK auch für wenig geübtes Personal einbringen lässt.

Lassen sich trotz ausreichender Venenstauung keine Venen an den Händen oder Unterarmen des Patienten darstellen, gibt es noch weitere Alternativen. Zum einen kann auch die V. jugularis externa mit einer Verweilkanüle punktiert werden, zum anderen lassen sich oftmals auch die Fuß- und Unterschenkelvenen gut darstellen.

19.6.2 Größenauswahl der Venenverweilkanüle

Venenverweilkanülen gibt es in verschiedenen Größen, welche zur besseren Differenzierung farblich codiert sind (▶ Tab. 45). Bei der Auswahl der VVK sollte nicht nach dem Motto »Ich bin Anfänger, also wähle ich eine kleine« gehandelt werden, sondern entsprechend den Bedürfnissen bzw. Venenverhältnissen des Patienten.

Handelt es sich um einen Notfallpatienten bzw. einen Patienten, der sich rasch zu einem Notfall verschlechtern könnte, so sollte eher eine Kanüle mittlerer (grün oder weiß) Größe gewählt werden. Diese haben den Vorteil, dass sie in kurzer Zeit relativ viel Volumen durchlassen können, während beispielsweise rosa Kanülen schnell an Ihre Grenzen kommen.

Graue oder orangene VVKs werden beispielsweise in der traumatologischen Notfallmedizin oder beispielsweise auch bei Gastrointestinalen

Blutungen eingesetzt. Also immer dann, wenn mit einem hohen Blutverlust zu rechnen ist.

Tab. 45: VVK-Größenübersicht

Farbe	Gage	Größe in mm (i. D. x Länge)	Flussrate
Blau	22	0,9 x 25	36 ml/Min
Rosa	20	1,1 x 33	61 ml/Min
Grün-Weiß	18	1,3 x 33	96 ml/Min
Grün	18	1,3 x 45	96 ml/Min
Weiß	17	1,5 x 45	128 ml/Min
Grau	16	1,7 x 50	196 ml/Min
Orange	14	2,2 x 50	343 ml/Min

> **Information**
>
> Ergänzend sind noch die VVK-Codes »Gelb« (24 Gage) und »Lila« (26 Gage) zu nennen, welche ihre Verwendung in der Neonatologie finden und somit eher nicht in der Chest Pain Unit zum Einsatz kommen.

Mandrins

Benötigt der Patient aktuell keine Infusion, so muss die VVK mit einem speziellen Mandrin verschlossen werden. Diese stehen in denselben Farb-Codierungen wie die VVKs zur Verfügung. Zu beachten ist jedoch, dass die grün weiße VVK 12 mm kürzer ist als die grüne. Würde man die grün-weiße also mit einem grünen Mandrin verschließen, würde das Ende aus der Kanüle herausragen und könnte dabei die Vene reizen oder durchbohren. Darum müssen die grün-weißen VVKs mit einem rosa Mandrin verschlossen werden.

19.6.3 Benötigtes Material

- Händedesinfektionsmittel
- Einmalhandschuhe (unsteril)
- Stauschlauch
- Hautdesinfektionsmittel
- Tupfer oder Kompressen
- VVK (ggf. in verschiedenen Größen vorrichten)
- Kanülenpflaster
- Infusionslösung oder Mandrin
- Kanülen- und Spritzenabwurfbehälter

19.6.4 Technik der VVK-Anlage

1. Patienten informieren
2. Hände desinfizieren, Handschuhe anziehen
3. Stauschlauch anlegen
4. Punktionsstelle suchen
5. Hautdesinfektion durchführen (Einwirkzeit beachten!)
6. Die Haut an der Punktionsstelle mit der freien Hand spannen, dadurch wird die Vene in ihrer Position fixiert
7. Die Vene direkt oder indirekt (je nach Belieben) punktieren
8. Sobald sich die Sicht-/Kontrollkammer mit Blut füllt, wird die Kunststoffkanüle vorgeschoben und der Stahlmandrin zurückgezogen
9. Stahlmandrin entfernen und eine Infusion anschließen
10. VVK mit Kanülenpflaster fixieren

> **Tipp**
>
> Lassen sich die Venen nur schlecht oder gar nicht darstellen, könnte dies an einer zu schwachen Stauung liegen. Korrigieren Sie die Venenstauung! Hilfreich ist auch das sanfte (!!) Beklopfen der entsprechenden Vene, Tieflagerung der entsprechenden Extremität oder auch die Anwendung von feuchter Wärme.

19.6.5 Komplikationen der Venenverweilkanüle

- Hämatombildung
- Arterielle Fehlpunktion
- Extravasale Fehllage
- Thrombophlebitis
- Nervenschädigungen
- Infektionen

19.7 Zentraler Venenkatheter (ZVK)

Zentrale Venenkatheter (auch Kavakatheter genannt) sind spezielle Katheter, die im klappenlosen Venensystem, unmittelbar vor dem rechten Vorhof, in der V. cava superior platziert werden. Als Zugangswege zur oberen Hohlvene stehen größere periphere und stammnahe Venen zur Verfügung. In der Regel wird die V. jugularis interna oder die V. subclavia als Zugangsweg gewählt. Aber auch die V. jugularis externa, V. anonyma und die peripheren V. basilica oder V. cephalica werden hin und wieder gewählt.

19.7.1 Indikationen

- Applikation hochwirksamer Medikamente
- Unmöglichkeit der VVK-Anlage
- Parenterale Ernährung
- Notwendigkeit häufiger venöser Blutgasanalysen
- Chirurgische Eingriffe mit hohen Blut- oder Flüssigkeitsverlusten
- Polytrauma-Patienten
- ZVD-Messung

> **Merke**
>
> Die ZVD-Messung gilt als eher veraltet und wird in den meisten Kliniken nicht mehr durchgeführt. Der Einzelwert ist wenig aussagekräftig und die Quote der Fehlmessungen relativ hoch.

19.7.2 Benötigtes Material

Die Vorbereitungen zur ZVK-Anlage sind dank fertiger Punktionssets schnell und einfach durchzuführen. Auch wenn sich einzelne zusätzliche Gebrauchsmaterialien von Klinik zu Klinik unterscheiden, werden in der Regel folgende Materialien benötigt:

- Händedesinfektionsmittel
- Mund-Nasen-Schutz
- Kopfhaube
- Sterile Einmalhandschuhe
- Steriler Kittel
- Steriles Lochtuch
- Sterile Ablage/Arbeitsfläche
- Hautdesinfektionsmittel
- ZVK-Einmalset bestehend aus
  - Ein- oder Mehrlumen-Katheter
  - Punktionskanüle
  - Führungsdraht
  - Dilatator
  - Stichskalpell
  - 5 ml-Spritze
  - EKG-Kabel für Alpha-Kard®-System
- Lokalanästhetikum
- NaCl 0,9 % zum Entlüften und Spühlen
- 5- und 10 ml-Spritzen
- Nahtbesteck
- Alpha-Kard®-System zur EKG-gesteuerten Lagekontrolle

> **Merke**
>
> Idealerweise werden sämtliche benötigten Materialien in einem speziellen »ZVK-Wagen« vorgehalten. Dies erspart unnötige Zeitverluste durch »Zusammensuchen« der Materialien im Lager. Weiterhin bietet ein entsprechend ausgerüsteter Wagen den großen Vorteil, dass er direkt zum Patienten gefahren und die Materialien im Notfall dann auch direkt aus dem Wagen angereicht werden können.

19.7.3 Komplikationen des ZVK

- Pneumothorax (die häufigste Komplikation)
- Hämatothorax
- Infusionsthorax durch iatrogene Gefäßverletzung
- Hämatombildung
- Arterielle Fehlpunktion
- Katheterfehllage
- Herzrhythmusstörungen
- Thromboembolie
- Luftembolie
- Nervenschädigungen
- Infektionen
- Herzperforation

19.8 Arterielle Kanüle

Die invasive Blutdruckmessung sowie die mehr oder weniger engmaschige Kontrolle der Blutgase sind wesentlicher Bestandteil der Überwachung von Intensiv- und Notfallpatienten. Dazu wird dem Patienten eine spezielle Kanüle in eine Arterie gelegt, welche dann über einen Druckaufnehmer mit dem Überwachungsmonitor verbunden wird, so dass eine »Schlag für Schlag«-Blutdrucküberwachung gewährleistet ist. Ein weiterer Vorteil der arteriellen Kanüle ist der, dass ein direkter Zugang für arterielle Blutproben geschaffen ist und somit jederzeit ohne größeren Aufwand Blutproben gewonnen werden können.

19.8.1 Punktionsstellen

Grundsätzlich könnte jede oberflächliche Arterie zur Blutdruckmessung kanüliert werden. Jedoch sollte die Punktionsstelle wohl bedacht sein. Als allgemein üblich gelten:

- A. radialis
- A. ulnaris
- A. brachialis
- A. femoralis
- A. dorsalis pedis

Für gewöhnlich wird die A. radialis zur Anlage einer arteriellen Kanüle punktiert. Da die arterielle Kanülierung durchaus auch negative Folgen, wie z. B. der Verschluss des betreffenden Gefäßes, nach sich ziehen kann, muss vor der Kanülierung der »Allen-Test« durchgeführt werden.

19.8.2 Der Allen-Test

Der Allen-Test ist ein Funktionstest, bei dem die Durchblutung der A. radialis und der A. ulnaris geprüft wird.

Dabei werden die beiden Handschlagadern (A. radialis und A. ulnaris) gleichzeitig vollständig abgedrückt. Dann soll der Patient so lange seine Hand mehrmals schnell auf und zu machen, bis diese weiß wird. Jetzt löst der Untersucher an EINER der beiden abgedrückten Arterien den Druck, so dass die Hand wieder durchblutet werden kann.

Anschließend wird der Test mit der anderen Arterie wiederholt.

Wird die Hand nach spätestens 5–7 Sekunden wieder rosig, ist dies ein physiologischer Befund. Bleibt die Hand aber (länger als 7 Sekunden) weiß, so ist dies ein deutliches Zeichen dafür, dass im Fall eines arteriellen Verschlusses nicht genügend Kolateralgefäße vorhanden sind, um die Durchblutung der Hand zu gewährleisten. In diesem Fall darf die betroffene Hand nicht arteriell kanüliert werden.

19.8.3 Benötigtes Material

- Händedesinfektionsmittel
- Mund-Nasen-Maske
- Sterile Einmalhandschuhe
- Kopfhaube
- Steriles Lochtuch
- Sterile Ablage/Arbeitsfläche
- Hautdesinfektionsmittel
- Arterielle Kanüle
- Tupfer oder Kompressen
- Steril angereicht: 10 ml Spritze + NaCl 0,9 %
- Kanülenpflaster
- Druckaufnehmer und Verbindungskabel zum Monitor
- NaCl 0,9 %-Infusion mit Druckbeutel zur automatischen Spülung
- Kanülen- und Spritzenabwurfbehälter

19.8.4 Komplikationen der Arterienkanüle

- Hämatombildung
- Venöse Fehlpunktion
- Extravasale Fehllage
- Arterieller Verschluss
- Nervenschädigungen
- Infektionen

19.9 Die Kardioversion

Die Kardioversion wird in zwei unterschiedliche Arten unterteilt. Zum einen in die pharmakologische und zum anderen in die elektrische Kardioversion. Da die pharmakologische Kardioversion in der CPU keine nennenswerte Rolle einnimmt, wird diese hier nur der Vollständigkeit halber genannt, aber nicht näher erläutert.

Das Wirkprinzip der elektrischen Kardioversion ist ähnlich wie das der Defibrillation. Mit Hilfe eines Elektroschocks wird das Myokard gleichzeitig depolarisiert, so dass dann die Schrittmacherzentren wieder einen regelrechten Rhythmus vorgeben können.

Der Unterschied zur Defibrillation liegt darin, dass die Kardioversion »R-Zacken-getriggert« ist. Würde die Kardioversion nicht mit der R-Zacke synchronisiert erfolgen, bestünde ein sehr hohes Risiko einen iatrogenen Kreislaufstillstand auszulösen.

Darum ist es äußerst wichtig, dass der Defibrillator vom Defibrillationsmodus in den synchronisierten bzw. Kardioversionsmodus umgestellt wird. Zur optischen Sicherheit für den Anwender werden im synchronisierten Modus die R-Zacken des EKG auf dem Monitorbildschirm markiert angezeigt.

Die Kardioversion ist eine rein ärztliche Maßnahme, dennoch sollten auch die Pflegekräfte der Chest Pain Unit das Prozedere der Kardioversion kennen, um ggf. einem weniger erfahrenen Arzt hilfreich zur Seite zu stehen, bzw. diese in einer Notfallsituation bei einem bereits bewusstlosen Patienten durchführen zu können.

Indikationen:

- Vorhofflimmern
- Vorhofflattern

Eine elektrische (Notfall-)Kardioversion ist immer dann angezeigt, wenn Tachykardien mit lebensbedrohlichen Anzeichen auftreten. Sobald eines der folgenden Zeichen auftritt, sollte bei einer bestehenden Tachykardie die elektrische Intervenierung erfolgen:

- Breitkomplextachykardie
- RR systolisch < 90 mmHg
- Brustschmerz
- Atemnot
- Stauungszeichen

19.9.1 Vorbereitung

Sofern es sich nicht um eine Notfallsituation handelt, muss der Patient zuvor seine schriftliche Einwilligung zur Kardioversion geben.

Weiterhin muss der Patient seinen Schmuck ablegen, ggf. Zahnprothesen entfernen und im Idealfall nüchtern sein.

Sein Oberkörper soll entkleidet und (für den Fall von Komplikationen) von allen Bettseiten frei zugängig sein.

Wenn nicht bereits vorhanden, muss ein venöser Zugang mittels Venenverweilkanüle geschaffen werden.

Da die Schockabgabe unter keinen Umständen in die vulnerable Phase fallen darf, muss der Defibrillator auf »Synchronisation« geschaltet werden. Dadurch wird sichergestellt, dass der Stromstoß ca. 10 Millisek. nach der R-Zacke abgegeben wird und somit kein Kammerflimmern auslöst.

Weiterhin sollte bedacht werden, dass die Kardioversion für den Patienten äußerst beängstigend und schmerzhaft ist, weshalb zuvor eine ausreichende Analgosedierung erfolgen muss.

Um eventuellen Komplikationen zu begegnen, sollten folgende Vorbereitungen getroffen werden:

- Reanimationsbereitschaft
- Sauerstoff bzw. ausreichende Präoxigenierung des Patienten
- Intubationsbesteck oder Material zur supraglottischen Atemwegssicherung
- Beatmungseinheit
- Absaugeinheit
- Antiarrhythmika

19.9.2 Durchführung

- Präoxigenierung des Patienten (Ziel SpO2 = mind. 94 %),
- Analgosedierung (z. B. Morphin 2–5 mg i. v. + Propofol 40–70 mg i. v.),
- Defibrillations-Klebeelektroden platzieren:
  - 1. (Sternum): re. para Sternal, unter die Clavicula
  - 2. (Apex): zwischen Herzspitze und Medio-Axillar-Linie
  - Alternativ können die Klebeelektroden auch in der Anterior-Posterior-Position aufgeklebt werden.

- Defibrillator auf »Synchronisiert« umstellen und R-Zacken-Triggerung kontrollieren
- Energie vorwählen:
  - Breitkomplextachykardie oder Vorhofflimmern:
    120 Joules biphasisch
    200 Joules monophasisch
  - Schmalkomplextachykardie oder Vorhofflattern:
    ca. 80 Joules biphasisch
    100 Joules monophasisch
- Defibrillator laden und umstehende Helfer warnen:
  - »Achtung! Defi. Lädt!«
- Sobald der Defibrillator aufgeladen ist, erneute Teaminformation:
  - »Defi bereit. Alle weg vom Patienten!«
  - Kontrolle von Kopf bis Fuß (sind alle weg?!)
  - »Achtung Schock!«, dabei Auslösetaste drücken und bis zur Schockabgabe gedrückt halten.
- EKG-Kontrolle, ob die Kardioversion erfolgreich war. Sollte ein zweiter oder gar dritter Schock notwendig sein, muss der Synchronisationsmodus jeweils erneut aktiviert werden.
- Die Energie-Einstellungen werden, ähnlich wie bei der Defibrillation, um jeweils eine Stufe erhöht.

> **Information**
>
> Die angegebenen Medikamente und Dosierungen sind lediglich als Beispiel zu betrachten. Je nach Patientenklientel und örtlicher Gegebenheiten können und werden auch andere Dosierungen und Medikamente verabreicht.

> **Merke**
>
> Unter Umständen benötigt der Defibrillator 1–2 Sek., um eine R-Zacke zu erkennen. Darum müssen die Tasten zur Energieabgabe so lange gedrückt bleiben, bis der Schock erfolgt ist.

19.9.3 Komplikationen

Am Patienten:

- Allergische Reaktionen auf die Analgosedierung.
- Erbrechen nach der Applikation von Opiaten.
- Apnoe bei Überdosierung der Analgosedativa.
- Kammerflimmern durch unerkannte Hypokaliämie oder vorherige Gabe von Herzglykosiden.

- Mobilisation von zuvor unerkannten Vorhofthromben mit der Folge von mehr oder weniger stark ausgeprägten arteriellen Verschlüssen (Lungenembolie, Apoplektischem Insult, Organinfarkte).
- Verbrennungen 1.–3. Grades:
  - durch zuvor nicht entferntes mit Metall beschichtetes Medikamenten-Pflaster (z. B. Nitro TTS®),
  - zu wenig Kontaktgel.

Am Anwender:

- Parästhesien, Rhythmusstörungen bis hin zum Kreislaufstillstand bei:
  - Eigenkontakt mit dem Patienten

19.9.4 Pflegerische Maßnahmen nach der Kardioversion

Unmittelbar nach der Kardioversion ist der Patient noch in einer kritischen Phase. Aufgrund der applizierten Analgosedierung können massive Kreislauf und Atmungsprobleme auftreten, weiterhin kann das Herz nach erfolgter Kardioversion schwerwiegende Rhythmusstörungen entwickeln, weshalb der Patient vorerst noch engmaschig überwacht werden muss. Erst wenn der Patient wieder wach, kreislauf- und atmungsstabil ist, kann er ggf. auf eine periphere Pflegestation verlegt oder, in Einzelfällen, entlassen werden.

Zur Beurteilung des Patienten nach Kardioversion bietet sich folgender Score an (▶ Tab. 46):

Tab. 46: BAP-Score

Code	Bedeutung	Beurteilung	Punkte
B	Bewusstsein	• Wach • Erweckbar • Bewusstlos	2 1 0
A	Atmung	• Ausreichend tiefe und normofrequente Atmung • Bradypnoe/Tachypnoe • Atemstillstand	3 1 0
P	Puls	• normofrequente HF • Tachykardie • Bradykardie • Kreislaufstillstand	4 3 2 0

Die Auswertung der erreichten Punkte kann der folgenden Tabelle entnommen werden (▶ Tab. 47).

Tab. 47: BAP-Score-Auswertung

Erreichte Punkte	Bedeutung	Maßnahmen
9	Patient ist in einem stabilen Zustand	Verlegung auf eine Pflegestation ist möglich
2–8	Patient befindet sich noch in einem kritischen/überwachungspflichtigen Zustand	Engmaschige Kontrolle der Vitalfunktionen
0	Keine Lebenszeichen	Sofortige Reanimation

19.9.5 Dokumentation nach erfolgter Kardioversion

Selbstverständlich müssen sämtliche Maßnahmen der Kardioversion dokumentiert werden:

- Wann ist die Kardioversion erfolgt?
- Welche Medikamente und in welcher Dosierung wurden verabreicht?
- Wie oft und mit welcher Joules-Einstellung wurde kardiovertiert?
- War die Kardioversion erfolgreich oder nicht?
- Engmaschige Dokumentation der Vitalparameter
- 12-Kanal-EKG

20 Notfallmanagement in der Chest Pain Unit

Notfälle in der Chest Pain Unit gehören zum »täglichen Brot« der CPU-Mitarbeiter. Wer dabei lediglich an die Reanimation denkt, liegt weit daneben. Das Spektrum beinhaltet u. a. das Airwaymanagement, die Anaphylaxie, Elektrolytentgleisungen, Peri-Arrest-Rhythmen (brady- und tachykarde Rhythmusstörungen), die Defibrillation und natürlich die Reanimation.

Darum ist es unerlässlich, dass die Mitarbeiter der CPU mehrmals jährlich in den verschiedenen Maßnahmen des ALS theoretisch und auch praktisch geschult und trainiert werden.

Beispielsweise hat es sich bewährt, dass im Stationszimmer Poster mit den aktuellen Algorithmen aushängen, so dass sich jeder zu jeder Zeit daran orientieren kann.

20.1 Das Airwaymanagement

Im innerklinischen Setting sollte die Mund-zu-Mund-Beatmung keinen Platz mehr finden, so dass sie hier nicht näher erläutert wird. Innerhalb der Chest Pain Unit liegt ein Beatmungsbeutel immer und sofort greifbar bereit, so dass mit der Beatmung des Patienten im Falle eines Atemstillstandes innerhalb von wenigen Sekunden begonnen werden kann.

Nicht immer muss der Patient sofort beatmet werden. Ist beispielsweise lediglich sein Atemweg durch die zurückfallende Zunge verlegt (z. B. bei narkotisierten Patienten nach Kardioversion), genügt es meistens, mit Hilfe eines Oropharyngeal-Tubus den Atemweg offen zu halten.

20.1.1 Der Guedel-Tubus

Oropharyngeal-Tuben oder auch Guedel-Tuben genannt, werden in verschiedensten Größen hergestellt, so dass vom Neugeborenen bis zum sehr goßen Erwachsenen jeder Patient damit unterstützt werden kann (▶ Abb. 76). Eingesetzt werden sie, um die oberen Atemwege freizuhalten.

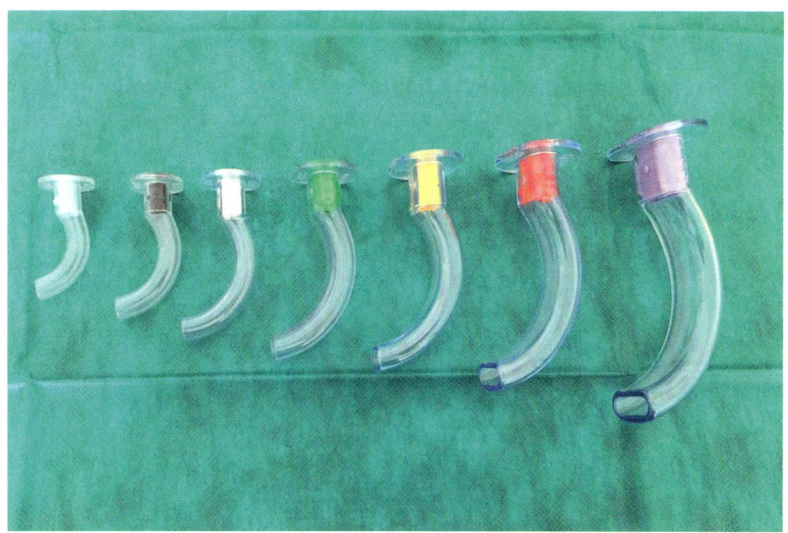

Abb. 76:
Guedel-Tuben in verschiedenen Größen

Der Guedel-Tubus ist relativ starrwandig und besitzt eine der Mundhöhlenwölbung angepasste Form. Dadurch verhindert er das Zurückfallen der Zunge und bietet einen zusätzlichen Luftweg bei der Masken-Beutel-Beatmung. Am proximalen Ende befindet sich die Abschlussplatte. Sie dient als Anschlag an der äußeren Mundöffnung. Der anschließende gerade Teil dient als Bissschutz. Er verhindert, dass sich das Lumen des Guedel-Tubus durch den Druck der Schneidezähne verengt.

Wenn die Länge dem Abstand zwischen Mundwinkel und Ohrläppchen entspricht, hat der Tubus die richtige Größe (▶ Abb. 77).

Erlangt der Patient trotz Einlage eines Guedel-Tubus keine suffiziente Spontanatmung, muss er mit einem Beatmungsbeutel beatmet werden.

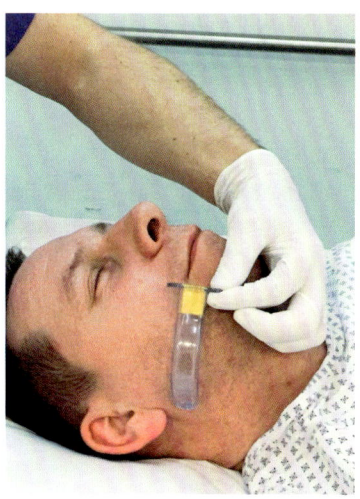

Abb. 77:
Guedel-Tubus anpassen

20.1.2 Der Beatmungsbeutel

Der Beatmungsbeutel ist ein Handbeatmungsgerät, bestehend aus einer selbstentfaltenden, komprimierbaren Einheit mit Einlassventil an der Rückseite und einem rückatmungsfreien Patientenventil, das für die Trennung der In- und Exspirationsluft an der Vorderseite sorgt (▶ Abb. 78).

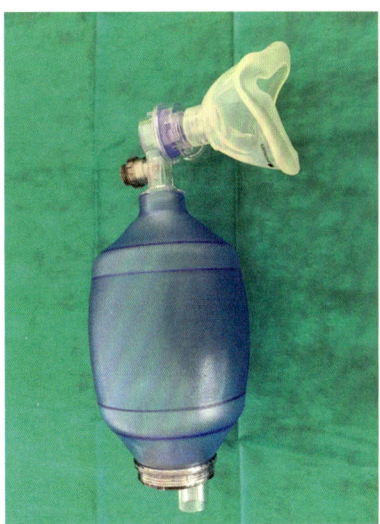

Abb. 78:
Beatmungsbeutel

Bei Kompression des Beatmungsbeutels und Verwendung eines Sauerstoffreservoirs oder einem Demand-Ventil kann ein Atemhubvolumen von bis zu 1000 ml mit einem Sauerstoffgehalt von 100 % erreicht werden.

Die Gesichtsmaske wird mit Hilfe des »C-Griffes« über Mund und Nase des Patienten fixiert. Die Reklination des Kopfes ist bei dieser Form der Beatmung von größter Wichtigkeit.

Warnung

Da der Wechsel von Beatmung zu Kompression (und zurück) mit nur einem Helfer zu lange dauert, soll diese Methode der Beatmung bei Reanimationen nur angewandt werden, wenn mindestens zwei Helfer anwesend sind.

20.1.3 Die Intubation

In der Regel erfolgt die Intubation mit Hilfe eines Laryngoskops unter direkter Sicht auf den Kehlkopfeingang (▶ Abb. 79a; 79b). Das Laryngoskop besteht aus einem Griff, einem Spatel und einer Lichtquelle, welche entweder im Griff oder im Spatel integriert ist. Je nach Lokalisation der Lichtquelle spricht man von einem »Kaltlichtlaryngoskop« (im Griff) oder »Warmlichtlaryngoskop« (im Spatel).

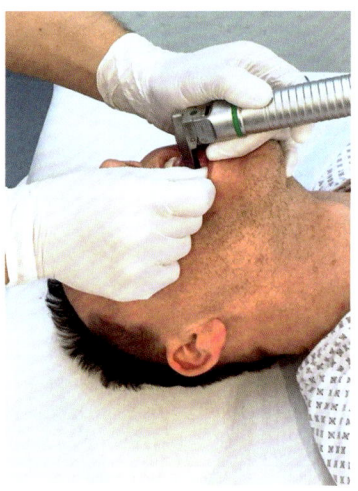
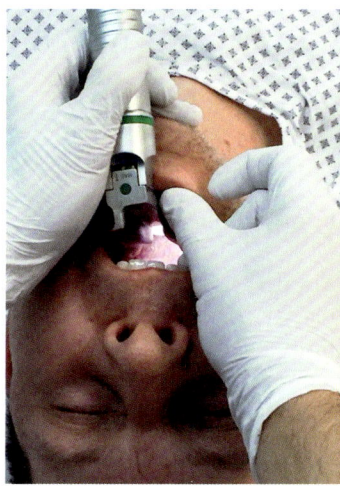

Abb. 79a: Einführen des Laryngoskops, Seitenansicht

Abb. 79b: Einführen das Laryngoskops, Vorderansicht

Eine erhöhte Lagerung und die Reklination des Kopfes einerseits und das Anheben des Zungengrundes und der Epiglottis durch das Laryngoskop andererseits ermöglichen schließlich die zur Intubation nötige freie Sicht auf die Stimmbänder (▶ Abb. 80) Durch diese wird der Tubus letztendlich sanft in die Trachea eingeführt.

Abb. 80:
Freie Sicht auf die Stimmbänder

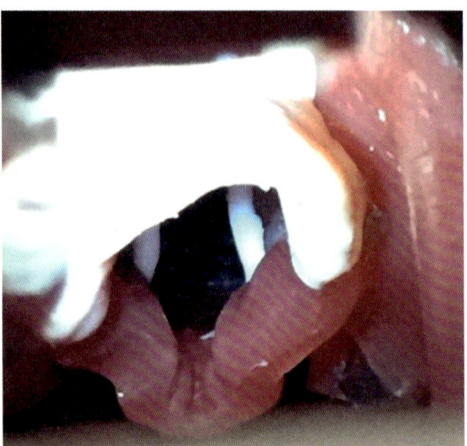

> **Information**
>
> Mit der endotrachealen Intubation schafft man einen aspirationssicheren Weg zur Trachea und ermöglicht dadurch die effektivste Form der Beatmung.
> Weiterhin ist durch die Intubation das Absaugen des Bronchialsystems möglich. Darum zählt die Intubation zu den »Golden Standards« der Reanimation.

20.1.4 Indikationen

Prinzipiell gibt es für die Intubation mit anschließender Beatmung zahlreiche Indikationen. Im Folgenden sollen jedoch nur die für die Chest Pain Unit relevanten aufgeführt werden.

- kardiopulmonale Reanimation
- drohender bzw. eingetretener Atemstillstand
- Bewusstlosigkeit mit fehlenden Schutzreflexen
- Akute respiratorische Insuffizienz, welche mit weniger invasiven Techniken nicht gebessert werden kann

20.1.5 Benötigtes Material

Bei der Vorbereitung der Intubation wird unterschieden, ob es sich um eine Notfall-Intubation (z. B. bei der CPR) oder um eine geplante Intubation mit Narkose handelt.

Die Notfall-Intubation:

- Laryngoskop mit entsprechend großem Spatel
- Tubus in entsprechender Größe mit Führungsstab
- Blockerspritze

Die geplante Intubation (zusätzlich zur Notfall-Intubation):

- Beatmungsbeutel
- Führungsstab
- Gleitmittel
- Absaugeinheit
- Magillzange
- Fixierset
- Stethoskop
- Guedel-Tubus
- Ersatztubus

Größenauswahl des endotracheal Tubus:
Für Erwachsene ab dem 16. Lebensjahr kann für Frauen ein Tubus der Größe 7,5 mm I. D. und für Männer 8.5 mm I. D. gewählt werden.

Optische Hinweise für eine schwierige Intubation:

- Traumata, Missbildungen und Anomalien im Gesichtsprofil
- vorstehende Schneidezähne
- Makroglossie, z. B. bei Allergien auf Insektenstiche oder ACE-Hemmer
- eingeschränkte Beweglichkeit des Kiefergelenks
- eingeschränkte Beweglichkeit der HWS z. B. degenerative HWS-Veränderungen
- kurzer, dicker, muskulöser oder adipöser Hals.

Komplikationen der Intubation:

- Ausbrechen der Schneidezähne
- Verletzung des Mund-Rachen-Raums
- Glottisödem
- Stimmbandverletzungen
- Laryngospasmus
- Perforation des Hypopharynx
- Bradykardie durch vagale Stimulation
- Intubation des Ösophagus
- Perforation des Ösophagus
- Einseitige Intubation (meist in den re. Hauptbronchus)
- Tracheale Perforationen durch Führungsstäbe von Endotrachealtuben

> **Tipp**
>
> Lässt sich die Epiglottis nur schlecht oder gar nicht einsehen, kann versucht werden, mit Hilfe der »Golfschläger-Variante« zu intubieren. Dazu wird der Tubus mit Führungsstab nicht wie gewohnt in der typischen halbrunden Form benutzt, sondern so geformt, dass die vorderen ca. 3–4 cm der Tubusspitze annähernd rechtwinklig (ähnlich einem Golfschläger) gebogen sind.
>
> Der Tubus wird nun mit dieser sehr steil aufgerichteten Tubusspitze vor die Epiglottis platziert und dann vorsichtig vorgeschoben. Dabei ist zu beachten, dass der Führungsstab aufgrund seiner Biegung nicht in die Trachea vorgeschoben wird, sondern »stehen bleibt« und dem Tubus nur seine Richtung vorgibt.

Sobald der Patient endotracheal intubiert ist, muss zur Lagekontrolle einerseits der Magen und andererseits der Thorax des Patienten auskultiert werden. Achten Sie beim Auskultieren des Thorax immer darauf, dass Sie stets beiderseits die Lungenspitze und die Lungenbasis auskultieren. Beachten Sie auch die Seitengleichheit, was bedeutet, dass Sie zunächst die Lungenspitzen links und rechts abhören und danach die Lungenbasis links und rechts.

Führen Sie nach der Intubation die Auskultation systematisch durch:

1. Auskultation der Magengrube:
   Damit schließen Sie den »worst case« aus, nämlich, dass der Patient fehlintubiert wurde.
2. Auskultation der linken Lunge:
   Dadurch schließen Sie eine zu tiefe Intubation aus. Aufgrund der anatomischen Situation im Thorax landet ein zu tief gesetzter Tubus meistens im rechten Hauptbronchus.
3. Auskultation der rechten Lunge:
   Zur Bestätigung der korrekten Tubuslage.

Von Seiten des ERC wird bereits seit den Guidelines von 2010 empfohlen, eine endexspiratorische CO2-Messung an das Beatmungssystem anzuschließen. Dies hat den Vorteil, dass einerseits die Tubuslage automatisch und kontinuierlich kontrolliert wird und sich andererseits über die CO2-Messung ein sich anbahnender ROSC absehen lässt.

20.2 Supraglottische Atemwegshilfen

Supraglottische Atemwegshilfen sind Hilfsmittel, welche oberhalb der Glottis platziert werden, aber aufgrund ihrer Form und Lumina eine adäquate Beatmung des Patienten gewähren können. Lange Zeit wurden diese Hilfsmittel in der Notfallmedizin lediglich als Ausweichmöglichkeit für den Fall einer schwierigen oder unmöglichen Intubation betrachtet.

Aber aufgrund ihrer einfachen Anwendung und der damit verbundenen Zeitersparnis rücken diese nun immer mehr in den Vordergrund.

Während die Vorbereitung und Durchführung der Intubation, insbesondere bei unerfahrenen Mitarbeitern, meistens zwei Personen einbindet, ist die Platzierung einer supraglottischen Atemwegshilfe in wenigen Sekunden durch eine Person vorbereitet und durchgeführt. Beide derzeit international empfohlenen Airwaydevices werden »blind«, also ohne vorheriges Einstellen/Einsehen der Epiglottis eingesetzt.

20.2.1 Larynxmaske

Die Larynxmaske (LaMa) oder auch Kehlkopfmaske (KKM) (▶ Abb. 81) wird oral eingeführt und vor der Epiglottis platziert (▶ Abb. 82). Bei richtiger Platzierung ist ein Überblähen des Magens unmöglich. Da das richtige Einlegen der KKM nicht immer gelingt und trotz richtiger Lage eine Aspiration nicht auszuschließen ist, aber in vielen Fällen eine provisorische Sicherung der Atemwege ermöglicht wird, bleibt die KKM in der Notfall- und Rettungsmedizin weiterhin umstritten.

Jedoch hat sich der Einsatz des Nachfolgemodells mehr als nur bewährt. Die Weiterentwicklung der LaMa bescherte den Notfall-Teams eine um ca. 90° gebogene Atemwegshilfe. Durch diese Biegung ist das Einführen und korrekte Platzieren sehr einfach geworden, so dass sich diese Version der LaMa in der Notfallmedizin durchaus etabliert hat.

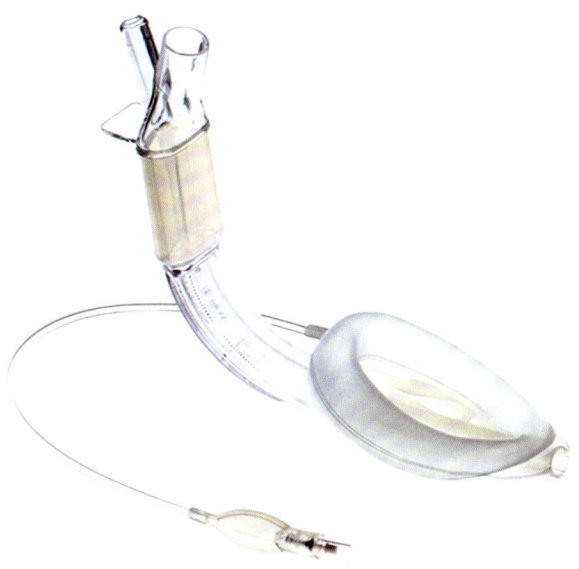

Abb. 81:
Larynxmaske »Supreme«, mit freundlicher Genehmigung von Teleflex Medical Europe Ltd.

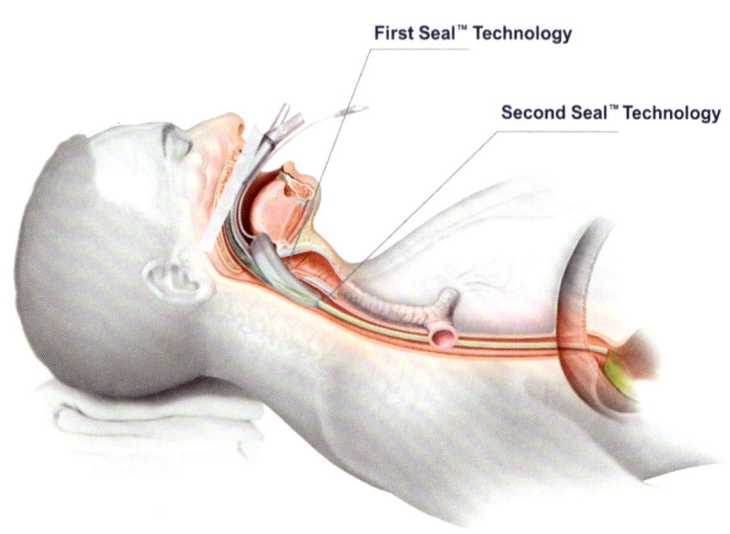

Abb. 82: Anatomische Übersicht mit LaMa »Supreme«, mit freundlicher Genehmigung von Teleflex Medical Europe Ltd.

20.2.2 Larynxtubus

Der Larynxtubus (LT) (▶ Abb. 83) erinnert in seiner Form zunächst an einen normalen Intubationstubus. Jedoch ist er kürzer und unterscheidet sich weiterhin durch seine zwei Cuff-Ballone vom regulären Tubus. Der kleinere, distale Ballon soll die insufflierte Luft daran hindern, über den Ösophagus in den Magen zu gelangen, während der größere Ballon den Rachen nach oben hin abdichtet. Somit wird sichergestellt, dass eine effektive Beatmung stattfinden kann. Auch der Larynxtubus wird, wie die LaMa, vor der Epiglottis platziert, um dann beide Cuff-Ballone entsprechend der Farbmarkierung zu blocken. Eine zweite Öffnung am distalen Ende des Larynxtubus ermöglicht die endotracheale Beatmung, sofern der LT versehentlich in der Trachea platziert wurde (▶ Abb. 84).

Unabhängig davon, welches Mittel zur Atemwegssicherung gewählt wird (also endotracheale Intubation, Larynxmaske oder Larynxtubus), empfiehlt u. a. der ERC zur einfachen, nicht invasiven Beurteilung und Kontrolle der Beatmung und der Wiederbelebungsmaßnahmen die Pulsoxymetrie und die Kapnographie.

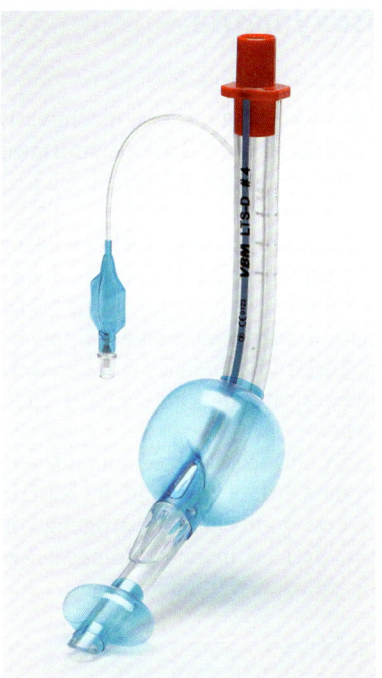

Abb. 83:
Larynxtubus, mit freundlicher Genehmigung von VBM Medizintechnik GmbH

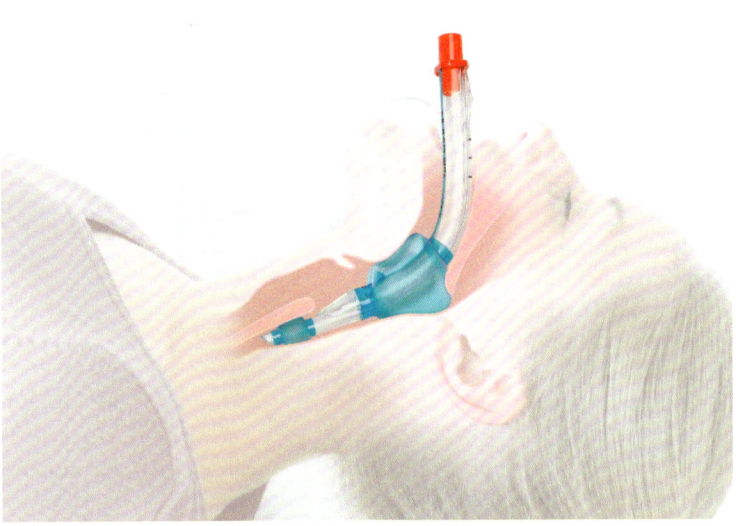

Abb. 84:
Larynxtubus mit anatomischer Übersicht, mit freundlicher Genehmigung von VBM Medizintechnik GmbH

20.3 Die Pulsoxymetrie

Die Pulsoxymetrie ist ein kostengünstiges, nichtinvasives Messinstrument zur Beurteilung der aktuellen arteriellen Sauerstoffsättigung im Blut. Dabei wird sie in nahezu allen klinischen Bereichen sowie in der präklinischen Notfallversorgung eingesetzt.

Das Pulsoxymeter setzt sich aus einer Lichtquelle und einem gegenüberliegenden Fotosensor zusammen. Der Fotosensor dient als Lichtempfänger, welcher die Lichtintensität misst. Je nachdem wie beladen das Hämoglobin mit Sauerstoff ist, verändert es seine Farbe. Mittels Infrarot wird das Hb und das HbO2 (mit Sauerstoff beladenes Hb) unterschieden, so dass dann die prozentuale Sauerstoffsättigung als digitaler Messewert und/oder in Kurvenform dargestellt wird.

Als primärer Messort hat sich die Ableitung über einen Finger bewährt. Weiterhin bieten sich die Ohrläppchen und die Nasenspitze an.

Als Norm- bzw. Zielwert gilt eine O2-Sättigung von 94–98 %.

Jedoch muss dieser Wert bei manchen Lungenerkrankungen (wie z. B. COPD) auf 90–92 % reduziert werden.

> **Merke**
>
> Die Pulsoxymetrie misst nur den Wert der aktuellen Sauerstoffsättigung im Blut. Dabei macht sie keinerlei Aussage über die Sauerstoffversorgung des Gewebes und der Organe.

Grenzen der Pulsoxymetrie:
Die Pulsoxymetrie hat sich seit Jahren bewährt, jedoch muss dem Anwender bewusst sein, dass diese Messmethode auch ihre Grenzen hat. So können beispielsweise folgende Faktoren allein oder in Kombination zu deutlichen Fehlmessungen führen:

- Helles Umgebungslicht
- Hypothermie
- Hypotonie/Zentralisation
- CO–Intoxikation
- Nagellack
- Bewegungsartefakte

Darum ist diese Messmethode, beispielsweise während der Reanimation, KEIN geeignetes Mittel für zuverlässige Messergebnisse.

20.4 Die Kapnographie

Die Kapnographie ist eine Messmethode, um den CO2-Gehalt (Kohlenstoffdioxid) der Ausatemluft des Patienten zu messen und zu überwachen. Dabei ist es unerheblich, ob der Patient spontan atmet oder intubiert und beatmet ist.

Sie gilt als Klasse-I-Empfehlung der AHA und des ERC und ist derzeit innerklinisch wie auch präklinisch der Goldstandard zur Verifizierung der Tubuslage und Tubusfunktion. Weiterhin ist sie ein praktisches Instrument zur Messung und Überwachung der Beatmung und zur Lenkung der Reanimationsmaßnahmen.

Wie bei der Pulsoxymetrie wird der ermittelte Wert nummerisch (Kapnometrie) und/oder in Wellenform dargestellt. Anders als bei der Pulsoxymetrie ist hier der reine Zahlenwert jedoch nur bedingt aussagekräftig:

Als Normwert gilt ein etCO2 von 35–45 mmHg. Liegt der Messwert darunter, hyperventiliert der Patient. Werden Werte darüber gemessen, liegt eine Hypoventilation oder evtl. eine obstruktive Lungenerkrankung vor.

Die Form der CO2-Kurve bzw. ihre typischen Veränderungen geben deutlichere Hinweise auf entsprechende Abweichungen (▶ Abb. 85a, Anhang; Abb. 85b, Anhang).

Kapnographie unter Reanimationsbedingungen

Aufgrund des großen alveolären Totraums in Reanimationssituationen ist die etCO2- Konzentration sehr niedrig. Meist liegt der Wert bei ca. 10 mmHg oder weniger. Steigt dann das Herzzeitvolumen (HZV), werden wieder mehr Alveolen durchblutet, so dass die etCO2- Konzentration ebenfalls steigt. Innerhalb eines breiten Messspektrums korreliert das etCO2 mit dem HZV und dem Perfusionsdruck der Koronararterien. Dies bedeutet, dass ein ROSC anhand der etCO2- Kurve frühzeitig erkennbar wird und aufgrund dessen beispielsweise eine anstehende Adrenalin-Applikation evtl. ausbleiben kann (▶ Abb. 86, Anhang).

20.5 Anaphylaxie

Die Anaphylaxie ist eine rasant verlaufende, lebensbedrohliche, (Fehl-) Reaktion auf ein Allergen. Die Problematik der Anaphylaxie ist, dass sie die beiden lebenswichtigen Organsysteme »Atmung« und »Herz-Kreislauf« massiv beeinträchtigt. Dabei kann es sein, dass nur eines der beiden Systeme oder aber beide gleichzeitig betroffen sind. Zusätzlich zeigen sich am Patienten deutliche Haut- und Schleimhautveränderungen, wie z. B. Rötungen, Schwellungen, Ausschläge, usw.

Das Auslösespektrum einer Anaphylaxie ist relativ breit. Am häufigsten sind:

- Medikamente
- Antibiotika
- Muskelrelaxantien
- Aspirin®
- Peripher wirkende Analgetika (z. B. Ibuprofen, Novamin, Parazetamol usw.)
- Kontrastmittel
- Insektengifte
- Nahrungsmittel
  - Nüsse
  - Gewürze
  - Zitrusfrüchte
  - Meeresfrüchte usw.

Eine tatsächliche Anaphylaxie ist nicht immer einfach zu diagnostizieren, da die Bandbreite der Symptome relativ breit ist und das Erscheinungsbild variiert (▶ Abb. 87, Anhang).

Weiterhin reagieren manche Betroffene relativ panisch, so dass eine ungefährliche allergische Reaktion fehlinterpretiert wird.

20.6 Elektrolytentgleisungen

Entgleisungen der Elektrolyte, bzw. deren Abweichung von den eigentlichen Normwerten, können unterschiedlichste Symptome aufweisen: Bewusstseinsstörungen, Wesensveränderungen, Muskelkrämpfe und generalisierte Krampfanfälle sowie Herzrhythmusstörungen (HRST) bis hin zum Kreislaufstillstand (▶ Tab. 48). Dabei gilt die Entgleisung des Kaliums als die Elektrolytverschiebung mit dem größten Mortalitätsrisiko.

Tab. 48: Übersicht der Elektrolytentgleisungen

Elektrolytverschiebung	Ursachen	Symptome	EKG-Veränderungen	Therapie
Hypokaliämie	• Laxanzien • Diuretika • Diarrhoe • Hypomagnesiämie • metabolische Alkalose	• Tachykarde HRST • Kreislaufstillstand	• Verbreiterte QRS-Komplexe • abgeflachte T-Welle • T-U-Wellenverschmelzung	Je nach Schweregrad wird Kalium oral oder i. v. appliziert

Tab. 48: Übersicht der Elektrolytentgleisungen – Fortsetzung

Elektrolytverschiebung	Ursachen	Symptome	EKG-Veränderungen	Therapie
Hyperkaliämie	• Nierenversagen • Betablocker • Hämolyse • Gewebszerfall (z. B. Polytrauma-Verbrennungen) • Rhabdomyolyse • metabolische Azidose	• Bradykardie • VES • Kreislaufstillstand	• Spitze, hohe T-Welle • abgeflachte P-Welle • verbreiterte QRS-Komplexe	je nach Schweregrad gibt es unterschiedliche Therapieansätze (▶ Abb. 86) Bei schweren Formen hat sich auch folgendes Schema bewährt: 200 ml Glukose 20 % +20 i. E. Insulin i. v. über 20 Min.
Hypomagnesiämie	• Alkoholabusus • Polyurie • Mangelernährung • Gastrointestinale Verluste	• Tremor • Krämpfe • Nystagmus • Arrhythmie • Kreislaufstillstand	• ST-Negativierung • T-Wellen Inversion • verbreiterte QRS-Komplexe • abgeflachte P-Wellen • Torsade de pointes	2 g Magnesiumsulfat i. v. (Kurzinfusion) Bei Torsade de pointes über 1–2 Min.
Hypermagnesiämie	• Niereninsuffizienz	• Verwirrtheit • Atemdepression • bradykarde HRST • Kreislaufstillstand	• AV-Block • spitze T-Welle • verlängertes PR-Intervall • verlängertes QT-Intervall	Forcierte Diurese, Volumensubstitution mit NaCl 0,9 % Ggf. Calciumchlorid 10 % i. v.
Hypokalzämie	• Akute Pankreatitis • CNV • Kalzium-Blocker-Intoxikation • Rhabdomyolyse	• Krämpfe • Parästhesien • Bradykarde HRST	• AV-Block • Verlängertes QT-Intervall • T-Wellen Inversion • Kreislaufstillstand	10–40 ml Calziumchlorid 10 % i. v.
Hyperkalzämie	• Hyperparathyreoidismus • Medikamente • Tumorerkrankungen	• Verwirrtheit • Hypotonie • Arrhythmie	• AV-Block • verbreiterte QRS-Komplexe	Behandlung der Grunderkrankung, i. v. Volumensubstitution, Furosemid

Tab. 48: Übersicht der Elektrolytentgleisungen – Fortsetzung	Elektrolytverschiebung	Ursachen	Symptome	EKG-Veränderungen	Therapie
	Hyperkalzämie		• Kreislaufstillstand	• verkürztes QT-Intervall	1 mg/kg KG/ i. v., Hydrocortison 200–300 mg i. v.

Wie eingangs erwähnt, gilt die Entgleisung des Kaliums als die Elektrolytverschiebung mit dem größten Mortalitätsrisiko. Daher muss die enstprechende Therapie rasch und zielgerichtet eingeleitet und durchgeführt werden. Je nach Höhe des im Blut-Serum nachgewiesenen Kalium-Spiegels unterscheidet sich die Therapie grundlegend (▶ Abb. 88, ▶ Anhang).

20.7 Peri-Arrest-Rhythmen

Peri-Arrest-Rhythmen sind Herzrhythmusstörungen, welche einen Kreislaufstillstand auslösen oder kurz nach einem Kreislaufstillstand auftreten können. Das rasche Erkennen und darauf folgend die richtige Therapie einzuleiten, kann verhindern, dass ein (erneuter) Wiederbelebungsversuch begonnen werden muss. Die Peri-Arrest-Rhythmen werden in zwei Gruppen unterteilt:

1. Die bradykarden Herzrhythmusstörungen (▶ Abb. 89, Anhang)
2. Die tachykarden Herzrhythmusstörungen (▶ Abb. 90, Anhang)

Beide Gruppen sind wiederum in sich unterteilt. Die beiden Algorithmen sind selbsterklärend.

Grundsätzlich kann man sich für die Therapie der Peri-Arrest-Rhythmen folgendes merken:

Je schlechter es dem Patienten mit seiner Rhythmusstörung geht, desto eher benötigt er eine primäre »Stromtherapie«. Dabei spielt es keine Rolle, ob es sich um bradykarde oder tachykarde Rhythmusstörungen handelt.

20.8 Die Defibrillation

Die Defibrillation ist nachweislich *das* Mittel der Wahl bei pulsloser ventrikulärer Tachykardie und Kammerflimmern/-flattern. Durch die Defibrillation wird eine vollständige Depolarisation des gesamten Myokards herbeigeführt, so dass den Schrittmacherzentren im Herzen ermöglicht wird, einen regelrechten Rhythmus zu initiieren, welcher meistens auch mit einer Kammerkontraktion einhergeht.

Zu Beginn des Kammerflimmerns ist noch eine hohe Anzahl energiereicher Phosphate im Myokard nachweisbar, welche aber rasch verbraucht sind. Je höher das myokardiale Phosphat, desto höher die Wahrscheinlichkeit, dass die Defibrillation direkt in einen lebensfähigen Herzrhythmus überleitet.

Darum wird bei beobachtetem Kollaps mit Kammerflimmern/-flattern und sofort verfügbarem Defibrillator die Drei-Schock-Strategie empfohlen.

Weiterhin senkt jede Defibrillation den thorakalen (Strom-)Widerstand, weshalb die einzelnen Schockabgaben der Drei-Schock-Strategie so schnell wie nur möglich aufeinander folgen sollen.

> **Merke**
>
> Kammerflimmern ist die Reanimationssituation mit den besten Chancen auf ein erfolgreiches Outcome des Patienten, vorausgesetzt dass möglichst früh ein Defibrillator zur Verfügung steht und eingesetzt wird. Denn mit jeder Minute länger, in der das Kammerflimmern/-flattern besteht, sinken die Überlebenschancen um 7–10 %.
>
> Ist also ein Defibrillationsgerät sofort verfügbar, muss es unverzüglich eingesetzt werden! HDM, Intubation, Medikamente, usw. dürfen die elektrische Therapie bei Kammerflimmern/-flattern nicht verzögern!

Die Elektrotherapie stellt für den Anwender eine besondere Situation dar, da er sich bei unsachgemäßer Anwendung selbst vital gefährdet. Des Weiteren sind sichere Kenntnisse der EKG-Interpretation und der Handhabung des Defibrillators Grundvoraussetzung.

Insbesondere die Angst vor der eigenen vitalen Gefährdung führt speziell bei jungen, unerfahrenen Helfern zu Verzögerungen im Einsatz des Defibrillationsgerätes.

Indikation:

- Kammerflimmern/-flattern
- Pulslose ventrikuläre Tachykardie
- Pulslose Torsade-de-Pointes
- Kardioversion

Wirkungsweise:
Das Herz wird bei der Defibrillation einem kurzen, gezielten elektrischen Reiz ausgesetzt:

- Depolarisation der Myokard-Zellen,
- der Sinusknoten kann die Kontrolle über die Reizbildung zurückgewinnen.

Komplikationen:
Am Patienten:

- Myocardnekrosen
- Verbrennungen 1.-3. Grades
    - durch metallbeschichtete Pflaster (z. B. Nitropflaster)
- zu wenig Kontaktgel

Am Anwender:

- Parästhesien, Rhythmusstörungen bis hin zum
- Kreislaufstillstand bei:
    - Eigenkontakt mit dem Patienten
    - Reizleitung bei nasser Umgebung
    - z. B. im Schwimmbad, bei Regen, ...

> **Information**
>
> Die Anwendung von Hard-Paddles bei der Defibrillation findet keine Empfehlung mehr von Seiten des ERC. Das Gefahrenpotential ist seit der Einführung der Defibrillations-Klebeelektroden um ein Vielfaches gesunken.

Durchführung:

- Kreislaufstillstand identifizieren,
- EKG-Bild richtig interpretieren!
    - Ggf. zwei Ableitungen zur Interpretation betrachten,
    - Fortführen der Herzdruckmassage,
    - wenn noch nicht geschehen: Defi-Klebeelektroden platzieren:
        1. (Sternum):   re. para Sternal, unter die Clavicula
        2. (Apex):   zwischen Herzspitze und Medio-Axillar-Linie
- Energie vorwählen,
    - Defibrillator laden und umstehende Helfer warnen:
    - »Achtung! Defi. lädt; alle außer Herzmasseur weg vom Patienten!«
    - Sobald der Defibrillator aufgeladen ist, erneute Teaminformation:
    - »Defi bereit. Jetzt auch Herzmasseur weg vom Patienten!«
    - Kontrolle von Kopf bis Fuß (sind alle weg?!)
- »Achtung Defibrillation!« dabei Defibrillation auslösen,
- unmittelbar danach Fortführen der Reanimationsmaßnahmen gemäß ALS-Algorithmus, bzw.

- bei beobachtetem Kreislaufstillstand unmittelbar nach der Schockabgabe erneut den Kondensator aufladen und parallel dazu das neue EKG-Bild interpretieren. Bei persistierendem, defibrillierbarem Rhythmus wird dieser Vorgang noch bis zu zwei Mal wiederholt (Drei-Schock-Strategie). Danach weiter gemäß ALS-Algorithmus.

Sobald die nächste EKG-Kontrolle erfolgt, müssen die nächsten Maßnahmen bekannt und ggf. im Team kommuniziert werden. Dabei richtet sich die EKG-Interpretation zunächst nur danach, ob der Rhythmus defibrillierbar oder nicht defibrillierbar ist.

Tab. 49: EKG-Interpretation nach Defibrillation

Mögliches EKG-Bild	Maßnahmen
Persistierendes Flimmern/VT	• Erneute Defibrillation • HDM und nach der 3. Schockabgabe, dann • 1 mg. Adrenalin i. v./ i. o. nach der 5., 7., 9., usw. (alle 3–5 Minuten) wiederholen • 300 mg Amiodaron i. v./i. o. nach der 3. Schockabgabe, dann ggf. nach der 5. wiederholen mit 150 mg
Asystolie	• HDM • 1 mg. Adrenalin i. v./i. o. alle 3–5 Minuten wiederholen
PEA	• HDM • 1 mg. Adrenalin i. v./i. o. alle 3–5 Minuten wiederholen
(Sinus-) Rhythmus	• ABCDE-Schema • Vitalfunktionen stabilisieren und sichern • Postreanimationstherapie

> **Merke**
>
> Es kommt durchaus vor, dass die EKG-Rhythmen im Laufe der Reanimation hin und her wechseln, so dass beispielsweise aus einer ursprünglichen PEA ein Kammerflimmern, dann eine Asystolie, usw. werden kann. Dies führt insbesondere bei unerfahrenen Teammitgliedern oftmals zu großer Verwirrung bzgl. der Adrenalingaben. Adrenalin wird nach der ersten Gabe alle 3–5 Minuten wiederholt appliziert, völlig unabhängig davon, welcher Rhythmus gerade im EKG erscheint. Solange die Reanimation fortgeführt wird, soll dieses Adrenalinschema beibehalten werden.
>
> Weiterhin werden eskalierende Adrenalin-Schemata nicht mehr propagiert. Die stufenweise Steigerung der Adrenalin-Dosis führt zu keiner Besserung des Outcomes der Patienten.

Wahl der Energiestärke bei Erwachsenen

Moderne Defibrillatoren arbeiten mit biphasischen Stromimpulsen, d. h. der Strom fließt »ellipsenförmig« durch das Myokard. Ältere, monophasische Modelle defibrillieren mit einem einfachen »geradlinigen« Stromimpuls durch das Herz. Der Vorteil der biphasischen gegenüber der monophasischen Methode ist, dass deutlich weniger Energie benötigt wird, um das Herz zu depolarisieren. Nebenwirkungen wie z. B. Myokardnekrosen, welche durch hohe Energiemengen verursacht werden, sind seit der Markteroberung der biphasischen Defibrillation kaum noch beschrieben. Die meisten dieser biphasischen Defibrillatoren sind von Werkseite so eingestellt, dass sie beispielsweise mit 150 Joules beginnen, um dann selbständig mit jeder weiteren Defibrillation die Energiestärke auf bis zu 360 Joules zu erhöhen.

Wurden werkseitig andere als die oben genannten Energiemengen voreingestellt, so ist dies nicht automatisch als falsch zu werten. Die ursprüngliche biphasische Impulsform wurde von manchen Defibrillator-Herstellern weiterentwickelt, so dass die benötigte Energiemenge weiter reduziert werden konnte. Hier wird dann beispielsweise mit 120 Joules gestartet, um dann über 150 Joules auf die Maximalenergie von lediglich 200 Joules zu eskalieren.

Monophasische Defibrillationsgeräte

Monophasische Defibrillatoren werden aufgrund ihrer Unterlegenheit gegenüber biphasischen Geräten, seit Jahren nicht mehr hergestellt. Dennoch werden diese Geräte sicherlich noch über einen längeren Zeitraum im klinischen Alltag »ihren Dienst verrichten«. Sollte also, warum auch immer, ein monophasischer Defibrillator zum Einsatz kommen, gilt folgende Energieeinstellung als sinnvoll: für die erste und für jede weitere Defibrillation 360 Joules.

20.9 Die Kardiopulmonale Reanimation

Die Kardiopulmonale Reanimation ist ein zentrales Thema der Chest Pain Unit. Denn jeder Patient, völlig unabhängig davon ob er einen stabilen oder instabilen Eindruck macht, kann von einem Moment auf den anderen einen Kreislaufstillstand erleiden und somit reanimationspflichtig werden.

Die Chest Pain Units sind bundesweit betrachtet völlig unterschiedlich konzipiert: Manche sind als eigenständige Bereiche, andere sind als »Anhang« in Intensivstationen, IMCs oder in ZNAs integriert. Entsprechend ist auch das Notfall- und Reanimationsmanagement unterschiedlich. Die einen sind auf die Unterstützung von Notfall-Teams angewiesen, die anderen managen ihre Notfälle vollständig autark. Um diesen unterschiedlichen Situationen gerecht zu werden, wird im Folgenden das BLS und auch das ALS erläutert.

20.9.1 Diagnose des Kreislaufstillstands

Das sichere und schnelle Erkennen eines Kreislaufstillstands ist von größter Bedeutung für die weiteren Reanimationsmaßnahmen, denn nur die schnelle Wiederherstellung der Sauerstoffversorgung des Gehirns kann irreparable Schäden verhindern. Die Diagnose »Kreislaufstillstand« ist schnell gestellt, wenn man sich an eine einfache Vorgehensweise hält. Insbesondere weniger erfahrene Helfer werden in Notfallsituationen oftmals hektisch und unsicher. Umso wichtiger ist es, dass man sich von Anfang an daran gewöhnt den Notfall-Patienten-Check stets nach dem bereits erläuterten ABCDE-Schema (▶ Tab. 9, Kap. 7) ablaufen zu lassen. Handelt es sich jedoch um eine leblose Person, erfolgt lediglich ein ABC-Check (▶ Tab. 50).

Tab. 50: ABC-Check

ABC	Begriff	Handlung
A	Airway	Atemwege freimachen • offensichtliche, leicht zu entfernende Objekte aus dem Mund des Patienten entfernen • Kopf des Patienten überstrecken
B	Breathing	Belüftung • Atmet der Patient normal?
C	Circulation	Kreislauf • professionelle/geübte Helfer sollen gleichzeitig zur Atemkontrolle eine Pulskontrolle an der A. Carotis durchführen. • unerfahrene Helfer sollen nach »sonstigen Lebenszeichen« (z. B. Blinzeln, Schlucken, …) suchen.

Anhand dieses einfachen ABC-Schemas ist ein reanimationspflichtiger Patient schnell identifiziert, so dass umgehend mit der Kardiokompression und der Beatmung begonnen werden kann.

20.9.2 Basic Life Support

Wurde der Kreislaufstillstand als solcher erkannt, ist umgehend das CPU-Team oder, je nach Klinikstruktur, das klinikinterne Notfall-Team zu alarmieren. Verlassen Sie dazu nicht den Patienten, sondern lösen Sie den »Blauen Alarm« aus oder fordern Sie eine umstehende Person auf, den Notruf zu tätigen.

Beginnen Sie jetzt unverzüglich mit den Reanimationsmaßnahmen. Legen Sie dazu den Patienten mit dem Rücken nach unten auf eine harte, flache Unterlage. Beachten Sie dabei, dass die früher propagierten »Reanimationsbretter« für Klinikbetten nicht mehr empfohlen sind. Befindet sich der Patient außerhalb des Klinikbettes, legen Sie ihn auf den Boden. Beginnen Sie jetzt mit den Wiederbelebungsmaßnahmen:

Die Herz-Druck-Massage (HDM)

Nach älteren Vorstellungen entsteht der Blutstrom durch die rhythmische Kompression des Herzens zwischen Sternum und Wirbelsäule. Da aber eine Reanimation auch bei Emphysematikern erfolgreich ist und sich Patienten mit Kammerflimmern durch Hustenstöße bei Bewusstsein halten können, wurde eine neue Theorie der Wirkungsweise der HDM entwickelt. Aufgrund neuer Untersuchungen wurde bewiesen, dass intrathorakale Druckänderungen durch die Thoraxkompression zu entsprechenden Flussänderungen führen.

Technik der Herz-Druck-Massage

Knien Sie seitlich neben den Thorax des Patienten. Der Druckpunkt zur Herzmassage befindet sich in der Mitte des Sternums (▶ Abb. 91).

Die Hände werden dabei so aufgelegt, dass die Handballen direkt übereinander, geradlinig auf dem Sternum liegen, wobei die Finger der oberen Hand die der unteren greifen und nach oben ziehen. Die Ellenbogen sind durchgestreckt und die Schultern befinden sich senkrecht über dem Druckpunkt (▶ Abb. 92).

Drücken Sie nun das Sternum ca. 5–6 cm tief senkrecht nach unten und entlasten Sie danach den Brustkorb des Patienten vollständig, ohne dabei den Kontakt zum Druckpunkt zu verlieren. Hier ist darauf zu achten, dass das Verhältnis von »Systole« und »Diastole« 1:1 beträgt. Wiederholen Sie diese Kompression-Dekompression mit einer Frequenz von 100–120 x pro Minute.

Komplikationen der Herz-Druck-Massage

Aufgrund instabiler Thoraxverhältnisse bzw. unsachgemäßer Durchführung der HDM können folgende Komplikationen auftreten:
Bei zu hoch angesetztem Druckpunkt:

- zu geringe Wirksamkeit der HDM
- Sternumfraktur
- Verletzung des Mediastinalraums

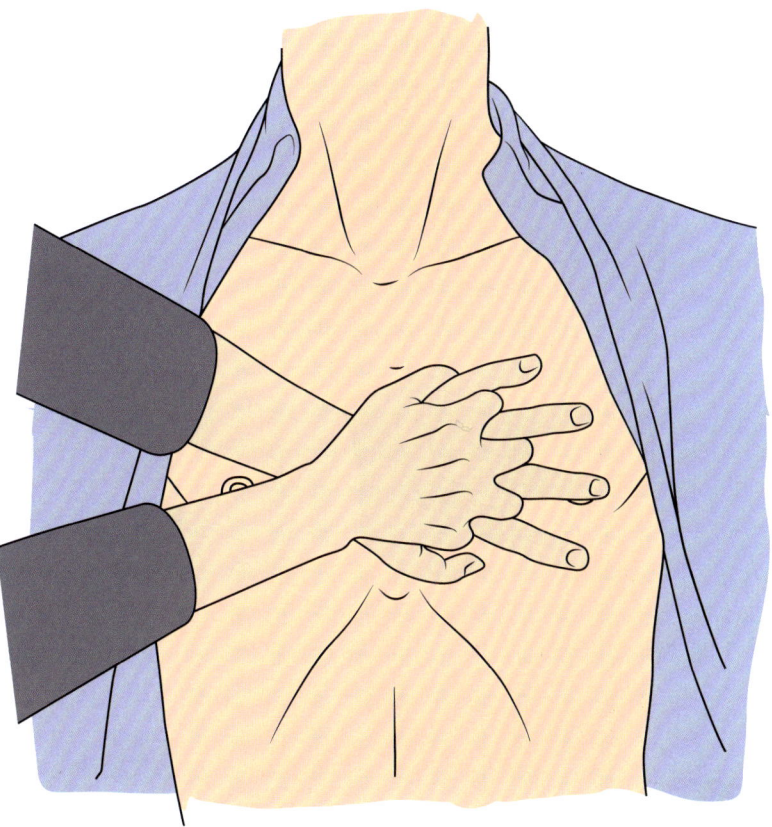

Abb. 91:
Position der Hände,
© European Resuscitation Council, 2016

Bei zu tief angesetztem Druckpunkt:

- Abbrechen des Schwertfortsatzes
- Verletzung des Magens
- Verletzung der Leber

Bei seitlich angesetztem Druckpunkt bzw. seitlicher Druckrichtung:

- Rippenfraktur
- Pneumothorax
- Hämatothorax
- Magen-, Milz- oder Leberruptur
- Perikardtamponade

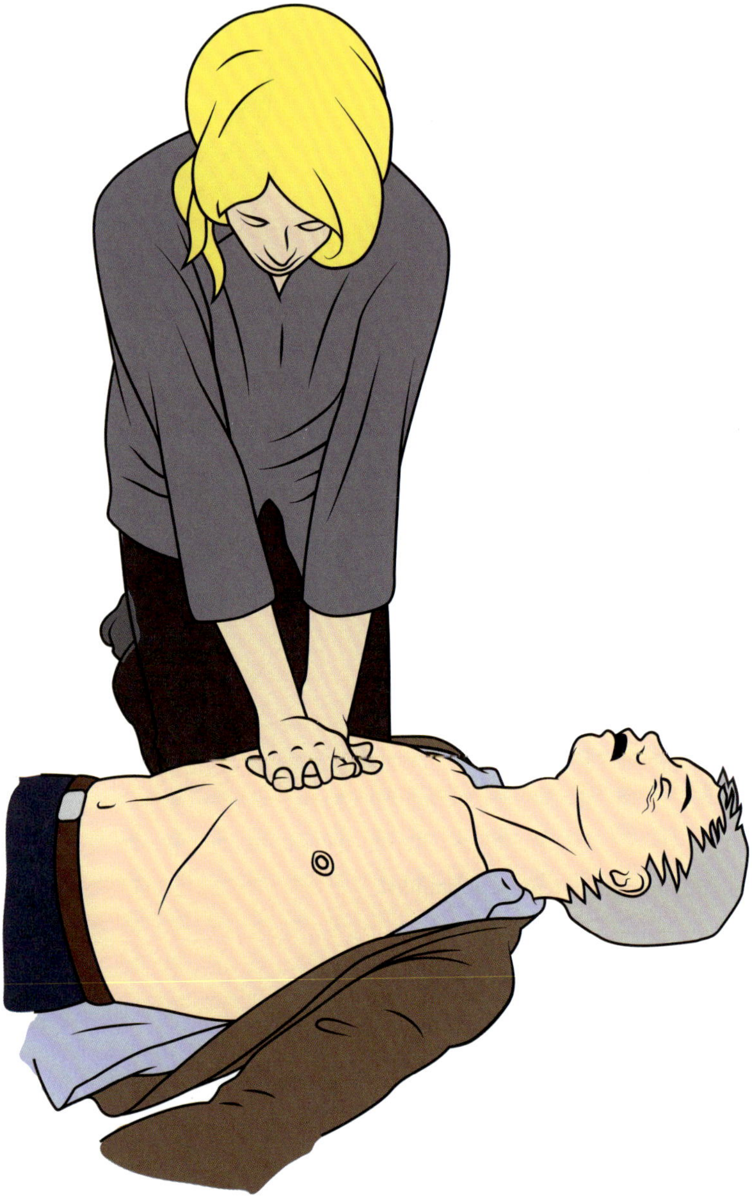

Abb. 92:
Position des Helfers,
© European Resuscitation Council

Warnung

Trotz der möglichen Komplikationen darf die HDM bei plötzlich auftretenden Krepitationen nicht beendet werden. Dafür müssen der Druckpunkt und die Druckstärke überprüft werden!

20.9 Die Kardiopulmonale Reanimation

> **Merke**
>
> Selbst eine iatrogene Rippenserienfraktur durch eine brachial ausgeführte HDM kann überlebt werden.

Beatmung

> **Information**
>
> Die Techniken der Beatmung werden im Kapitel »Airwaymanagement« (▶ Kap. 20.1) ausführlich besprochen.

Da die Beatmungshübe möglichst wiederstandslos insuffliert werden sollen, muss die Kardiokompression zur Beatmung kurz unterbrochen werden. Darum werden immer zwei Beatmungshübe direkt hintereinander verabreicht, um dann wieder 30 Kardiokompressionen durchzuführen. Idealerweise zählt die Person, die die HDM durchführt, jede Kompression leise mit und beginnt ab der 20sten Kompression laut rückwärts, wie bei einem Countdown, (10, 9, 8, …) zu zählen, so dass der Helfer, der die Beatmung durchführt, seinen Einsatz »nicht verpasst«.

> **Merke**
>
> Zusammenfassung der »Reanimations-Eckpunkte«:
>
> - Der Druckpunkt zur HDM befindet sich in der Mitte des Brustbeins.
> - Die Kompressionstiefe beträgt 5–6 cm, die Kompressionsfrequenz 100–120/Min.
> - Sobald zwei Helfer vor Ort sind, erfolgt die Reanimation im 30:2-Verhältnis (Kompression : Beatmung).

BLS mit Unterstützung eines AED

Bei Kammerflimmern/pulsloser ventrikulärer Tachykardie ist die Defibrillation die einzige nachgewiesene Therapieform, die die lebensbedrohliche Herz-Rhythmusstörung terminieren kann.

Mit jeder Minute, die verstreicht, ohne dass das Kammerflimmern bzw. die pulslose ventrikuläre Tachykardie defibrilliert wird, sinkt die Überlebensrate um ca. 7–10 %.

Darum gehören die Basisreanimationsmaßnahmen in Kombination mit der Defibrillation zu den wichtigsten lebensrettenden Maßnahmen.

Sobald der AED verfügbar ist, schalten Sie das Gerät ein und kleben die Defibrillationselektroden gemäß den Anweisungen auf den entblößten Oberkörper des Patienten. Wenn möglich, soll die Person, welche den AED gebracht hat, auch die Elektroden aufkleben, so dass Sie die Thoraxkompression nicht unterbrechen müssen (▶ Abb. 93).

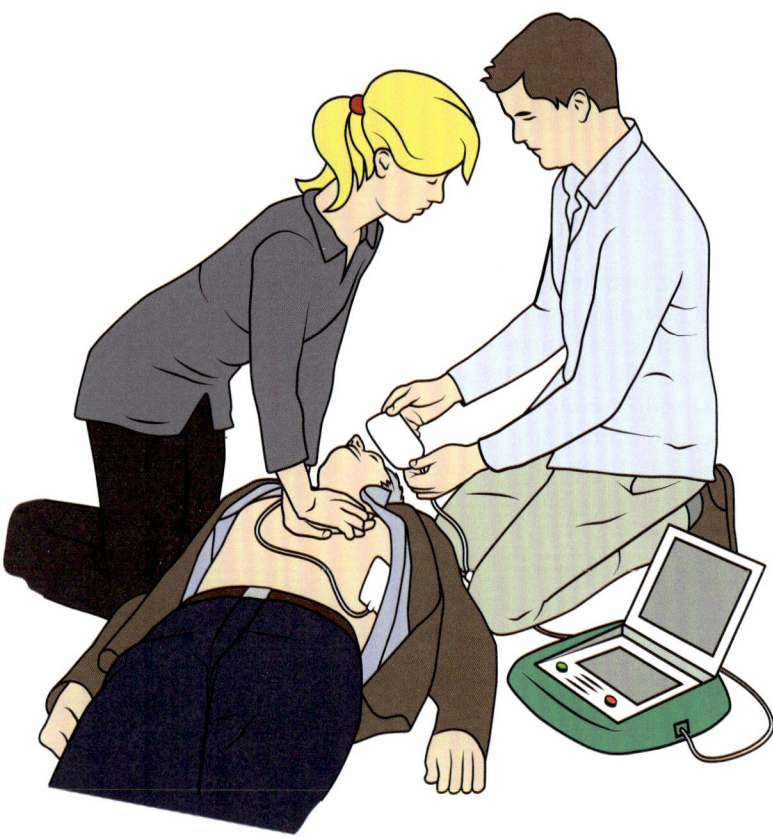

Abb. 93: AED-Pads aufkleben, © European Resuscitation Council

Folgen Sie nun den weiteren Anweisungen des Geräts. Stellen Sie dabei sicher, dass während der Analysephase keine sonstigen Tätigkeiten oder Bewegungen am Patienten erfolgen (▶ Abb. 94). Derartige Störungen können zu Artefakten und somit zu Fehlinterpretationen des Herzrhythmus führen. Während der Analysephase vergleicht der AED den Herzrhythmus des Patienten mit ca. 5.000–10.000 (je nach Hersteller-Firma) voreingestellten Rhythmen und »entscheidet« dann anhand seiner Auswertung, ob es sich um einen defibrillierbaren oder nichtdefibrillierbaren Rhythmus handelt.

20.9 Die Kardiopulmonale Reanimation

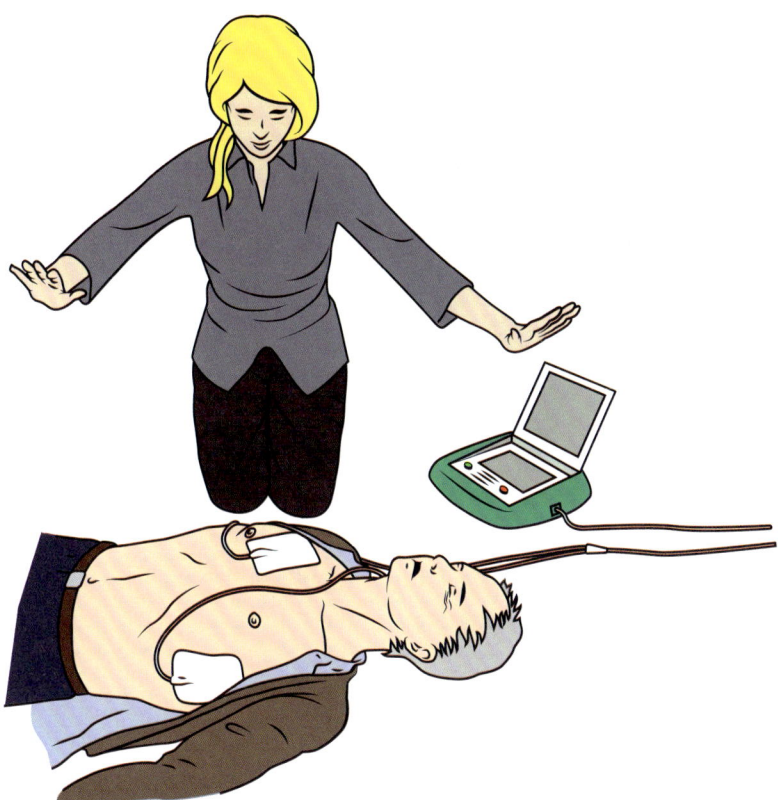

Abb. 94:
AED-Analyse,
© European
Resuscitation Council

Erkennt der AED einen defibrillierbaren Rhythmus, wird er die Defibrillationsenergie automatisch hochladen und Sie danach zur Schockabgabe auffordern. Dabei leuchtet (oder blinkt – je nach Hersteller) die Schockabgabe-Taste rot auf. Zur Schockabgabe achten Sie darauf, dass keine der umstehenden Personen (auch Sie nicht) den Patienten berührt (▶ Abb. 95).

Beginnen Sie nach der Defibrillation wieder mit den Reanimationsmaßnahmen (▶ Abb. 96) und folgen Sie den weiteren Anweisungen des AED.

Bei Eintreffen des Reanimations-Teams geben Sie eine kurze Übergabe über die Auffindesituation und Ihre bisherigen Maßnahmen (siehe RSVP-Methode ▶ Tab. 5). Unterbrechen Sie dabei Ihre Reanimationsmaßnahmen erst dann, wenn Sie dazu aufgefordert werden.

Die Maßnahmen der Reanimation sind im Algorithmus »Innerklinische Reanimation« zusammengefasst (▶ Abb. 97, Anhang)

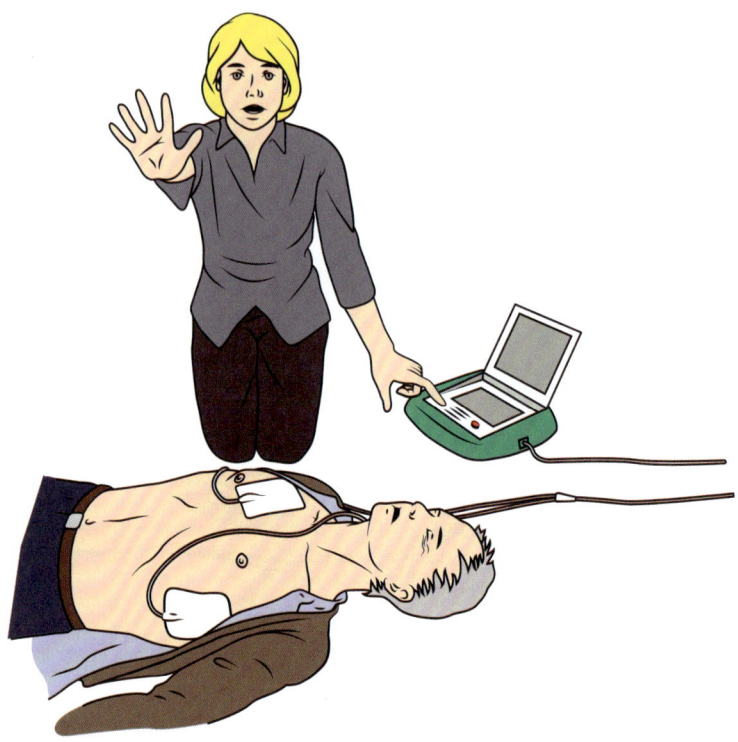

Abb. 95: AED-Schockabgabe, © European Resuscitation Council

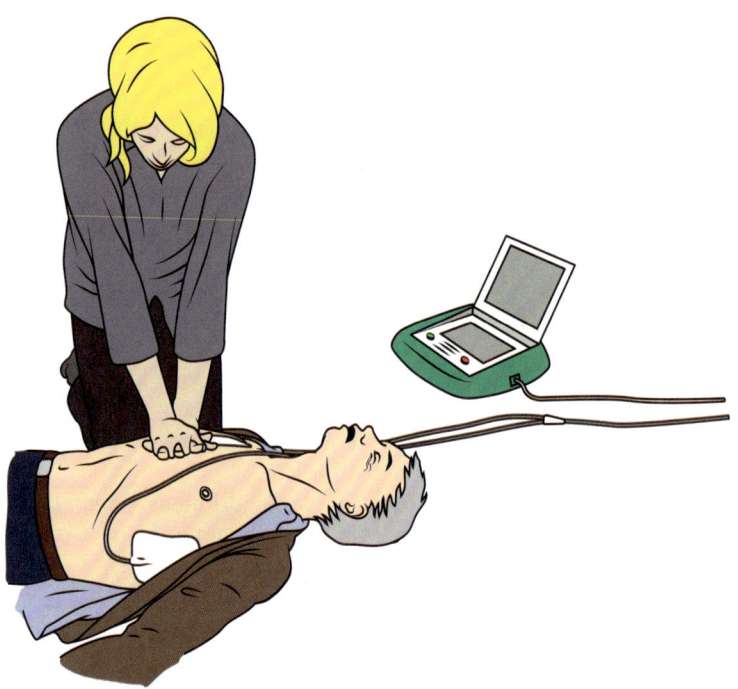

Abb. 96: AED+HDM, © European Resuscitation Council

Advanced Life Support (ALS)
In den ALS-Maßnahmen stehen natürlich die BLS-Maßnahmen weiter im Mittelpunkt, jedoch werden diese jetzt ergänzt bzw. erweitert.

Im Idealfall ist die Chest Pain Unit personell und materiell so aufgestellt, dass die ALS-Maßnahmen ohne das Warten auf das Notfall-Team durchgeführt werden können.

Sobald der Kreislaufstillstand des Patienten indentifiziert wurde, wird parallel zur Auslösung des »blauen Alarmes« mit der HDM begonnen. Spätestens bei Eintreffen des Notfall-Wagens mit Defibrillator wird der Herzrhythmus kontrolliert und beurteilt, ob es sich um einen defibrillierbaren oder nicht defibrillierbaren Rhythmus handelt.

Als defibrillierbar gelten das Kammerflimmern/-flattern und die pulslose Ventrikeltachykardie (PVT), während die Asystolie und die pulslose elektrische Aktivität zu den nicht defibrillierbaren Rhythmen gehören.

Handelt es sich um einen defibrillierbaren Rhythmus, wird der Patient – sofern der Defibrillator unmittelbar zur Verfügung steht – drei mal hintereinander geschockt (vorausgesetzt, es handelt sich um ein persistierendes Flimmern/Flattern/PVT).

> **Merke**
>
> In Bereichen, in denen ein Defibrillator unmittelbar zur Verfügung steht (z. B. CPUs, HKL, Intensivstationen, IMCs) und das dort eingesetzte Personal diesen auch einsetzen kann, wird bei beobachtetem Kammerflimmern bzw. pulsloser ventrikulärer Tachykardie zunächst die »Drei-Schock-Variante« empfohlen. D. h., es werden unverzüglich drei Schocks abgegeben, ohne diese durch Herzdruckmassage oder Beatmung zu verzögern. Dabei erfolgt die EKG-Interpretation, während gleichzeitig der Defibrillator erneut aufgeladen wird. Bei persistierendem Kammerflimmern wird dann der zweite bzw. dritte Schock abgegeben. Danach erfolgt die Reanimation gemäß dem eigentlichen ALS-Algorithmus.

Direkt danach werden für zwei Minuten die Herzdruckmassage und Beatmung durchgeführt (auch im ALS wird mit einem Kompressions-Beatmungsverhältnis von 30:2 reanimiert).

Nach diesen zwei Minuten erfogt die Rhythmuskontrolle und, sofern notwendig, die nächste Defibrillation (dieses und jedes weitere Mal nur eine Defibrillation), danach erneut zwei Minuten lang CPR. Nutzen Sie die Zeit während der Rhythmuskontrolle, um den »Herzmasseur« auszuwechseln (alle zwei Minuten wird gewechselt).

Diesen Kreislauf aus zwei Minuten CPR gefolgt von Rhythmuskontrolle und Defibrillation verfolgen Sie so lange, bis der Patient einen Rhythmuswechsel hat oder die Reanimation erfolglos abgebrochen wird.

Medikamente während der CPR bei defibrillierbaren Rhythmen:
Es werden lediglich zwei Medikamente benötigt:

- Adrenalin
- Amiodaron

Adrenalin wird unmittelbar nach der dritten Defibrillation verbareicht und dann – wenn erforderlich – alle 4 Minuten wiederholt. Verabreichen Sie grundsätzlich 1 mg i. v. oder i. o.

Amiodaron wird ebenfalls unmittelbar nach der dritten Defibrillation mit 300 mg i. v. oder i. o. verabreicht und kann bei Bedarf nach der fünften Defibrillation einmalig mit 150 mg. wiederholt werden.

Wurde ein nicht defibrillierbarer Rhythmus erkannt, wird sofort mit der Reanimation begonnen. Auch hier werden 30 Kompressionen im Wechsel mit zwei Beatmungen durchgeführt. Alle zwei Minuten wird eine Rhythmuskontrolle sowie der Austausch des »Herzmasseurs« durchgeführt.

Medikamente während der CPR bei nicht defibrillierbaren Rhythmen:

- Es wird lediglich Adrenalin appliziert.
  Adrenalin wird ab der ersten Gabe alle 4 Minuten appliziert. Auch hier wird grundsätzlich 1 mg i. v. oder i. o. verabreicht.

> **Information**
>
> Die Frage nach der Atemwegssicherung wird in den aktuellen Guidelines des ERC relativ offen beantwortet. Grundsätzlich gilt, dass der betroffene Patient während der Reanimation nicht zwangsläufig intubiert werden muss. Es ist durchaus möglich, eine Reanimation lediglich mit HDM und Beutel-Masken-Beatmung erfolgreich zu beenden. Dennoch ist die Sicherung der Atemwege durch intubation oder eine supraglottische Atemwegshilfe als sehr sinnvoll zu betrachten.

Unabhängig davon, welchen initialen Rhythmus Sie erkannt haben, überlegen Sie (ggf. zusammen mit den beteiligten Reanimations-Helfern), welche Ursache dem aktuellen Kreislaufstillstand zugrunde liegt und beheben Sie diese parallel zu den Reanimationsmaßnahmen.

Ursachen des Kreislaufstillstands

Respiratorische Ursachen:

- Aspiration
- Verlegung der Atemwege
- Lungenödem

- Pneumothorax/Hämatothorax
- Neuromuskuläre Ursachen
- Inhalationsintoxikationen
- Störungen im Atemzentrum (SHT, Intoxikationen)

Kardiale Ursachen:

- Myokardinfarkt
- KHK
- Perikardtamponade
- Kardiomyopathie
- Herzrhythmusstörungen
- Kardiogener Schock
- Herzinsuffizienz

Zirkulatorische Ursachen:

- Sämtliche Schockformen
- Lungenembolie

Sonstige Ursachen:

- Elektrolytentgleisungen
- Hypothermie
- Traumata

Einige dieser Ursachen sind im Notfall nicht behandelbar, so dass der Reanimationsversuch sehr wahrscheinlich erfolglos bleibt. Andere wiederum gelten als potentiell reversibel. Diese reversiblen Ursachen gilt es während der laufenden Reanimation zu identifizieren und parallel zu den Wiederbelebungsmaßnahmen zu therapieren. Zur Vereinfachung wurden die potentiell reversiblen Ursachen in »Vier Hs und HITS« unterteilt (▶ Tab. 51):

Hs	HITS
Hypovolämie	**H**erzbeuteltamponade
Hypoxie	**I**ntoxikation
Hypo/Hyperthermie	**T**hrombo-Embolisches-Ereignis (Lunge / Herz)
Hypo/**H**yperkaliämie (metabolische Störungen)	**S**pannungspneumothorax

Tab. 51: Viers Hs und HITS

Nachfolgend wird das zuvor beschriebene Prozedere im ALS-Algorithmus dargestellt. Im Idealfall lernen Sie diesen auswendig, so dass Sie im Realfall stets wissen, wo und auf welcher Seite im Algorithmus Sie sich befinden und Sie somit schnell und sicher handeln können (▶ Abb. 98, Anhang).

20.9.3 Mechanische Reanimationsgeräte

Bereits in den Reanimationsleitlinien 2010 wurde ausdrücklich darauf hingewiesen, dass auf eine sehr gute Herzdruckmassage geachtet werden soll. Das bedeutet, dass der Druckpunkt zur Kardiokompression, die Kompressionstiefe und die Kompressionsfrequenz konstant in der jeweiligen Range gehalten werden müssen. Dies gestaltet sich aufgrund mehrerer Faktoren oftmals sehr schwierig.

Zum einen leidet das Patientenklientel immer stärker an Adipositas, was das Komprimieren des Thorax um ca. 5–6 cm. sehr schwierig, bzw. teilweise unmöglich macht.

Zum anderen bedarf es insbesondere bei länger dauernden Reanimationen guter konditioneller Ressourcen des Rettungsteams.

Darum empfiehlt auch der ERC (European Resuscitation Council) insbesondere bei länger dauernden Reanimationen den Einsatz mechanischer Reanimationsgeräte.

AutoPulse®

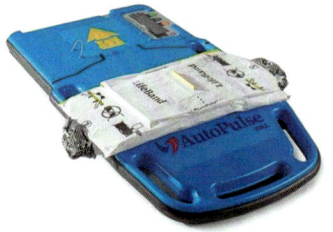
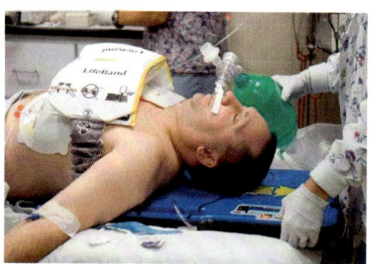

Abb. 99a: AutoPulse®, mit freundlicher Genehmigung der ZOLL Medical Deutschland GmbH

Abb. 99b: AutoPulse® am Patienten, mit freundlicher Genehmigung der ZOLL Medical Deutschland GmbH

AutoPulse® ist ein akkubetriebenes, mechanisches Reanimationsgerät (▶ Abb. 99a), bei dem der Patient auf eine harte Kunststoffschale gelegt wird, damit sich dann ein spezielles Band semizirkulär um seinen Thorax legt (▶ Abb. 99b).

Startet man danach das Gerät, misst AutoPulse® den Brustumfang und nutzt die Werte der ersten sechs bis acht Kompressionen, um die Übereinstimmung mit dem Brustkorb festzulegen. Die Kraft, die benötigt wird, um eine adäquate Kompressionstiefe zu erreichen, unterscheidet sich von Patient zu Patient. AutoPulse® kompensiert diese Unterschiede automatisch, um die korrekten Kompressionen gewährleisten zu können.

Da die Kompressionskraft über die Thoraxweite verteilt wird, liegt der Druck an jeder Stelle des Brustkorbes bei etwa einem Zehntel dessen, was das Sternum bei manuellen Kompressionen erfährt. Studienergebnisse zeigen, dass die Druckverteilung über eine größere Fläche zu einer fast normalen Perfusion führt, während der eingesetzte Kompressionsdruck weit unterhalb der Verletzungsschwelle bleibt.

Frakturen der Rippen oder des Sternums, wie sie beispielsweise bei der manuellen Herzdruckmassage oder bei Reanimationsgeräten mit »Stempeltechnik« vorkommen können, sind aufgrund der semizirkulären Thoraxkompression äußerst selten beschrieben.

LUCAS 2™

LUCAS 2™ ist ein mit Strom betriebenes mechanisches Reanimationsgerät, welches entweder über Akku oder Festnetz betrieben wird. LUCAS 2™ komprimiert den Thorax des Patienten mittels eines »Stempels«, welcher wie bei der manuellen Herzdruckmassage in der Mitte des Sternums lokalisiert wird. Zunächst wird der Patient auf eine Rückenplatte gelegt, um diese dann mit dem Stempel zu verbinden. Dann wird der Druckpunkt bestimmt und der Stempel entsprechend aufgesetzt (▶ Abb. 100).

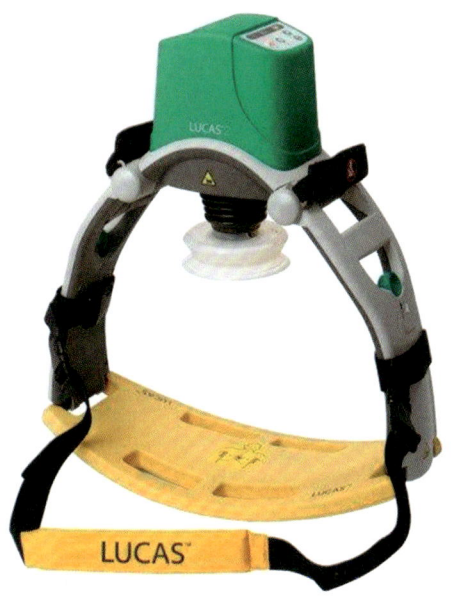

Abb. 100:
LUCAS 2™, mit freundlicher Genehmigung der Firma Physio Control, Inc.

Beim Einsatz von LUCAS™ werden die Thoraxkompressionen gemäß den Leitlinien des ERC und der AHA durchgeführt. Dadurch wird für den Patienten eine realistische Überlebenschance erreicht, indem Kompressionen ununterbrochen mit einer konstanten Tiefe ausgeführt werden, um so eine Kreislaufwiederkehr zu bewirken.

LUCAS 2™ ist eine Weiterentwicklung des ursprünglichen LUCAS™. Hier wurde insbesondere die Patientensicherheit verbessert. Diverse Studien ergaben keinen signifikanten Unterschied der Traumata im Vergleich mit der manuellen Herzdruckmassage.

20.9.4 Reanimation – Abseits der Routine

Präkordialer Faustschlag

Der Schlag wird mit der Kleinfingerseite der Faust aus ca. 30 cm Höhe auf die Mitte des Sternums ausgeführt (▶ Abb. 101). Mit dem präkordialen Faustschlag wird versucht, mechanische Energie in elektrische Energie umzuwandeln. Bei korrekter Ausführung wird am Herzen eine Energie von bis zu 30 Joules freigesetzt. Voraussetzung für die Wirksamkeit des Schlages ist die richtige Anwendung und eine intakte elektrische Koppelung des Myokards. Zweites ist auch der Grund, weshalb der Schlag – wenn überhaupt – auch nur bei einem am EKG-Monitor beobachteten Kreislaufstillstand innerhalb der ersten 5 Sekunden eingesetzt wird.

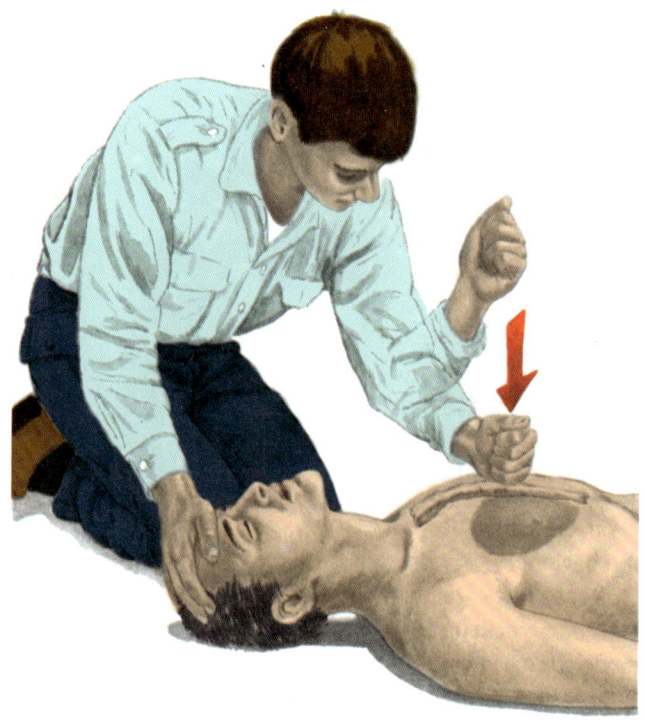

Abb. 101: Präkordialer Faustschlag

Anerkannte Kontraindikationen sind:

- ein länger als 5 Sek. bestehender Kreislaufstillstand
- Kreislaufstillstand infolge eines Sauerstoffmangels
- Kreislaufstillstand bei Kindern und Säuglingen

Hustenreanimation

Erleidet ein Mensch einen beobachteten Kreislaufstillstand mit Kammerflimmern oder ventrikulärer Tachykardie, so kann er – sofern er noch bei Bewusstsein ist – zum mehrmaligen kräftigen Husten aufgefordert werden. Die durch das Husten ausgelösten intrathorakalen Druckschwankungen können für eine Aufrechterhaltung eines Minimalkreislaufs ausreichen. Weiterhin können diese Hustenstöße in seltenen Fällen zur Konversion des letalen Herzrhythmus in einen »lebensfähigen« Rhythmus führen.

> **Merke**
>
> Die Hustenreanimation ist keine Maßnahme, welche in den Leitlinien des ERC propagiert wird. Dennoch kann sie in entsprechenden Situationen hilfreich sein.

Faustschlagreanimation

Treten immer wiederkehrende Bradykardien mit folgender Asystolie auf, können wiederholte, nicht allzu starke Faustschläge auf die Mitte des Sternums eine effektive Moyokardkontraktion auslösen. Als Schlagfrequenz sollten ca. 100/Min. angestrebt werden.

> **Merke**
>
> Die Faustschlagreanimation ist abseits jeglicher Leitlinien. Dennoch kann sie in vereinzelten Fällen hilfreich sein.

> **Fallbeispiel**
>
> Im April 2016 wird eine 86-jährige Frau mit thorakalen Beschwerden bei bestehender Bradykardie (HF = 24–30 bpm, RR = 110/55) auf der CPU aufgenommen. Im EKG imponiert ein deutlicher AV-Block 3. Grades mit ventrikulärem Ersatzrhythmus.
> Neben den Standardprozeduren wird der Patientin umgehend ein passagerer Herzschrittmacher gelegt, um sie dann auf die kardiologische IMC zu verlegen.

In der Nacht klettert die Patientin dann, ohne den Schwesternruf zu drücken, über die aufgerichteten Bettseitenteile, mit der Absicht, auf die Toilette zu gehen. Dabei disloziert der passagere Schrittmacher, was eine Asystolie nach sich zieht. Das herbeigeeilte Pflegeteam beginnt mit der Reanimation gemäß den aktuellen Leitlinien bei Asystolie, bis der diensthabende Arzt am Notfallort eintrifft. Nach ca. 1 Minute ROSC mit einhergehendem AV-Block 3. Grades, HF ca. 20–24 bpm. Nach kurzer Absprache zwischen dem Arzt und der schichtleitenden Pflegekraft wird beschlossen, dass die Patientin mit einem Leintuch als Tragehilfe ins Bett zurückgelegt wird, um dort den Versuch zu unternehmen, den vollständig dislozierten passageren Herzschrittmacher zu repositionieren.

Beim Hochheben vom Boden ins Bett tritt erneut eine Asystolie auf. Erneuter Beginn der Reanimation. Dabei stellt sich heraus, dass die Bewegungen des Brustkorbs durch die Thoraxkompressionen ein Vorschieben des Schrittmachers unmöglich machen, weshalb zunächst die CPR ohne Schrittmacher-Repositionierung erfolgt. Erneuter ROSC nach ca. 30 Sek., bei bestehendem AV-Block 3. Grades, HF ca. 20 bpm.

Während des Versuchs der Repositionierung des Schrittmachers erneute Asystolie. Nach kurzer Absprache zwischen Arzt und Pflegekraft wird beschlossen, keine konventionelle Herzdruckmassage durchzuführen, sondern mit der Faustschlagreanimation die Zeit zu überbrücken, bis der Schrittmacher positioniert ist.

In den folgenden ca. 3 Minuten wechselt der Herzrhythmus der Patientin zwischen Asystolie und Bradykardie mehrfach hin und her, so dass immer wieder mit leichten Faustschlägen stimuliert werden muss. Dann ist der Herzschrittmacher wieder korrekt platziert und funktionsfähig im Herzen.

Die Patientin überlebt diese Situation ohne neurologische Ausfälle, bekommt am folgenden Tag einen endständigen Herzschrittmacher implantiert und kann wenige Tage später das Klinikum verlassen.

21 Pharmakotherapie

Die pharmakologische Therapie der Koronaren Herzkrankheit und des Myokardinfarkts baut auf mehrere pharmazeutischen »Säulen« auf, welche jeweils mit einer Vielzahl an Einzelpräparaten »bestückt« sind. Dieses Kapitel gibt einen Überblick über die einzelnen Gruppen von Medikamenten und stellt anschließend die gängigsten Medikamente in ihrer alphabetischen Reihenfolge vor.

> **Information**
>
> Die angegebenen Dosierungsempfehlungen beziehen sich auf erwachsene Patienten.

Bevor im weiteren Verlauf diese z. T. rezeptorspezifischen Substanzen in alphabetischer Reihenfolge dargestellt werden, werden zum besseren Verständnis zunächst ein paar Fachbegriffe erläutert.

ACE-Hemmer

ACE-Hemmer blockieren die Aktivität des **A**ngiotensin **C**onverting **E**nzyme, was zur Folge hat, dass der Gefäßtonus nachlässt und dadurch der Blutdruck und somit auch die Nachlast des Herzens gesenkt wird. Aufgrund dieser »kardioprotektiven Wirkung« sind die ACE-Hemmer ein wichtiger Baustein in der Therapie der Herzinsuffizienz und der KHK. Bekannte Vertreter der ACE-Hemmer sind z. B. Captopril, Enalapril und Ramipril.

Antikoagulantien

Antikoagulantien sind »Blutgerinnungshemmer«. Hierzu gehören also alle Medikamente, die die Blutgerinnung herabsetzen und die Blutungszeit verlängern.

Antiarrhytmika

Antiarrhythmika sind Substanzen, die (insbesondere bei tachykarden) Herzrhythmusstörungen eingesetzt werden. Die Medikamentengruppe der

Antiarrhythmika setzt sich aus Substanzen mit verschiedenen Wirkmechanismen zusammen (▶ Tab. 52):

Tab. 52: Klassifikationen der Antiarrhythmika

Ausprägung	Klasse 1	Klasse 2	Klasse 3	Klasse 4
Wirkmechanismus	Natriumkanal-Blocker	Betarezeptoren-Blocker	Kaliumkanal-Blocker	Calziumkanal-Blocker
Pharma-Beispiele	• Gilurytmal® • Mexitil® • Rytmonorm® • Tambocor® • Xylocain®	• Beloc® • Dociton® • Lopresor®	• Cordarex® • Sotalex®	• Isoptin® • Dilzem®

Diese Tabelle gibt einen kleinen Überblick über die einzelnen Antiarrhythmika-Klassen und die zugeordneten Medikamente, jedoch gibt es noch sogenannte »Mehr-Kanal-Blocker« oder auch »multi channel blocker« genannt, welche mehrere der oben genannten Kanäle blockieren.

Cordarex® wird pharmakologisch den Klasse-3-Antiarrhythmika zugeordnet, jedoch nimmt es auch Einfluss auf die Natrium- und Kalzium-Kanäle.

Multaq® ist ebenfalls ein solcher »multi channel blocker« mit denselben Eigenschaften wie Cordarex®

Herzglykoside

Herzglykoside sind herzwirksame Substanzen aus verschiedenen Pflanzenarten, wie z. B. Digitalis (Fingerhut) oder Augenkraut (Maiglöckchen).

Wegen ihrer kontraktionskraftsteigernden Wirkung (positiv inotrop) sowie ihrer gleichzeitig verlangsamenden Wirkung auf die Herzfrequenz (negativ chronotrop) und Reizleitung (negativ dromotrop) werden Herzglykoside meist bei chronischer Herzinsuffizienz und bei supraventrikulärer Tachykardie eingesetzt.

Kardiaka

Kardiaka sind Arzneimittel, die Einfluss auf das Myokard, den Herzrhythmus und/oder die Koronargefäße nehmen.

Katecholamine

Katecholamine sind Substanzen, die eine stark anregende Wirkung auf das Herz-Kreislaufsystem haben. Sie gehören den Sympathikomimetika an, welche hauptsächlich an den Alpha- und Beta-Rezeptoren wirken.

Katecholamine werden synthetisch hergestellt, aber auch unter Mitwirkung des sympathischen Nervensystems in den endokrinen Drüsen des Nebennierenmarks gebildet (▶ Tab. 53).

Natürlich vorkommende Katecholamine	Synthetische Katecholamine
Adrenalin (Suprarenin®, Adrenalin)	Isoprenalin (Alupent®)
Noradrenalin (Arterenol®)	Dobutamin (Dobutrex®)
Dopamin (Dopamin)	Dopexamin (Dopacard®)

Tab. 53: Katecholamine im Überblick

Katecholamine wirken:

- positiv chronotrop → Herzfrequenz steigernd
- positiv dromotrop → die Erregungsleitung des Herzens beschleunigend
- positiv inotrop → die Kontraktionskraft des Herzens stärkend
- positiv bathmotrop → die Erregungsschwelle des Herzens herabsetzend

> **Warnung**
>
> Unerwünsche Bolusgaben müssen unbedingt vermieden werden, weshalb Katecholamine grundsätzlich über einen eigenen, separaten Zugang verabreicht werden sollen.
>
> Idealerweise werden Katecholamine über einen Mehr-Lumen-ZVK appliziert. Hier ist darauf zu achten, dass das proximale Lumen für die Katecholamine freigehalten wird.

Rezeptoren

Rezeptoren sind als Anschlussstellen in den Organen zu verstehen und werden in verschiedene Klassen unterteilt.

ADP-Rezeptoren:
ADP-Rezeptoren sind Glykoproteine, die sich auf der Oberfläche der Thrombozyten befinden. Die Bindung von ADP (Adenosindiphosphat) an diese Rezeptoren ermöglicht, dass die Thrombozyten aktiviert werden.

Alpha-Rezeptoren:
Die Alpha-Rezeptoren sind Rezeptoren im sympathischen System und werden in zwei Arten unterteilt:

- Alpha-1-Rezeptoren,
  sind postsynaptisch lokalisiert und befinden sich u. a. in den Augen, Nieren, Venen, Abdominalgefäßen und im Gehirn.
  Ihre Aufgabe besteht hauptsächlich in der Kontraktion der glatten Muskulatur.
- Alpha-2-Rezeptoren,
  sind präsynaptisch u. a. im Pankreas und im Magen-Darm-Trakt lokalisiert. Sie hemmen die Freisetzung von Noradrenalin.

Beta-Rezeptoren:
Die Beta-Rezeptoren sind ebenfalls im sympathischen System und werden auch in zwei Klassen unterteilt:

- Beta-1-Rezeptoren,
  findet man hauptsächlich am Herzen. Sie sind aber auch in den Nieren und Fettzellen lokalisiert.
  Sie steigern hauptsächlich das HZV und die Herzfrequenz.
- Beta-2-Rezeptoren,
  befinden sich in den Blutgefäßen, Bronchien, im Uterus, Myokard, Magen-Darm-Trakt, in der Blasenwand und in den Koronargefäßen.
  Sie sind für die Erschlaffung/Entspannung der Organe verantwortlich.

Dopaminerge Rezeptoren:
Auch die dopaminergen Rezeptoren (oder einfach Dopamin-Rezeptoren) werden derzeit in zwei Typen eingeteilt:

- DA-1-Rezeptoren,
  sind in der glatten Muskulatur der Blutgefäße von Herz, Nieren, Splachnikusgebiet und Gehirn sowie in den Tubuluszellen der Nieren lokalisiert.
  Die Aktivierung der DA-1-Rezeptoren führt u. a. zur Hemmung der Natriumrückresorption aus der Tubulusflüssigkeit und der Vasodilatation.
- DA-2-Rezeptoren,
  befinden sich in den Karotiden, autonomen Ganglien und Nervenendigungen des Sympathikus sowie in der Hypophyse.
  Sie hemmen die Noradrenalinfreisetzung in den sympathischen Nervenendigungen und Ganglien. Dadurch nimmt die Sympathikusaktivität ab und die Freisetzung von Aldosteron wird gehemmt.

Statine

Statine sind auch als Cholesterinsyntheseenzymhemmer (CSE-Hemmer) bekannt. Aufgrund dieser CSE-Hemmung senken sie den Cholesterinspiegel. Medikamente, die der Gruppe der Statine angehören, erkennt man für gewöhnlich an der Endung »-statin«: wie z. B.: Atorvastatin, Fluvastatin, Pravastatin und Simvastatin.

Da Statine auch positiven Einfluss auf Entzündungsprozesse und die Gerinnselbildung am Gefäßendothel nehmen, gehören sie zur Routinemedikation bei allen Patienten nach Myokardinfart – auch wenn diese keine erhöhten Cholesterinwerte haben.

Sympatomimetika vs. Parasympathikomimetika

Sympathikomimetika sind Medikamente, welche das sympathische Nervensystem unterstützen. Sie wirken u. a. steigernd auf die Herzfrequenz, den Blutdruck und die Herzkraft.

Parasympatikomimetika sind Medikamente, welche das parasympathische Nervensystem unterstützen. Sie wirken u. a. hemmend auf die Herzfrequenz und den Blutdruck.

Das sympathische und das parasympathische Nervensystem sind direkte Gegenspieler im Organismus. Ihre Funktionen in den einzelnen Organen sind gänzlich gegenteilig (▶ Tab. 54).

Tab. 54: Sympathikus vs. Parasympathikus

Organ	Sympathikus	Parasympathikus
Herz	• positiv chronotrop • positiv dromotrop • positiv inotrop • positiv bathmotrop	• negativ chronotrop • negativ dromotrop
Blutgefäße	• vasokonstriktiv • tonisierend	• direkte Wirkung fraglich • im Genitalbereich vasodilatorisch • indirekte Vasodilatation durch Hemmung des tonisierenden Sympathikus
Bronchien	• dilatierend • verminderte, flüssige Schleimsekretion	• konstriktorisch • vermehrte Schleimsekretion
Gastrointestinaltrakt	• verminderte Drüsensekretion • verminderte Peristaltik	• vermehrte Drüsensekretion • verstärkte Peristaltik
Augen	• Dilatation des Musculus sphincter pupillae mit folgender Mydriasis • Dilatation des Musculus ciliaris mit verminderter Akkommodation (Nah- und Ferneinstellung)	• Kontraktion des Musculus sphincter pupillae mit folgender Miosis • Kontraktion des Musculus ciliaris mit verstärkter Akkommodation
Schweißdrüsen	• Gesteigerte Produktion	• Verminderte Produktion
Speicheldrüsen	• verminderte Speichelproduktion	• vermehrte Speichelproduktion

Thrombozytenaggregationshemmer

Thrombozytenaggregationshemmer sind Substanzen, welche die Aggregation – also die Verschmelzung/Verklebung der Blutplättchen (Thrombozyten) – unwiderruflich verhindern. Da die Lebensdauer der Blutplättchen auf bis zu 8–10 Tage begrenzt ist, ist folglich auch die Wirkungsdauer der Thrombozytenaggregationshemmer begrenzt. Dabei ist zu beachten, dass nur die Thrombozyten betroffen sind, welche zum Zeitpunkt der Applikation des Thrombozytenaggregationshemmers auch tatsächlich im Blut waren. Blutplättchen, welche beispielsweise am Folgetag gebildet werden, sind von der Aggregationshemmung nicht betroffen.

Actilyse®

Wirkstoff:
Alteplase

Indikation:

- Akuter Myokardinfarkt, wenn innerhalb von 12 Stunden kein Herzkatheterlabor verfügbar ist.
- Fulminante Lungenembolie mit hämodynamischer Instabilität.
- Akuter ischämischer Schlaganfall (innerhalb von 4,5 Stunden).

Dosierung:
Die Actilyse®-Dosierungen für die CPU-Relevanten Diagnosen »Akuter Myokardinfarkt«, bzw. »Fulminante Lungenembolie« sind abhängig von Gewicht und Diagnose unterschiedlich, weshalb sie zur besseren Übersicht tabellarisch dargestellt werden (▶ Tab. 55).

Tab. 55: Myokardinfarkt vs. Lungenembolie

Ausprägung	Akuter Myokardinfarkt		Fulminante Lungenembolie	
Körpergewicht	< 65 kg	> 65 kg	< 65 kg	> 65 kg
initialer Bolus	15 mg	15 mg	10 mg	10 mg
Folge-Infusion I unmittelbar nach Initial-Bolus	0,75 mg/kg KG in 30 Minuten	50 mg in 30 Minuten	Die Gesamtdosis sollte nicht mehr als 1,5 mg/kg KG überschreiten	90 mg in 120 Minuten
Folge-Infusion II unmittelbar nach Folge-Infusion I	0,5 mg/kg KG in 60 Minuten	35 mg in 60 Minuten	-	-

Wirkung:
Alteplase bremst bzw. verhindert die Umwandlung von Plasminogen zu Plasmin, wodurch die Struktur von Thromben aufgelöst wird.

Nebenwirkungen:

- Blutungen mit Abfall von Hb und Hämatokrit, u. a. im Gastointestinal- und/oder Urogenitaltrakt
- Hypotonie
- intracerebrale Blutungen
- Lungenödem
- kardiogener Schock
- Reperfusionsarrytmien nach Myokardinfarkt
- anaphylaktische Reaktionen

Adrekar®

Wirkstoff:
Adenosin

Adrekar ist ein Medikament, das die Sinus- und die AV-Knotenaktivität unterdrückt. Die wegen seiner äußerst kurzen Halbwertszeit von ca. fünf Sekunden sehr schnelle Applikation verursacht eine kurzfristige Blockade des Sinus- und AV-Knotens, was zu einer Asystolie von meist 3–4 Sekunden führt, wobei auch Asystolien mit einer Gesamtdauer von bis zu 12 Sekunden dokumentiert wurden.

Indikation:

- paroxismale supraventrikuläre Tachykardien (AV-Reentry-Tachykardie)
- supraventrikuläre Tachykardie
- Differenzierung von supraventrikulärer Tachykardie mit Blockbild und ventrikulärer Tachykardie

Dosierung:

- 6mg i. v., ggf Steigerung auf 12 mg i. v. und ggf. erneute 12 mg i. v.
- Jede einzelne Gabe muss als sehr schneller Bolus verabreicht werden und im Idealfall mit z. B. 10 ml NaCl 0,9 % schnell nachgespült werden.

Wirkung:
Durch die kurzfristige Blockade von Sinus- und AV-Knoten gelingt es meist sehr zuverlässig, Tachykardien, welche aus dem Vorhof initiiert sind, zu terminieren. Weiterhin lässt sich durch diese blockierende Wirkung beispielsweise auch ein Vorhofflattern mit 2.1 Überleitung leicht identifizieren. Dies geschieht dadurch, dass die Reizüberleitung in die Ventrikel nicht mehr stattfindet und dadurch die P-Wellen sichtbar werden.

Nebenwirkungen:

- Dyspnoe
- thorakale Beschwerden
- VES, Kammerflimmern (sehr selten)

> **Merke**
>
> Adenosin löst durch seine Stimulation der Alpha-2-Rezeptoren Kontraktionen der Bronchialmuskulatur aus, was bei Asthmatikern und COPD-Patienten zur akuten Atemnot führt

Adrenalin/Suprarenin®

Wirkstoff:
Adrenalin (Epinephrin)

Adrenalin ist derzeit das einzige Medikament, das nachweisbar einen positiven Effekt auf das Ergebnis der Reanimation hat. Aufgrund seiner positiven Wirkung auf Alpha- und Betarezeptoren steigert es den Gefäßtonus in den Arterien, was wiederum einen positiven und unterstützenden Effekt während der Herzdruckmassage bietet und gleichzeitig die elektrische Herzfrequenz und die Herzkraft steigert.

Indikation:

- jede Art des Kreislaufstillstands (Asystolie, PEA, Kammerflimmern/-flattern)
- Anaphylaktischer Schock

Dosierung:

- 1 mg i. v. alle 3–5 Minuten (bei Reanimation)
- 0,5 mg i. m., ggf. nach 5 Minuten Wiederholung möglich (bei anaphylakitschem Schock)

Wirkungsweise:

- Stimulation der Alpharezeptoren, dadurch Engstellung peripherer Gefäße
- Stimulation der Beta-1-Rezeptoren, dadurch Steigerung der Herzkraft und Frequenz
- Stimulation der Beta-2-Rezeptoren, dadurch Erweiterung der Bronchien
- Hemmung der Freisetzung von Histamin

Nebenwirkungen:

- Hyperglykämie
- Hypokaliämie

- O2-Verbrauch des Herzens wird erhöht, dadurch ggf.
  - Myokardnekrosen,
  - Tachykardie,
  - ES evtl. Kammerflimmern,
  - Pupillenerweiterung (Mydriasis).

Aggrastat®

Aggrastat® gehört zu der Gruppe der Thrombozytenaggregationshemmer, die in der Behandlung des akuten Koronarsyndroms (akuter Myokardinfarkt, instabile Angina pectoris) in Kombination mit Aspirin® und Heparin® eingesetzt wird.

Wirkstoff:
Tirofiban

Indikation:

- akuter Myokardinfarkt
- instabile Angina pectoris

Dosierung:
Die Dosierung von Tirofiban ist sehr difizil. Je nach Körpergewicht und evtl. bestehender Niereninsuffizienz sind die Initial- und die Erhaltungsdosis sehr unterschiedlich, so dass die einzelnen Dosierschemata tabellarisch dargestellt werden (▶ Tab. 56).

Wirkung:
Tirofiban hemmt die Thrombozytenaggregation, so dass die Thromboszyten nicht mehr miteinander »verkleben« können.

Nebenwirkungen:

- Hypertension, Hypotension
- Herzrhythmusstörungen: Vorhofflimmern, Bradykardien
- Übelkeit
- Kopfschmerzen, Verwirrtheit
- Thrombozytopenien
- Fieber
- Ödeme

Alupent®

Wirkstoff:
Orciprenalinsulfat

21 Pharmakotherapie

Tab. 56: Dosiertabelle Aggrastat®

Patientengewicht (kg)	Initialdosis-Regime mit 0,4 Mikrogramm/kg/Min. Normale Patienten		Bolus-Regime mit 0,4 Mikrogramm/kg/Min. Patienten mit schwerer Niereninsuffizienz		Bolus-Regime mit 25 Mikrogramm/kg Normale Patienten		Bolus-Regime mit 25 Mikrogramm/kg Patienten mit schwerer Niereninsuffizienz	
	30 Min. Initialinfusionsrate (ml/h)	Erhaltungsinfusionsrate (ml/h)	30 Min. Initialinfusionsrate (ml/h)	Erhaltungsinfusionsrate (ml/h)	Bolus (ml)	Erhaltungsinfusionsrate (ml/h)	Bolus (ml)	Erhaltungsinfusionsrate (ml/h)
30–37	16	4	8	2	17	6	8	3
38–45	20	5	10	3	21	7	10	4
46–54	24	6	12	3	25	9	13	5
55–62	28	7	14	4	29	11	15	5
63–70	32	8	16	4	33	12	17	6
71–79	36	9	18	5	38	14	19	7
80–87	40	10	20	5	42	15	21	8
88–95	44	11	22	7	46	16	23	8
96–104	48	12	24	6	50	18	25	9
105–112	52	13	26	7	54	20	27	10
113–120	56	14	28	7	58	21	29	10
121–128	60	15	30	8	62	22	31	11
129–137	64	16	32	8	67	24	33	12
138–145	68	17	34	9	71	25	35	13
146–153	72	18	36	9	75	27	37	13

Indikation:

- bradykarde Erregungsausbreitungsstörungen
- Adam-Stokes-Anfälle
- Beta-Blocker-Überdosierung/-Intoxikation
- COPD/Asthma Bronchiale

Dosierung:

- 0,25–0,5 mg i. v.

Wirkungsweise:
Alupent® gehört zu den künstlichen Katecholaminen und innerviert die Beta-1- und Beta-2-Rezeptoren. Das bedeutet, dass die Kontraktionskraft und die Reizleitung des Herzens verbessert werden, während gleichzeitig der periphere Wiederstand nachlässt sowie Spasmen der Bronchialmuskulatur gelöst werden.

Nebenwirkung:

- Gesichtsflash
- Tremor
- Hypotone Entgleisung
- Tachykardie
- Extrasystolen bis hin zum Kammerflimmern

> **Information**
>
> Alupent® hat, obwohl es über viele Jahre hinweg sehr gute Dienste geleistet hat, keine offizielle Zulassung mehr für o. g. kardiale Indikationen. Dennoch wird es in vielen kardiologischen Kliniken noch als »off label use« erfolgreich eingesetzt.

Angiox®

Wirkstoff:
Bivalirudin
 Bivalirudin gehört zu der Gruppe der Gerinnungshemmer.

Indikation:

- primäre PCI bei STEMI

Dosierung:

- Initial-Bolus 0,75 mg/kg KG i. v., gefolgt von einer Infusion mit 1,4 mg/kg KG/h i. v.

Wirkung:
Angiox® bindet das Thrombin, so dass keine Thrombozytenaggregation stattfinden kann.

Nebenwirkungen:

- erhöhte Blutungsneigung
- Blutungen der Schleimhäute im Gastrointestinal- und Urogenitaltrakt

- Blutung an der Punktionsstelle
- Hämatome
- Ventrikel-Tachykardie
- Bradykardie
- Hypotonie
- starke, z. T. letale Blutungen

> **Information**
>
> Angiox® ist ein typisches Beispiel für ein Medikament, das zunächst über das Maß hinaus angepriesen wurde, um wenig später an seiner Bedeutung zu verlieren. Gemäß den Leitlinien von 2012 war Angiox® dem Heparin in der STEMI-Therapie klar überlegen. Studienergebnisse aus 2014 konnten diese Überlegenheit nicht mehr bestätigen, so dass Heparin (wieder) der bevorzugte Gerinungshemmer in der Infarkttherapie ist.

Amiodaron, Cordarex®

Wirkstoff:
Amiodaron

Amiodaron ist ein Antiarrhythmikum, welches die Dauer des Aktionspotentials und die Refraktärzeit in den Vorhöfen und den Ventrikeln verlängert. Weiterhin verlängert sich durch die Gabe von Amiodaron sowohl die AV-Überleitungszeit als auch die der akzessorischen Leitungsbahnen. Eine evtl. auftretende Hypotonie verläuft proportional mit der Applikationsgeschwindigkeit.

Indikation:

- supraventrikuläre Tachykardie
- AV-junktionale Tachykardie
- höhergradige ventrikuläre Extrasystolen
- ventrikuläre Tachykardie
- Kammerflimmern

Dosierung:

- 300 mg i. v. bei Reanimation nach der 3. Defibrillation, ggf. Repitition mit 150 mg i. v. nach der 5. Defibrillation
- 300 mg i. v. Kurzinfusion (10–20 Min.) bei instabiler Tachycardie nach drei erfolglosen Kardioversionsversuchen
- 300 mg i. v. verzögerte Infusion (20–60 Min.) bei stabiler breitkomplex Tachykardie

Wirkungsweise:
Verlängerung der Repolarisationsphase durch Hemmung des Kaliumausstroms. Dadurch werden Re-Entry-Mechanismen und Ektopien unterdrückt.

Nebenwirkungen:

- Sinusbradykardie
- Blockbilder
- Blutdruckabfall
- allergische Reaktionen
- Schilddrüsenüberfunktion

Arixtra®

Wirkstoff:
Fondaparinux

Fondaparinux gehört zu der Gruppe der Antikoagulantien, welches einerseits prophylaktisch, aber andererseits auch therapeutisch zur Hemmung der Blutgerinnung eingesetzt wird.

Indikation:

- tiefe Venenthrombose
- Thrombophlebitis
- akutes Koronarsyndrom
- akuter Myokardinfarkt
- akute Lungenembolie

Dosierung:
Die Dosierung von Arixtra® ist abhängig vom Körpergewicht des Patienten (▶ Tab. 57):

Gewicht	Dosierung
< 50 kg KG	5 mg s. c.
50–100 kg KG	7,5 mg s. c.
> 100 kg KG	10 mg s. c.

Tab. 57: Dosiertabelle Arixtra®

Wirkung:
Fondaparinux bindet sich an das AT III und verstärkt dadurch die Hemmung des Gerinnungsfaktors Xa. Dies wiederum verhindert die Thrombinbildung.

Nebenwirkung:

- erhöhte Blutungsneigung
- Anämie
- Hypotonie
- Kopfschmerzen
- Gastrointestinale Störungen: Erbrechen, Übelkeit, Diarrhoe, Obstipation, allergische Hautreaktionen

Argatra®

Wirkstoff:
Argatroban

Indikation:
Antikoagulationstherapie bei Erwachsenen mit einer heparininduzierten Thrombozytopenie (HIT) vom Typ II.

Dosierung:

- Initialdosis 2 µg/kg KG/Min.
- Erhaltungsdosis ist gemäß der Ziel-PTT anzupassen

Information

Bei kritisch kranken Patienten beginnt die Therapie zunächst mit 0,2 µg/kg KG/Min., bei Patienten mit Leberfunktionsstörungen mit 0,5 µg/kg KG/Min.

Wirkung:
Argatroban besitzt eine hemmende Wirkung auf das Thrombin, inklusive der Fibrinbildung, sowie auf die Aktivierung der Gerinnungsfaktoren V, VII, XII und die Thrombozytenaktivierung und -aggregation

Nebenwirkungen:

- Blutungsneigung
- Schleimhautblutungen
- Hämatome
- Kopfschmerzen
- Schwindel
- Sprach- und Sehstörungen
- Taubheit

Arterenol®

Wirkstoff:
Noradrenalin
Noradrenalin ist ein körpereigenes Katecholamin. Es wirkt auf die Alpha- und Beta-Rezeptoren, wobei die Alphawirkung deutlich überwiegt.

Indikation:

- Therapieresistente Hypotonie
- Schock
- Antidot bei Überdosierung von Vasodilatantien

Dosierung:

- 0,1 mg i. v. → mehrere fraktionierte Gaben sind möglich
- Spritzenpumpe 5 mg / 50 ml → 1–15 ml/h

> **Information**
>
> Noradrenalin wird durchaus auch wesentlich höher dosiert verabreicht. Flussgeschwindigkeiten von 20–40 ml/h sind in Intensivstationen keine Seltenheit.

Wirkungsweise:

- Stimulierung der Beta-1- und Alpharezeptoren
- Steigerung des arteriellen Druckes
- Steigerung des peripheren Widerstandes
- antidiuretische Wirkung

Nebenwirkung:

- VES
- Tachykardie
- Hyperglykämie
- pectanginöse Beschwerden

Aspirin®, ASS®, Aspisol®

Wirkstoff:
Azetylsalizylsäure
Bereits Mitte der 90iger Jahre wurde u. a. im »Arznei-Telegramm« publiziert, dass die frühzeitige Applikation von ASS bei Verdacht auf akuten Myokardinfarkt die Letalität um ca. 25 % senkt.

Indikation:

- Thromboseprophylaxe
- leichte bis mittelstarke Schmerzzustände
- Apoplexprophylaxe
- Infarktprophylaxe
- akuter Myokardinfarkt

Dosierung:

- 75 mg–250 mg i. v. bei Verdacht auf ACS/Myokardinfarkt
- 150 mg–300 mg p. o. als Alternative zur i. v.-Applikation
- nach Intervention im HKL 1 x tgl. 100 mg ASS p. o.

> **Warnung**
>
> Die i. v.-Bolusapplikation von Aspisol® oder Aspirin® wird bundesweit von Rettungsdiensten, Notaufnahmen und CPUs praktiziert, obwohl dies laut Beipackzettel (noch) nicht vorgesehen ist.

Wirkungsweise:
Der Wirkstoff Azetylsalizylsäure bremst die Cyclooxygenase, also ein Enzym, welches u. a. an der Bildung von gerinnungssteigernden Thromboxanen mitwirkt. Dadurch wird die Gerinnbarkeit des Blutes herabgesetzt, so dass die Blutplättchen sich nicht bzw. nicht noch mehr aneinander verklumpen können.

Nebenwirkungen:

- Sodbrennen
- Magenblutungen
- Magen-Darm-Ulcera
- Bronchospasmen/Asthmaanfälle
- Eisenmangelanämie
- Tinnitus
- Sehstörungen

Atropin

Handelsname:
Atropinsulfat®

Atropin ist ein Parasympathikolytikum und gehört folglich zu den Anticholinergika. Atropin blockiert die Azetylcholin-Rezeptoren und hemmt dadurch den Parasympathikus, wodurch der Einfluss des Sympathikus steigt.

Wird Atropin unterdosiert, kann es zu einer paradoxen Reaktion, einer massiven Bradykardie, führen.

> **Information**
>
> - Atropin nimmt direkten Einfluss auf den Nervus vagus. Da dieser in den Vorhöfen, aber nicht in den Kammern des Herzens lokalisiert ist, kann nicht damit gerechnet werden, dass dieses Medikament bei höhergradigen AV-Blockierungen (Typ AV-Block Typ II Mobitz oder AV-Block 3. Grades) positiven Einfluss auf die Herzfrequenz hat.
> - Weiterhin hat Atropin keinen Effekt bei Bradykardien nach Herztransplantationen!

Indikation:

- Bradykardie
- Hypersekretion
- Hypersalivation
- Antidot bei Intoxikation mit Parasympathomimetika
- Antidot bei Vergiftungen mit Alkylphosphaten (z. B. E 605)
- gewünschte Mydriasis in der Augenheilkunde

Dosierung:

- 0,5 mg i. v.
- erneute Applikationen bis maximal 3 mg. i. v. möglich

> **Information**
>
> Atropin kann i. v., i. o., oral, inhalativ, i. m. und (in der Augenheilkunde) als Augentropfen appliziert werden.

Wirkungsweise:

- Verbesserung der Reizleitung der Vorhöfe zu den Kammern
- (AV-Reizleitung)
- Steigerung der Herzfrequenz
- Hemmung von Speichel-, Schweiß-, Schleimproduktion

Nebenwirkungen:

- Tachykardie
- Hyperthermie
- Mundtrockenheit

- Mydriasis
- Obstipation
- Harnverhalt
- Erhöhung des Augeninnendruckes, dadurch ggf. Glaukomanfall
- Unruhe, ggf psych. Veränderungen
- Ggf. »Atropinfieber« bei Kleinkinder und Säuglingen

Beloc®, Metohexal®, Lopresor®

Wirkstoff:
Metoprolol

Indikation:

- akuter Myokardinfarkt
- Koronare Herzkrankheit
- Herzinsuffizienz
- Tachykarde Herzrhythmusstörungen
- Arterielle Hypertonie

Dosierung:
Im Akutfall werden initial 2,5–5 mg Metoprolol appliziert. Repetition bis maximal 15 mg i.v. Die Erhaltungsdosis kann i.v. oder ggf. auch als Tabletten verabreicht werden. Die entsprechende Dosierung und Applikationsart wird jeweils individuell entschieden.

> **Warnung**
>
> Die Injektion muss langsam (1 mg pro Minute) und unter Monitorüberwachung erfolgen, da bei zu schneller Applikationsgeschwindigkeit und/oder Überdosierung lebensbedrohliche Bradykardien auftreten können.

Wirkung:
Metoprolol wirkt hauptsächlich an den Beta-1-Rezeptoren, so dass die Wirkung der körpereigenen Stresshormone Adrenalin und Noradrenalin im Herzen unterdrückt wird.

Nebenwirkungen:

- Bradykardie
- Hypotonie
- Kältegefühl
- Kopfschmerzen
- Miktionsstörungen

- Potenzstörungen
- Schwindel

> **Warnung**
>
> Da beim abrupten Absetzen von Metoprolol ein »Rebound-Phänomen« auftreten und es dabei zu pectanginösen Beschwerden kommen kann, muss das Medikament langsam »ausgeschlichen« werden.

> **Information**
>
> Betablocker müssen, sofern keine Kontraindikationen bestehen, nach einem überlebten Myokardinfarkt lebenslänglich eingenommen werden.

> **Information**
>
> Seit der routinemäßigen Einführung von Beta-Blockern in die Therapie nach Myokardinfart konnte die Langzeitmortalität um 23 % reduziert werden.

Brillique®

Wirkstoff:
Ticagrelor

Indikation:

- Prophylaxe des Myokardinfarts und des Apoplex
  akutes Koronarsyndrom
- akuter Myokardinfarkt

Dosierung:

- Initialdosis (»loading dose«): 180 mg
  Erhaltungsdosis: 2 x tägl. 90 mg

Wirkung:
Ticagrelor greift direkt die ADP-Rezeptoren an, so dass keine weiteren Thrombozyten aktiviert werden können und die Selbstaktivierung der Thrombozyten unterdrückt wird.

Nebenwirkungen:

- Atembeschwerden
- Schleimhautblutungen im Gastrointestinal- und Urogenitaltrakt
- Blutungen an Punktionsstellen
- intrazerebrale Blutungen
- Übelkeit und Erbrechen
- Juckreiz

Clexane®

Wirkstoff:
Enoxaparin

Indikation:

- Prävention und Behandlung von Thrombosen
- akuter ST-Hebungsinfarkt (STEMI)

Dosierung:

- Präventiv: täglich 2000 i. E s. c.
- Therapie: täglich 4000 i. E s. c.

Wirkung:
Enoxaparin bindet sich an das Antithrombin und hemmt dadurch die Gerinnungsfaktoren IXa, Xa, Xia, und IIa.

Nebenwirkungen:

- erhöhte Leberwerte
- Blutungen, Hautblutungen
- Thrombozytopenie
- Juckreiz, Hautausschlag, Hautrötung, Urtikaria

Clopidogrel®, Iscover®, Plavix®

Wirkstoff:
Clopidogrel

Indikation:

- akutes Koronarsyndrom
- akuter Myokardinfarkt
- pAVK

Dosierung:

- Initialdosis (»loading dose«) 300 mg
  Erhaltungsdosis: 75 mg/Tag

Wirkung:
Clopidogrel gehört zur Gruppe der Thrombozytenaggregationshemmer. Clopidogrel blockiert die ADP-Rezeptoren, so dass die Thrombozytenaktivierung irreversibel unterbrochen ist. Die Gerinnungsfähigkeit stellt sich erst wieder nach ca. 5-7 Tagen mit der Bildung neuer Thrombozyten ein.

Nebenwirkungen:

- Schleimhautblutungen im Gastrointestinal- und Urogenitaltrakt
- Blutungen an Punktionsstellen
- Übelkeit und Erbrechen
- Juckreiz
- sehr selten werden auch Blutbildveränderungen beschrieben

Information

Clopidogrel sollte nur noch verabreicht werden, wenn die beiden neuen Substanzen Ticagrelor oder Prasugrel nicht zur Verfügung stehen, bzw. wenn der Patient bereits mit Clopidogrel vorbehandelt ist.

Cordarex®

siehe Amiodaron®

Delix®, Ramipril®

Wirkstoff:
Ramipril

Indikation:

- Hypertonie
- Herzinsuffizienz
- Prophylaxe des Myokardinfarkts

Dosierung:

- Hypertonie: 2,5 mg/morgens, Dosissteigerung nach frühestens drei Wochen
- Herzinsuffizienz: 2,5 mg morgens und abends

- Myokardinfarktprophylaxe: 2,5 mg/morgens, nach einer Woche Verdoppelung auf 5 mg, nach drei Wochen Steigerung auf 10 mg/morgens

Wirkung:
Ramipril gehört zu der Gruppe der ACE-Hemmer und hat somit eine blutdruck- sowie eine vor- und nachlastsenkende Wirkung.

Nebenwirkungen:

- Akkommodationsstörungen
- Angioödeme
- Herzinsuffizienz
- Hypertonie, Hypotonie
- Reizhusten
- Schwindel, Schwächegefühl
- Störungen des Gastrointestinaltrakts
- Übelkeit, Erbrechen
- Veränderungen des Blutbilds (Leukopenie, Thrombopenie)

Digimerk®

Wirkstoff:
Digitoxin

Indikation:

- Chronische Herzinsuffizienz
- Herzrhythmusstörungen
- Vorhofflimmern

> **Information**
>
> Digitoxin ist ein eher altes Medikament, dessen Indikationsstellung dank neuerer Therapieoptionen (ACE-Hemmer, Betablocker, Diuretika) strenger gehandhabt wird als früher.

Dosierung:
Die Dosierung wird meist individuell und entsprechend dem Behandlungsverlauf festgelegt. Im Allgemeinen werden zu Beginn der i. v.-Therapie 3 x 0,25 mg/Tag langsam i. v. appliziert. Als Erhaltungsdosis werden dann täglich 1 x 0,25 mg verabreicht.

Wirkung:
Digitoxin wirkt hemmend auf die Natrium-Kalium-Pumpe in den Herzmuskelzellen. Durch eine gleichzeitige Beeinflussung des Nervus vagus verlangsamt Digitoxin das Herz, indem es die AV-Überleitung verzögert.

Nebenwirkungen:

- Bradykardie
- AV-Block
- Tachykardien
- tachykarde Herzrhythmusstörungen bis hin zum Kammerflimmern
- gastrointestinale Störungen
- gestörtes Farbsehen
- Schwindel

Dobutamin®, Dobutrex®

Wirkstoff:
Dobutamin

Indikation:

- Kardiogener Schock
- Herzinsuffizienz
- Kardiomyopathie

Dosierung:

- Spritzenpumpe 250 mg/50 ml → 2-8 ml/h

Wirkungsweise:

- Dobutamin ist ein synthetisch hergestelltes Katecholamin mit einer sehr starken herzkraftsteigernden Wirkung und geringer Frequenzsteigerung.
- Hauptsächliche Stimulation der Beta-1-Rezeptoren, Beta-2-, und Alpharezeptoren werden kaum besetzt.
- Steigerung des Schlagvolumens
- Abnahme des peripheren Widerstandes
- Steigerung des arteriellen Druckes
- Steigerung der HF bei hoher Dosierung

Nebenwirkungen:

- Tachykardie
- VES
- Steigerung des O2-Verbrauchs des Herzens
- Ggf. pectanginöse Beschwerden
- Kurzatmigkeit
- Kopfschmerzen

Dopamin

Wirkstoff:
Dopamin
   Dopamin gehört zu den älteren Katecholaminen, welches in der Kardiologie eher selten bzw. nicht mehr eingesetzt wird.

Indikation:

- Kardiogener und septischer Schock
- forcierte Diurese bei Intoxikationen mit Antiarrhythmika und Barbiturat-Hypnotika
- PEEP-Beatmung

Wirkungsweise:

- Niedrige Dosierung:
    - Dopaminrezeptoren
        → Steigerung der renalen Durchblutung
        → Anstieg der Diurese
    - Beta-1-, und 2- Rezeptoren
        → geringe Senkung des arteriellen Druckes
        → geringe Erhöhung des HZV
        → geringe Steigerung der Kontraktilität
        → geringe Senkung des peripheren Widerstandes
- Mittlere Dosierung:
    - Überwiegend Beta 1 Rezeptoren
        → Nierendurchblutung unbeeinflusst
        → starke Erhöhung des HZV
        → starke Steigerung der Kontraktilität
- Hohe Dosierung:
    - Alpha Rezeptoren
        → Nierendurchblutung wird gesenkt
        → starker Anstieg des arteriellen Druckes
        → starke Erhöhung des HZV
        → extreme Steigerung der Kontraktilität
        → extreme Steigerung des peripheren Widerstandes

Nebenwirkungen:

- Tachykardie
- Tachyarrhythmie
- ggf. Kammerflimmern/-flattern
- O2-Verbrauch des Herzens wird erhöht → pectanginöse Beschwerden
- Hautnekrosen bei AVK und bei paravenöser Injektion

Ebrantil®

Wirkstoff:
Urapidil

Indikation:

- schwere und schwerste Formen der Hypertonie
- hypertensive Notfälle

Dosierung:

- 10–20 mg Ebrantil als langsamer i. v.-Bolus
- ggf. bedarfsadaptierte Repetition
- 250 mg Ebrantil-Perfusor (5mg = 1ml) Flussrate 1–4 ml/h

Wirkung:
Urapidil ist ein Alpha-Rezeptoren-Blocker. Es bindet die postsynaptischen Alpha-1-Rezeptoren, was zu einer sofortigen Abnahme des Gefäßwiderstandes führt.

Durch die gleichzeitige Stimulation der Serotoninrezeptoren wird eine reflektorische Tachykardie vieler anderer Antihypertensiva verhindert.

Nebenwirkungen:

- Müdigkeit, Schwindel, Kopfschmerzen
- Übelkeit, Hypotonie, Herzrhythmusstörungen

Efient®

Wirkstoff:
Prasugrel

Indikation:

- Akutes Koronarsyndrom (als Kombi-Präparat mit ASS®)
- STEMI

Dosierung:

- Initialdosis (»loading dose«) 60 mg
  Erhaltungsdosis 10 mg/Tag

Wirkung:
Prasugrel gehört zur Gruppe der Thrombozytenaggregationshemmer.

Nebenwirkungen:

- Anämie
- Blutungen im Gastrointestinal- und/oder Urogenitaltrakt
- Blutungen/Hämatome an Punktionsstellen
- Bradykardie
- Herzrhythmusstörungen
- Vorhofflimmern

Information

Patienten, die in ihrer Vergangenheit einen Apoplex oder eine TIA erlitten haben, erleiden unter der Efient-Therapie häufig einen weiteren Schlaganfall.

Information

Die in vielen Kliniken durchgeführte »Prämedikation« mit 60 mg Efient® vor der Koronarangiographie ist aufgrund des erhöhten Blutungsrisikos nicht mehr empfohlen. Gemäß den aktuellen Leitlinen der DGK soll Prasugrel frühestens unmittelbar vor dem Eingriff, besser aber direkt danach verabreicht werden.

Furosemid, Lasix®

Wirkstoff:
Furosemid

Indikation:

- Herzinsuffizienz
- akutes Asthma cardiale
- Lungenödem
- Hypertonie

Dosierung:

- Im Akutfall werden 20–40 mg Furosemid i. v. appliziert. Eine Repetition ist nach ca. 15 Minuten möglich.
- Außerhalb der Notfallsituation wird die Furosemid-Dosierung ganz individuell auf die Patientensituation angepasst.

Wirkung:
Furosemid gehört zu den sogenannten »Schleifendiuretika« und wirkt in der Henleschen Schleife. Furosemid wirkt hemmend auf die Natrium-Kalium-Rückresorbtion.

Nebenwirkungen:

- Hypokaliämie
- Hyponatriämie
- Hypotonie
- Herzrhythmusstörungen
- reversible Hörstörungen
- Tetanie
- Hyperurikämie
- Dehydratation
- allergische Reaktion

Gilurytmal®

Wirkstoff:
Ajmalin

Indikation:

- Reanimation bei Kammerflimmern, wenn kein Cordarex® zur Verfügung steht.
- Z. n. Kammerflimmern/-flattern, wenn kein Coradarex® zur Verfügung steht.
- Supra-/Ventrikuläre Tachykardie
- Supra-/Ventrikuläre Extrasystolen
- WPW-Syndrom

Dosierung:

- 50 mg als langsamer i. v.-Bolus (Injektionszeit mindestens 5 Minuten)
- Repetition nach mindestens 10 Minuten möglich
- 0,5–1,0 mg/kg KG/h bei Applikation per Injektomat (250mg/50 ml)

Information

Bei Patienten mit dekompensierter Herzinsuffizienz oder nach Myokardinfarkt sollte die Injektionszeit des i. v.-Bolus auf 15–20 Minuten ausgedehnt werden.

Wirkungsweise:

- Verlangsamung des Aktionspotentials und Verlängerung der Refraktärzeit. Dadurch kommt es zur Verlangsamung der Reizleitung im Bereich AV-Knoten, HIS-/Purkinje-System.
- Hemmung der Sinusaktivität
- Abnahme der Autonomiefähigkeit im Purkinje-System

Nebenwirkungen:

- geringfügige Senkung der Kontraktionskraft
- Bradykardie
- AV-Block oder Asystolie bei zu rascher Applikation bzw. bei Überdosierung
- ggf. allergische Reaktionen

> **Information**
>
> Die CAST-Studie (Cardiac Arrhythmia Supression Trial) belegte bereits Ende der 1990iger Jahre die eindeutige Überlegenheit von Ajmalin gegenüber Lidocain (Gilutytmal vs. Xylocain) (vgl. Fertig 1997). Nachdem die o. g. Studie in der BRD durch verschiedene Untersuchungen bestätigt wurde, stehen sich die beiden Antiarrhythmika in der Therapie nach Kammerflimmern gleichwertig gegenüber.

Heparin

Indikation:
Therapie und Prophylaxe von

- Lungenembolie,
- Thrombose,
- akutes Koronarsyndrom,
- akuter Myokardinfarkt.

Dosierung:

- Die initiale loading dose bei Patienten mit ACS-Symptomen beträgt 5000 i. E. Heparin i. v.
- Die weitere Therapie mit Gerinnungshemmern wird sehr unterschiedlich und stets individuell gehandhabt.

Wirkung:
Heparin bindet sich an verschiedene Antithrombinmoleküle, insbesondere aber an das Antithrombin III (AT III). Diese AT-III-Heparin-Verbindung blockiert die Wirkung der Gerinnungsfaktoren II, IX, X, XI und XII.

Nebenwirkungen:

- Blutungen im Gastrointestinal- und/oder Urogenitaltrakt
- Blutungen/Hämatome an Punktionsstellen
- Heparin-induzierte Thrombozytopenie (HIT Typ I oder II)

Integrilin®

Wirkstoff:
Eptifibatid
Eptifibatid ist ein GP-IIb/IIIa-Inhibitor und somit ein Thrombozytenaggregationshemmer.

Indikation:

- Therapie/Prävention der Angina pectoris und des Non-Q-Wave-Infarktes
- Profilaxe akut-ischämischer Komplikationen einer perkutanen transluminalen Koronarangioplastie (PTCA)

Dosierung:

- Erwachsene (Alter ≥ 18 Jahre) mit instabiler Angina pectoris oder Non-Q-Myokardinfarkt erhalten nach der Diagnosestellung schnellstmöglich einen 180 Mikrogramm/kg i. v.-Bolus, gefolgt von einer Dauerinfusion von 2,0 Mikrogramm/kg/Min. bis zu 72 Stunden.
- Bei Durchführung einer perkutanen koronaren Intervention (PCI) ist die Infusion über 20–24 Stunden nach der PCI fortzuführen.

Wirkung:
Integrilin inhibiert (= verzögert/bremst) die GP-IIb/IIIa-Rezeptoren, was dazu führt, dass die Thrombozyten ihre Fähigkeit zur Aggregation verlieren.

Nebenwirkungen:

- Schwache bis lebensbedrohliche Blutungen
- allergische Reaktionen bis hin zum anaphylaktischen Schock
- Anämie
- Herzstillstand
- Hypotonie
- Kammerflimmern

- Tachykardie
- Vorhofflimmern

> **Information**
>
> Die Integrilin-Therapie soll stets als Kombinationstherapie zusammen mit Aspisol und Heparin erfolgen.

Iscover®

siehe Clopidogrel®

Lanicor®

Wirkstoff:
Digoxin

Indikation:

- Tachyarhythmie bei Vorhofflimmern/-flattern
- Herzinsuffizienz

Dosierung:

- Initial werden 0,25 mg langsam i. v. appliziert,
- Repetitionen bis maximal 0,75 mg sind möglich,
- die weitere Therapie kann i.v. oder oral in Form von Tabletten erfolgen.

Wirkung:
Digoxin bremst die Natrium-Kalium-Pumpe, so dass die Erregungsleitung verlangsamt wird. Weiterhin wirkt sich Digoxin positiv auf die Herzkraft aus.

Nebenwirkungen:

- Bradykardie
- Farb-Sehstörungen
- Halluzinationen/Psychosen
- Darmbeschwerden/Diarrhoe
- Appetitlosigkeit

Lasix®

siehe Furosemid

Lopresor®

siehe Beloc®

Magnesium Verla®, Mg 10 %-Sulfat®

Wirkstoff:
Magnesiumsulfat

Magnesium – das unterschätzte Elektrolyt. Magnesium steigert die neurochemische Weiterleitung. Es hemmt die Freisetzung des Acetylcholins und senkt die Empfindlichkeit der motorischen Endplatte. Weiterhin nimmt es positiven Einfluss auf die Kontraktionskraft des Herzmuskels nach Ischämie und kann das Ausmaß der Myokardnekrose nach Infarkt begrenzen.

Indikation:

- Hypomagnesiämie
- Torsade de pointes
- Koronarspasmen
- ventrikuläre Tachykardien
- QT-Verlängerung bei Hypothermie
- Digoxin-Intoxikation (wenn gleichzeitig eine Hypermagnesiämie vorliegt)
- Tokolyse

Dosierung:

- 2 g i. v. als Kurzinfusion
- Repetition nach 10–15 Minuten möglich

Wirkungsweise:

- Hemmung der ACH-Freisetzung
- Verlangsamung der Reizleitung im Herzen
- Tonusminderung der glatten Muskulatur der Gefäße und Organe (insbesondere Uterus)

Nebenwirkungen:

- Bradykardie
- Blutdruckabfall
- Übelkeit
- Erbrechen

> **Warnung**
>
> Die i. v.-Injektion von Magnesiumsulfat muss sehr langsam appliziert werden, da bei rascher Injektion lebensbedrohliche Bradykardien und/oder Bradypnoe auftreten können.

Metohexal®· Metoprolol®

siehe Beloc®

Morphin

Wirkstoff:
Morphinhydrochlorid

Morphin ist ein sehr potentes Analgetikum aus der Opiat-Gruppe, bietet aber – im Gegensatz zu anderen Opiaten – deutlich mehr positive Effekte bei kardiologischen Patienten. Zum einen senkt Morphin den linksventrikulären enddiastolischen Druck, zum anderen wird der kardiale Sauerstoffverbrauch deutlich reduziert.

Weiterhin wirkt Morphin sedierend und euphorisierend, weshalb es zur Standardmedikation beim akuten Myokardinfarkt gehört.

Indikation:

- starke Schmerzen
- akutes Koronarsyndrom
- Lungenödem
- akuter Myokardinfarkt

Dosierung:

- 2,5–10 mg als i. v.-Bolus

Wirkung:

- Analgesie
- Anxiolyse und Sedierung
- Senkung der Vorlast durch Dilatation der venösen Kapazitätsgefäße
- Reduktion des kardialen Sauerstoffverbrauchs

Nebenwirkungen:

- Atemdepression
- Hypotonie
- Übelkeit und Erbrechen
- Obstipation

Multaq®

Wirkstoff:
Dronedaron

Wie der Name des Wirkstoffs schon erahnen lässt, besitzt Multaq® eine strukturelle Ähnlichkeit mit Cordarex® (Amiodaron). Jedoch ist Multaq® wesentlich nebenwirkungsärmer und hat lediglich eine Plasmahalbwertszeit von ca. 16 Stunden, gegenüber Amiodaron mit ca. 1–2 Monaten. Multaq® ist ein »multi channel blocker«. Es blockiert sowohl die Kalium-, Natrium-, als auch die Calciumkanäle. Da dies wiederum das Aktionspotential und die Refraktärzeit verlängert, werden folglich auch die Herzfrequenz (Chronotropie), die Leitungsgeschwindigkeit (Dromotropie), die Kontraktilität des Herzmuskels (Inotropie) und auch die Erregbarkeit des Herzens (Bathmotropie) beeinflusst. Weiterhin werden auch die Wirkungen der körpereigenen Hormone Noradrenalin und Adrenalin gehemmt, was zur Senkung des Blutdrucks führt.

Indikation:

- paroxismale Tachykardie
- persistierendes Vorhofflimmern

Dosierung:

- 2 Mal täglich eine Tablette (à 400 mg)

Wirkung:

- Verlangsamung der Herzfrequenz
- Senkung des Blutdrucks

Nebenwirkungen:

- Bradykardie
- Übelkeit, Erbrechen, Diarrhoe
- Müdigkeit
- allergische Reaktionen
- Leberinsuffizienz

Natriumbicarbonat

Wirkstoff:
Natriumhydrogencarbonat (NaHCO3)

Indikationen:

- lange Reanimationen (frühestens nach 10–20 Min.!)
- metabolische Acidose

- pH-Werte < 7,2
- BE-Werte < −7,0

Dosierung:
Die Dosierung von Natriumbicarbonat erfolgt immer anhand des Defizites des Baseexcess (BE). Im Rahmen der metabolischen Azidose wird mit der BE-Abweichung die benötigte Natriumbicarbonat-Menge wie folgt berechnet:

$$\text{Bedarf NaHCo3} = \frac{-BE \times KG\,kg}{3}$$

Anwendung

Beispielrechnung:
BE = −10 ; KG = 90 kg

$$\text{Bedarf NaHCo3} = \frac{-10 \times 90}{3}$$

Bedarf NaHCO3 = 300 Millimol

Information

Es hat sich bewährt, von der berechneten Menge zunächst nur die Hälfte zu applizieren, um dann ggf. mit Hilfe einer weiteren BGA die zweite Dosis zu berechnen.

Wirkungsweise:
Natriumbicarbonat ist chemisch gesehen eine Lauge und somit in der Lage, Säuren zu neutralisieren.

Nebenwirkungen:

- Rhythmusstörungen bei Überdosierung
- »Stone Heart« (versteinertes Herz)
- ggf. Hypokaliämie (dadurch ggf. Kreislaufstillstand)
- periphere Vasodilatation (Senkung des RR)
- Gewebsnekrosen bei paravenöser Injektion
- ggf. Hypokalzämie (dadurch evtl. Krämpfe)
- ggf. Hypernatriämie

> **Information**
>
> Zur Indikationsstellung mittels BGA sollte idealerweise nicht wie üblich arterielles, sondern zentralvenöses Blut untersucht werden, da dieses eine höhere Aussagekraft über den Säurestand der Zellen hat.

> **Information**
>
> Da nach erfolgreicher Reanimation häufig erniedrigte Kaliumwerte gemessen werden, sollte hier eine strenge Indikationsprüfung vorliegen (s. NW.)

> **Information**
>
> Aufgrund seines alkalischen pH-Wertes ist Natriumbicarbonat mit den meisten Arzneimitteln inkompatibel, weshalb es möglichst über einen separaten i.v.-Zugang laufen sollte, welcher ausschließlich für die Injektion von Natriumbicarbonat genutzt wird.

Nitroglycerin®, Nitrolingual®, Nitro Pohl®

Wirkstoff:
Nitroglycerin

Nitroglycerin ist eine chemische Verbindung, die in der Medizin als Vasodilatator eingesetzt wird. Weiterhin ist diese chemische Verbindung ein Bestandteil von Dynamit.

Indikation:

- Angina pectoris
- Linksherzinsuffizienz
- kardiales Lungenödem
- hypertensive Ereignisse

Dosierung:

- 1–3 Sprühstöße zu je 0,4 mg Nitroglycerin sublingual
- Repetition nach ca. 10 Minuten möglich

Wirkung:

- Dilatation der Koronargefäße
- venöses Pooling durch Dilatation venöser Kapazitätsgefäße

- Verringerung des links- und rechtsventrikulären Füllungsdrucks
- Abnahme des enddiastolischen Füllungsdrucks
- gesteigerte Durchblutung der Myokardinnenschichten
- Blutdrucksenkung

Nebenwirkungen:

- reflektorische Tachykardie
- reflektorischer intrakranieller Druckanstieg
- Kopfschmerzen
- Gesichts-Flash
- Hitzegefühl

Warnung

Nitroglycerin darf nicht appliziert werden, wenn die Patienten Substanzen wie Sildenafil (Viagra®, Revatio®), Vardenafil (Levitra®, Vivanza®) oder Tadalafil (Cialis®) einnehmen. Die Kombination aus einem dieser Wirkstoffe mit Nitroglycerin bewirkt oftmals massive Bradykardien, bis hin zum Kreislaufstillstand.

Plavix®

siehe Clopidogrel®

Pradaxa®

Wirkstoff:
Dabigatran

Indikation:

- Thromboseprophylaxe nach Hüft- oder Kniegelenksprothesen
- Implantation
- Therapie der Lungenembolie

Dosierung:

- 1 Mal täglich 220 mg
- bei Nierenfunktionsstörungen 1 Mal täglich 150 mg

Wirkung:
Dabigatran führt zu einer reversiblen Hemmung des Thrombins und verhindert dadurch die Umwandlung von Fibrinogen zu Fibrin. Weiterhin wird die Thrombozytenaggregation unterbunden.

Nebenwirkungen:

- Anämie
- Hämatome
- Blutungen an Punktionsstellen
- Blutungen im Gastrointestinal- und Urogenitaltrakt

> **Merke**
>
> Da der Wirkstoff Dabigatran selbst bei kurzer offener Lagerung zerfällt, soll Pradaxa® erst unmittelbar vor der Einnahme aus dem Blister entfernt werden.

Procoralan®

Wirkstoff:
Ivabradin

Indikation:

- Sinustachykardie bei Herzinsuffizienz
- AP-Anfälle bei gleichzeitiger Betablocker-Unverträglichkeit

Dosierung:

- 2x tägl. 5 mg/oral, ggf. 2x tägl. 7,5 mg/oral

Wirkungsweise:

- Procoralan® wirkt spezifisch am Sinusknoten, so dass dieser langsamer dDepolarisiert. Das Herz schlägt dadurch langsamer, was sich positiv auf den myokardialen Sauerstoffverbrauch auswirkt.
- Verlängerung der Durchblutungszeit der Koronargefäße durch Verlängerung der Diastole
- Steigerung der Kontraktionskraft des Myokards

Nebenwirkungen:

- Sehstörungen
- AV-Block 1. Grades (selten auch 2. oder 3. Grades)
- Bradykardie
- VES

- Hypotonie
- QT-Verlängerung

> **Information**
>
> Procoralan® kommt zum Einsatz, wenn Kontraindikationen gegen die Therapie mit Beta-Blockern bestehen.

Ramipril®

siehe Delix®

Rapilysin®

Wirkstoff:
Reteplase

Indikation:
Thrombolytische Therapie bei V.a. Herzinfarkt mit anhaltenden ST-Hebungen oder neu aufgetretenem Linksschenkelblock, wenn eine Koronarangiographie nicht rechtzeitig durchgeführt werden kann.

Dosierung:

- 10 Units-Bolus innerhalb von 2 Minuten, dann nach weiteren 30 Minuten erneut 10 Units über zwei Minuten i.v.

Wirkung:
Reteplase führt zur Bildung von Plasmin, welches Fibrin aus dem Blutgerinnsel löst und somit die Thrombolyse initiiert.

Nebenwirkungen:

- Blutungen an der Injektionsstelle
- gastrointestinale Blutungen
- urogenitale Blutungen
- Einblutungen ins Perikard
- cerebrale Blutungen

> **Warnung**
>
> Insbesondere bei bestehenden RR-Werten über 160 mmHg/systolisch wurden vermehrte cerebrale Blutungen dokumentiert.

> **Merke**
>
> Rapilysin sollte möglichst über einen separaten i.v.-Zugang laufen, welcher ausschließlich für die Injektion von Rapilysin genutzt wird.
> Dies bezieht alle Medikamente ein, inklusive Heparin und Aspisol, die vor und nach der Rapilysin-Applikation gegeben werden.

Simdax®

Wirkstoff:

Levosimendan

Simdax® gehört zu den sogenannten »Kalzium-Sensitizern«, das bedeutet, dass Levosimendan ein Regulatorprotein des kardialen Troponin C bindet und dieses dadurch Kalziumionen leichter aufnehmen kann. Durch diesen Mechanismus wird das Schlag- und auch das Herzzeitvolumen deutlich gesteigert.

Zusätzlich aktiviert Levosimendan die ATP-abhängigen Kaliumkanäle in der Gefäßmuskulatur, was eine Steigerung der Koronardurchblutung bewirkt.

Indikation:

- dekompensierte Herzinsuffizienz
- die Anwendung beim Septischen Schock wird derzeit geprüft (Stand: Februar 2017)

Dosierung:

- Initialer Bolus: 12–24 µg/kg KG i.v. über ca. 15 Minuten
- gefolgt von einer Dauerinfusion: 0,05–0,2 µg/kg KG i.v. über 24 Stunden

Wirkung:

- Steigerung des Schlag- und Herzzeitvolumens
- Verbesserung der Koronardurchblutung

Nebenwirkungen:

- Anämie
- Blutdruckabfall
- gastrointestinale Störungen
- Herzrhythmusstörungen
- Hypokaliämie
- Kopfschmerzen

- Tachykardie
- Thrombozytopenie

Suprarenin®

siehe Adrenalin®

Tambocor®

Wirkstoff:
Flecainid

Indikation:

- Supraventrikuläre Tachykardie
- Supraventrikuläre Tachyarrhythmie
- WPW-Syndrom
- paroxismales Vorhofflimmern
- Ventrikuläre Tachykardie, wenn andere Medikamente erfolglos bleiben

Dosierung:

- Initialdosis: 1 mg/kg KG langsam i. v. (ca. 5 Minuten Applikationszeit)
- Repetition nach 15–20 Minuten mit 0,5 mg/kg KG möglich
- orale Dosierung: 2 Mal täglich 50–100 mg , ggf. bis zu 400 mg p. o.

Wirkung:
Tambocor® gehört der Gruppe der Antiarrhythmika Klasse I an. Es blockiert die Natriumkanäle und verlängert dadurch die Refraktärzeit der Herzmuskelzellen, was wiederum zu einer Verlangsamung der Herzfrequenz führt.

Nebenwirkungen:

- Atembeschwerden
- Herzrhythmusstörungen
- Schwindel
- Synkopen
- Depression
- Angstzustände

Warnung

Patienten, die mit Flecanid i. v. neu eingestellt werden, sollten mittels EKG-Monitoring klinisch überwacht werden.

> **Information**
>
> Flecanid muss (bei oraler Applikation) mindestens eine Stunde vor einer Mahlzeit bzw. nüchtern verabreicht werden.

Xarelto®

Wirkstoff:
Rivaroxaban

Indikation:

- Lungenembolie
- Prophylaxe venöser Thromboembolien nach Hüft- oder Kniegelenksersatzoperationen
- Rezidivprophylaxe einer Lungenembolie oder einer tiefen Venenthrombose
- Schlaganfallprophylaxe
- Thromboseprophylaxe bei bestimmten Formen des Vorhofflimmerns
- tiefe Beinvenenthrombose

Dosierung:

- 1 Mal täglich 10–20 mg p. o.

> **Information**
>
> Xarelto kann unabhängig von den Mahlzeiten genommen werden.

Wirkung:
Der Wirkstoff Rivaroxaban hemmt sowohl den freien als auch den an den Prothrombinase-Komplex gebundenen Faktor Xa. Dies verhindert die Aktivierung von Prothrombin zu Thrombin.

Nebenwirkungen:

- starke oder langanhaltende Blutungen
- Blutungen im Gastrointestinaltrakt
- Blutungen im Urogenitaltrakt
- Schwächegefühl, Müdigkeit, Blässe, Schwindel, Kopfschmerzen
- Dyspnoe
- Brustschmerzen oder Angina pectoris
- Nierenfunktionsstörungen

> **Information**
>
> Eine Therapiekontrolle, wie man sie beispielsweise von der Marcumar-Therapie kennt, ist nach Angaben des Herstellers nicht nötig.

> **Warnung**
>
> Bei Applikation auf nüchternen Magen hat Xarelto einen ca. 70 %igen Wirkverlust.

Xylocain®

Wirkstoff:
Lidocain

Indikation:

- Kammertachykardie
- ventrikuläre Extrasystolen
- Z. n. Kammerflimmern/-flattern
- ggf. Digitalisintoxikation mit paradoxer Wirkung

Dosierung:

- Initial werden 100 mg (1 Amp./5ml) appliziert.
- Ggf. kann eine Wiederholung nach ca. 5–10 Minuten in Erwägung gezogen werden.

Wirkungsweise:
Hemmung der Schrittmacheraktivität durch Verlängerung der Reizleitung

- Verlängerung der Refraktärzeit
- Abnahme der Autonomiefähigkeit des Purkinje-Systems
- geringe Beeinflussung der AV-Überleitungsgeschwindigkeit

Nebenwirkungen:

- Bradykardie
- geringe Senkung der Kontraktionskraft
- AV-Block
- Asystolie bei Überdosierung
- gesteigerte Krampfbereitschaft des Cerebrums

22 Fragensammlung und EKG-Übungen

Anhand nachfolgender Fragen und EKG-/Fallbeispiele können Sie nun Ihr neu gelerntes Wissen überprüfen. Die einzelnen Fragen sind themenorientiert gestellt, so dass Sie die passenden Lösungen leicht im entsprechenden Kapitel nachlesen können.

Die abgedrucken EKG-Beispiele sind nicht in der Originalgröße, so dass die exakte Beurteilung anhand der dargestellten EKG-Streifen nicht möglich ist. Aber der Grundrhythmus und vor allem die Frage »STEMI oder nicht?« kann und soll beantwortet werden. Die Lösungen für die einzelnen EKG-Beispiele finden Sie im Anhang (▶ Anhang).

22.1 Krankenbeobachtung

1. Nennen und beschreiben Sie mindestens 4 pathologische Atemmuster
2. Erläutern Sie die Begriffe:
   - gurgelnde Atemgeräusche
   - feinblasige Rasselgeräusche
   - grobblasige Rasselgeräusche
3. Was ist die RSVP-Methode?

22.2 Anatomie

1. Benennen Sie die drei Koronararterien.
2. Beschreiben Sie das Reizleitungssystem in Stichpunkten.
3. Beschreiben Sie die vulnerable Phase.
4. Erläutern Sie die Zeichen der Instabilität.
5. Erläutern Sie das ABCDE-Schema beim medizinischen Erstkontakt.

22.3 Bildgebende Untersuchungsverfahren

1. Nennen Sie die Kontraindikationen für ein TEE.
2. Nennen Sie Abbruchkriterien sowie das Komplikationsmanagement der TEE.
3. Nennen Sie fünf Indikationen zur HK-Untersuchung.
4. Nennen Sie fünf Kontraindikationen der Herzkatheteruntersuchung.
5. Nennen Sie sieben Komplikationen der Herzkatheteruntersuchung.

22.4 BGA

1. Nennen Sie die jeweiligen Normwerte von:
   - SaO_2
   - pO_2
   - pCO_2
   - pH
   - BE
   - HCO_3
2. Wie verhalten sich pH, $PaCO_2$ und HCO_3 bei:
   - Metabolischer Azidose?
   - Metabolischer Alkalose?
   - Respiratorischer Azidose?
   - Respiratorischer Alkalose?

22.5 Labor

1. Nennen Sie die Herzenzyme und deren Normwerte.

22.6 EKG

1. Beschreiben Sie die Positionierung der EKG-Elektroden beim 12-Kanal-EKG.
2. Beschreiben Sie die Positionierung der EKG-Elektroden für die Ableitungen V7, V8, V9 sowie V3R und V4R.

3. Erläutern Sie die Rhythmusanalyse.
4. Erläutern Sie die acht Schritte zur EKG-Auswertung.
5. Erläutern Sie die Bestimmung des Lagetyps des Herzens.
6. Erläutern Sie die Hypertrophiezeichen im EKG.
7. Nennen Sie zehn kardiale Ursachen für Herzrhythmusstörungen.
8. Erläutern Sie die Begriffe SVES und VES.
9. Erläutern Sie die Begriffe Couplet, Triplet und Salve.
10. Erläutern Sie die Charakteristik der Torsade-de-Pointes-Tachykardie.

22.7 Herzinsuffizienz

1. Nennen Sie fünf Symptome der KHK.
2. Erläutern Sie das Krankheitsbild der Herzinsuffizienz.
3. Erläutern Sie die stabile Angina pectoris.
4. Erläutern Sie die Prinzmetal-Angina.
5. Erläutern Sie das akute Koronarsyndrom.
6. Differenzieren Sie STEMI und NSTEMI.
7. Nennen Sie fünf Eckpfeiler eines gesunden Lebensstils.

22.8 Der Myokardinfarkt

1. Nennen Sie fünf Risikofaktoren, die einen Myokardinfarkt begünstigen.
2. Nennen Sie acht Syptome des Myokardinfarktes.
3. Was beinhaltet die »MONAH-Therapie« in der Notfallversorgung des Myokardinfarktes?
4. Differenzieren Sie die vier Stent-Arten.
5. Welche vier Medikamente gehören zur Langzeittherapie des Myokardinfarktes?
6. Nennen Sie Komplikationen des Myokardinfarktes.
7. Nennen Sie sieben Komplikationen des Myokardinfarktes.
8. Nennen Sie jeweils fünf Ursachen und Symptome des kardiogenen Schocks.

22.9 Differentialdiagnose des akuten Thoraxschmerz

1. Nennen Sie mindestens vier lebensbedrohliche Krankheitsbilder, die Sie im Rahmen der CPU-Diagnostik ausschließen wollen.

22.10 Der Herzschrittmacher und AICD/S-ICD

1. Welche drei Schrittmachersysteme werden unterschieden?
2. Erläutern Sie die Durchführung der transkutanen Schrittmachertherapie.

22.11 Pflegerische Maßnahmen

1. Innerhalb welches Zeitraums ab dem medizinischen Erstkontakt muss ein 12-Kanal-EKG plus den Ableitungen V7-V9 und V3R, V4R vorliegen?
2. Erläutern Sie die Vorbereitung des Patienten zur HK-Untersuchung.
3. Was beachten Sie bei dem Transport des Patienten zum HKL?
4. Erläutern Sie die Inhalte der HK-Untersuchungs-Nachsorge.
5. Wie bereiten Sie einen Patienten auf die TEE vor?
6. Erläutern Sie die TEE-Nachsorge.
7. Nennen Sie die Farb-Codes der VVKs und sortieren Sie diese ihrer Größe nach.
8. Welchen Mandrin wählen Sie für eine grün-weiße VVK? Begründen Sie Ihre Aussage.
9. Nennen Sie fünf Komplikationen der Anlage einer Venenverweilkanüle.
10. Nennen Sie fünf Indikationen für einen ZVK.
11. Erläutern Sie den Allen-Test.
12. Nennen Sie fünf Komplikationen der arteriellen Kanüle.
13. Erläutern Sie die Indikationen zur Kardioversion.
14. Worin besteht der Unterschied zwischen Kardioversion und Defibrillation?
15. Was beachten Sie bei der Vorbereitung zur Kardioversion?
16. Erläutern Sie den Kardioversionsvorgang.
17. Erläutern Sie den »BAP-Score« zur Beurteilung des Patienten nach Kardioversion.

22.12 Notfallmanagement in der Chest Pain Unit

1. Welche Materialien bereiten Sie zur geplanten Intubation vor?
2. Nennen Sie sieben Komplikationen der endotrachealen Intubation.
3. Erläutern Sie die pulmonale Auskultation nach erfolgter Intubation.
4. Welche supraglottischen Atemwegshilfen kennen Sie?
5. Erläutern Sie den Anaphylaxie-Algorithmus.
6. Erläutern Sie den Hyperkaliämie-Algorithmus.
7. Erläutern Sie die Wirkungsweise der Defibrillation.
8. Erläutern Sie die Defibrillation.

22.13 Die Kardiopulmonale Reanimation

1. Was versteht man unter dem »ABC-Check«?
2. Beschreiben Sie die Durchführung der Herz-Druck-Massage (Druckpunkt, -tiefe und -frequenz).
3. Nennen Sie sieben Komplikationen der Herz-Druck-Massage.
4. In welchem Verhältnis zueinander werden Herz-Druck-Massage und Beatmung durchgeführt?
5. Erläutern Sie die Reanimationsmaßnahmen mit Unterstützung eines AED.
6. Welche Medikamente benötigen Sie während der Reanimation?
7. Erläutern Sie den ALS-Algorithmus.
8. Bennen Sie die vier Hs und HITS.

22.14 EKG-Übungen

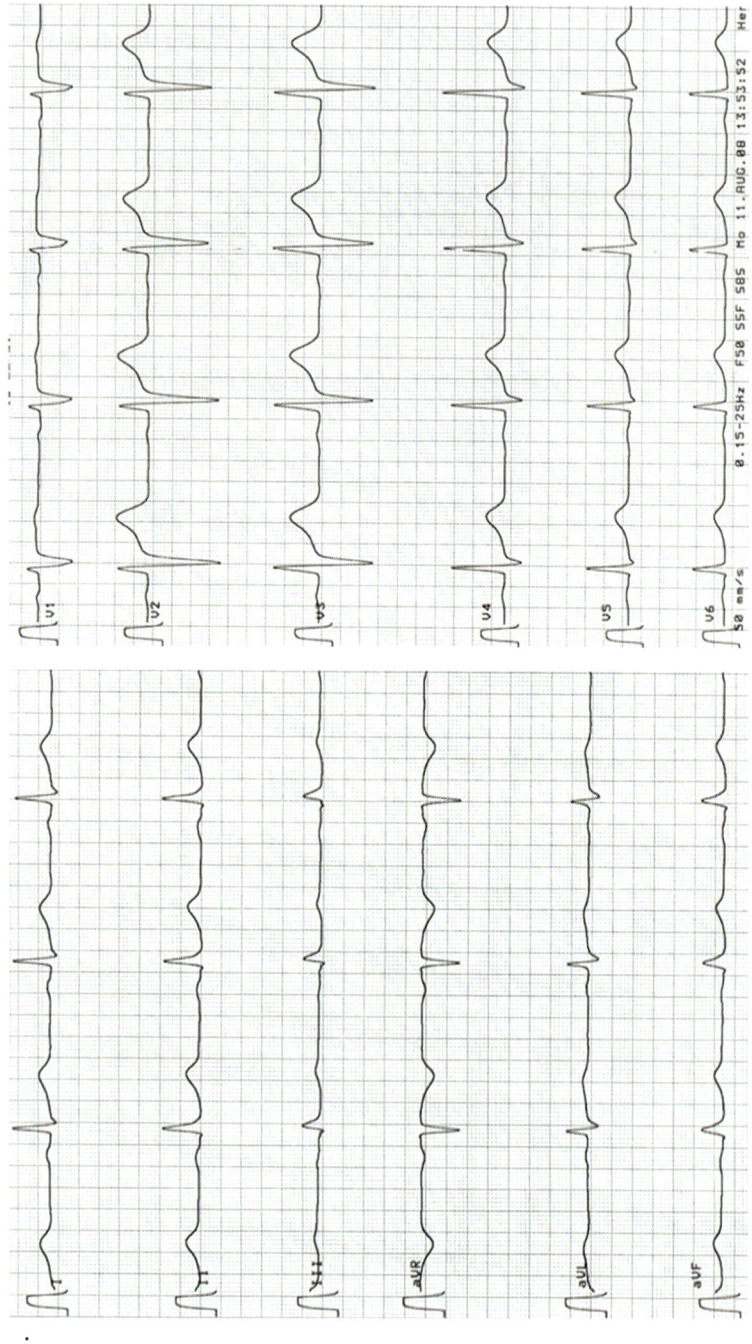

1.

22.14 EKG-Übungen

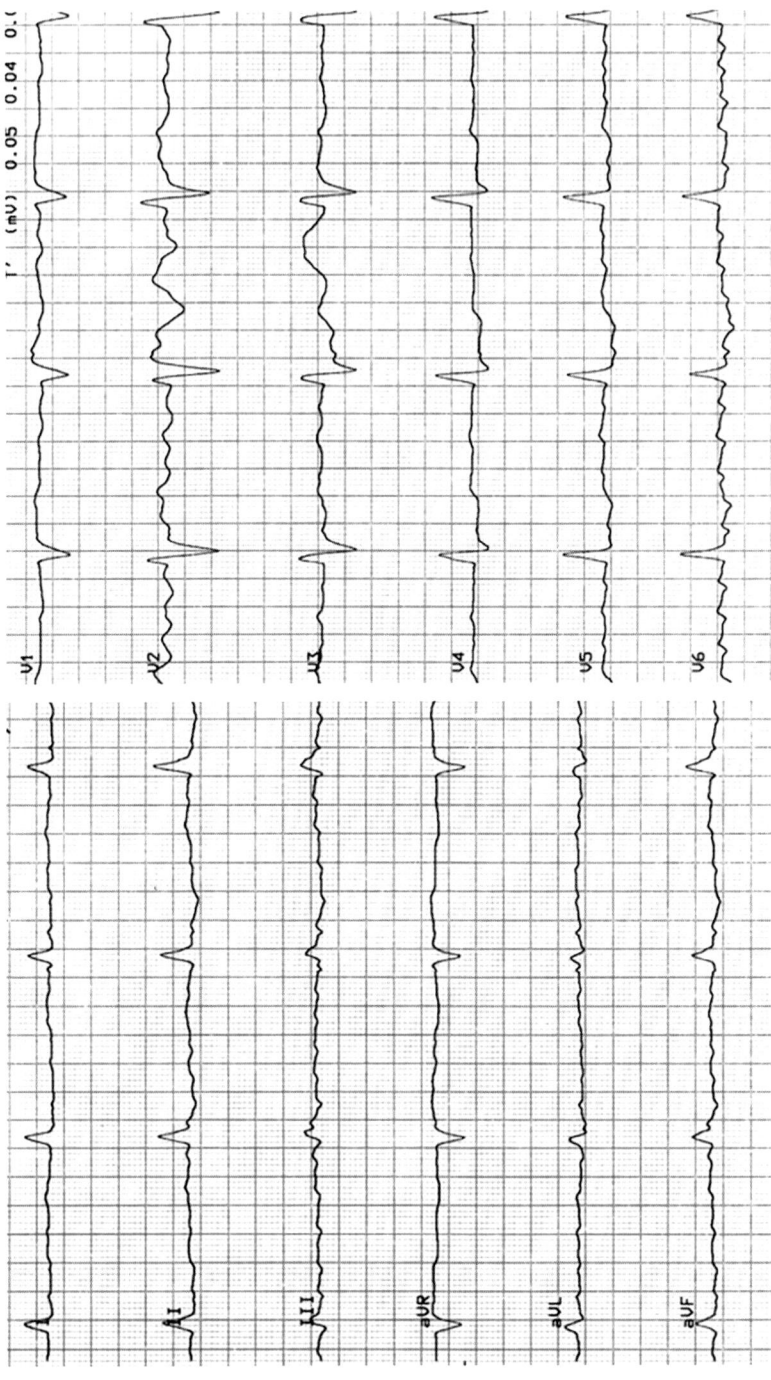

2.

22 Fragensammlung und EKG-Übungen

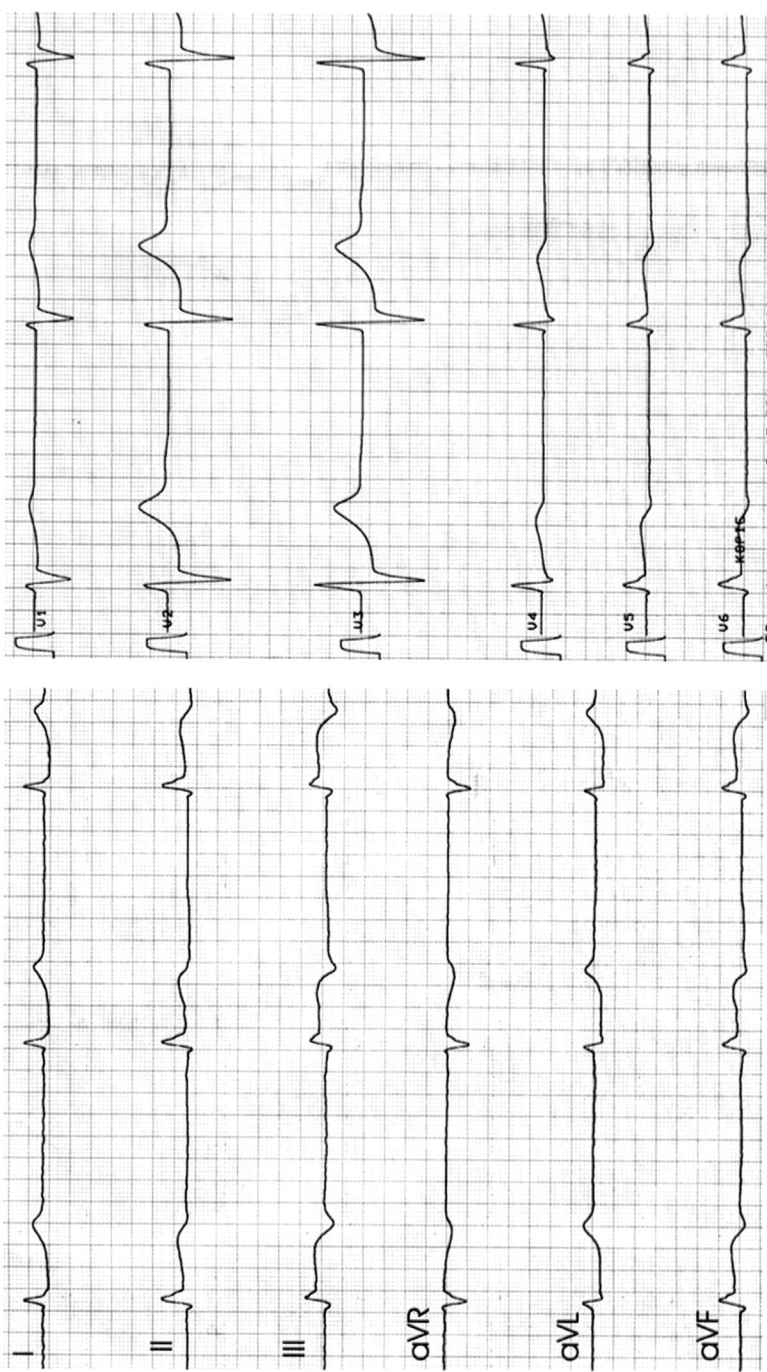

3.

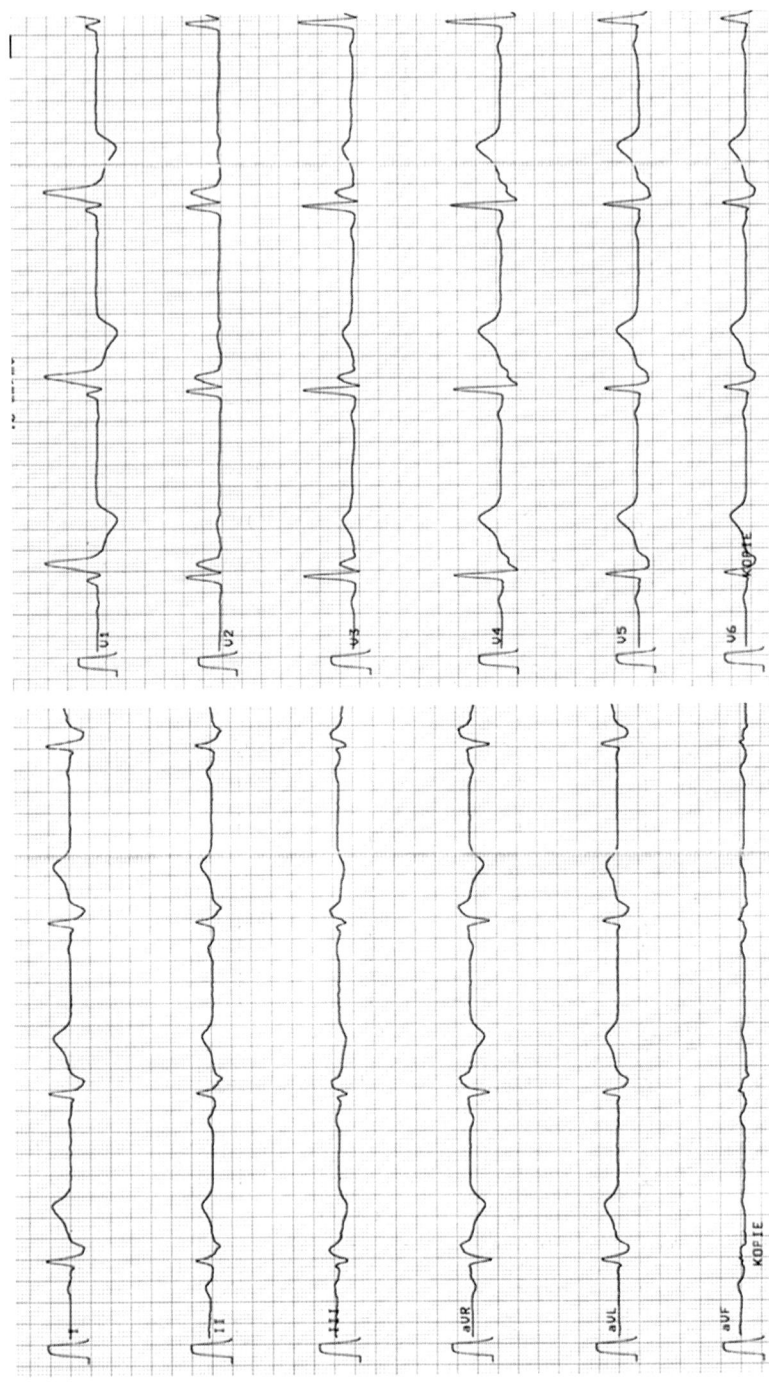

4.

22 Fragensammlung und EKG-Übungen

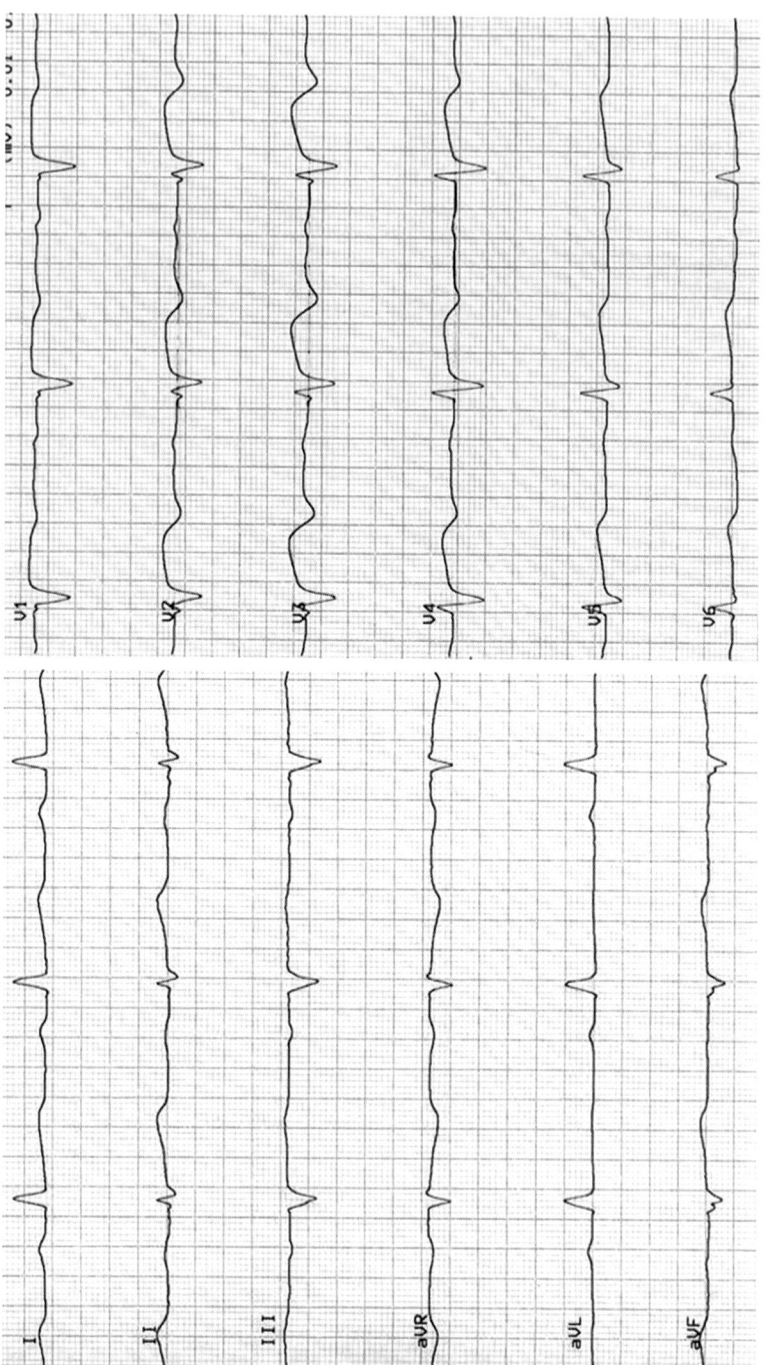

5.

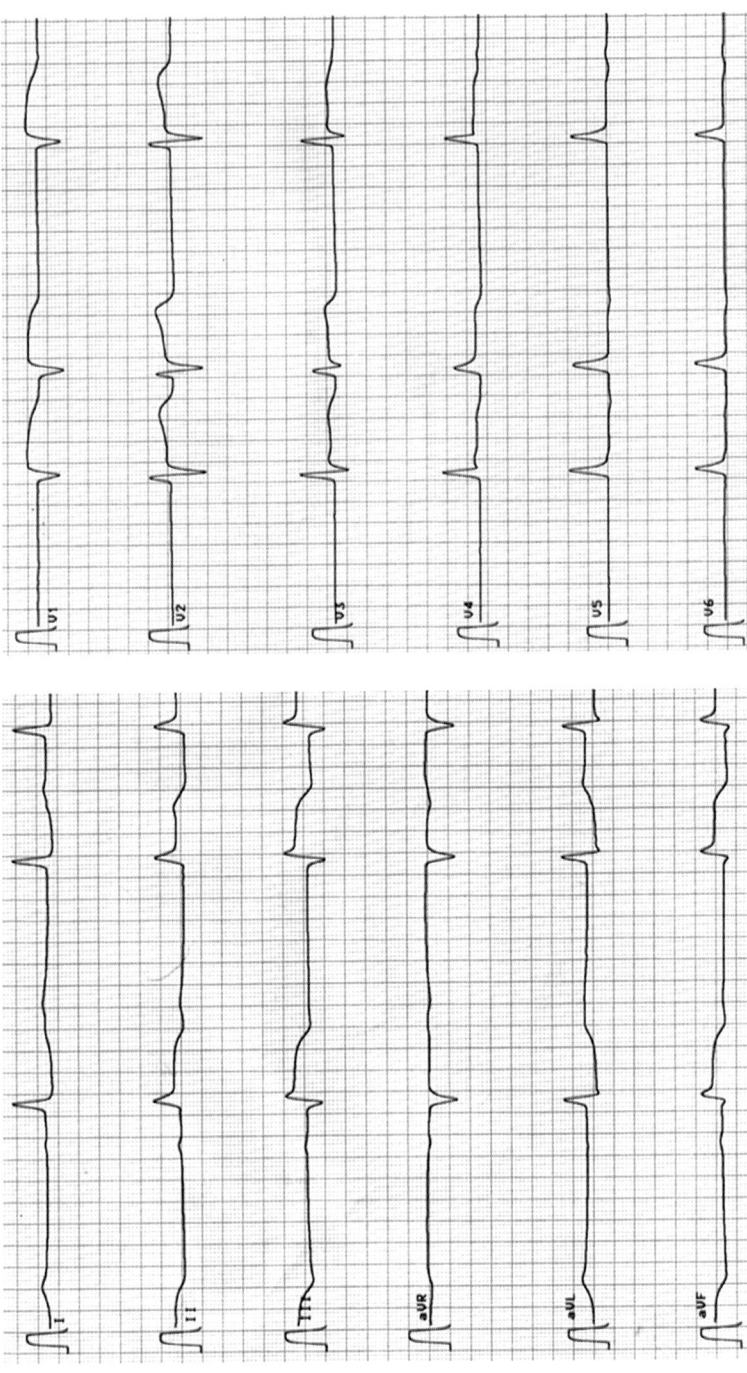

6.

22 Fragensammlung und EKG-Übungen

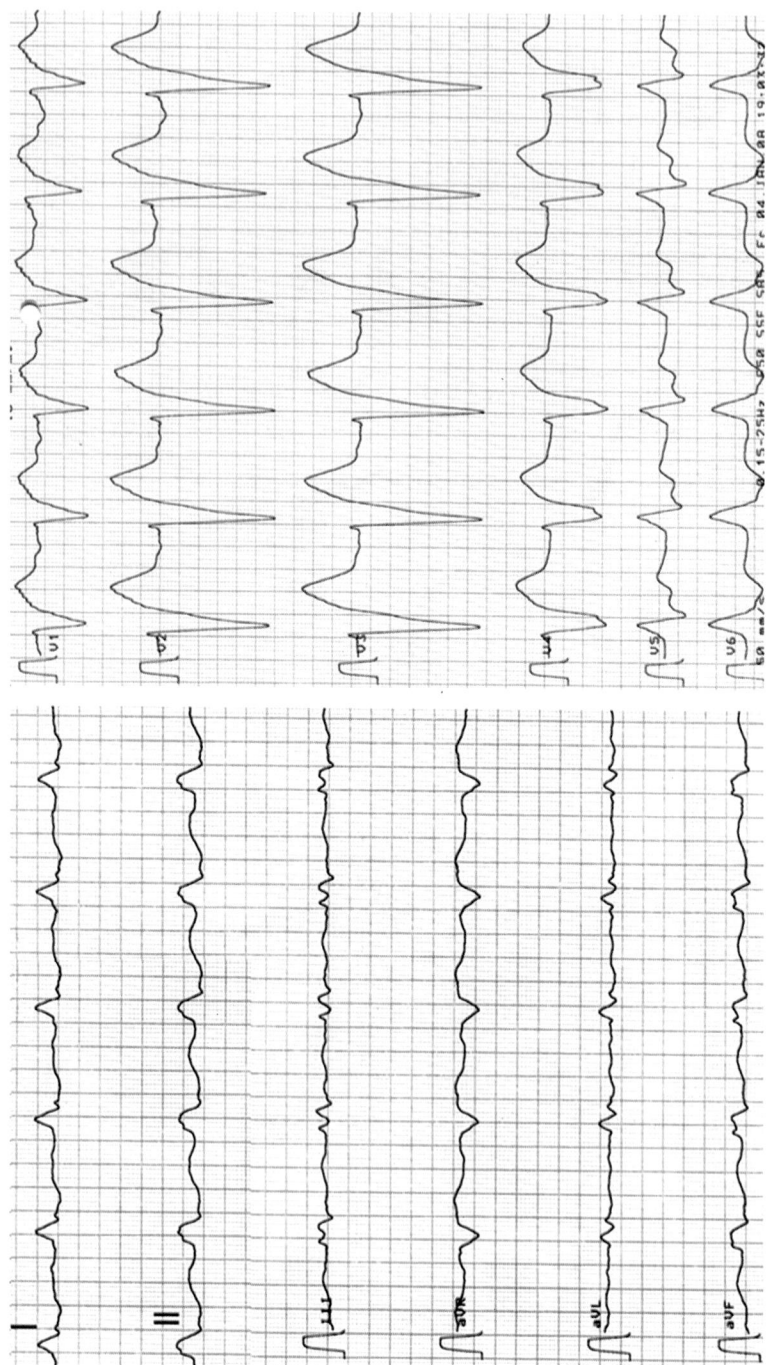

7.

22.14 EKG-Übungen

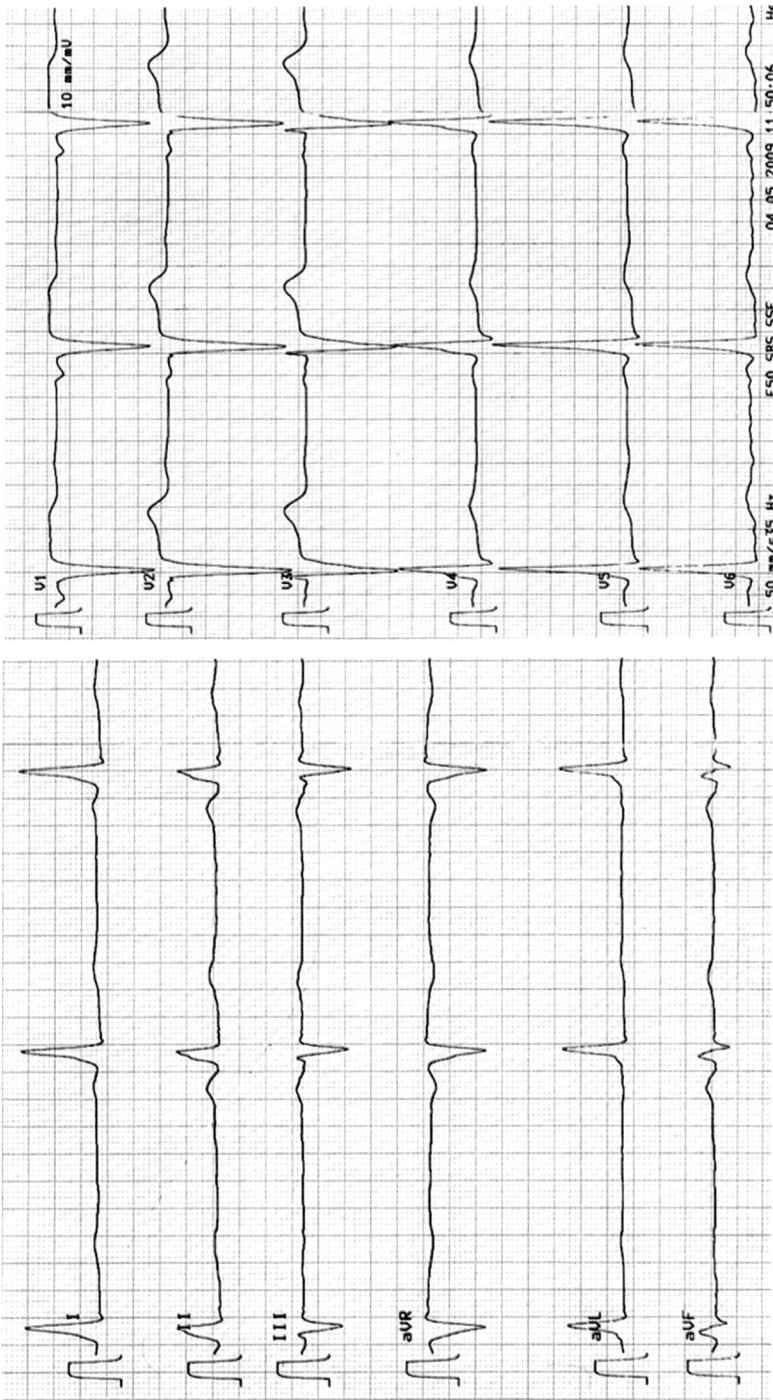

8.

22 Fragensammlung und EKG-Übungen

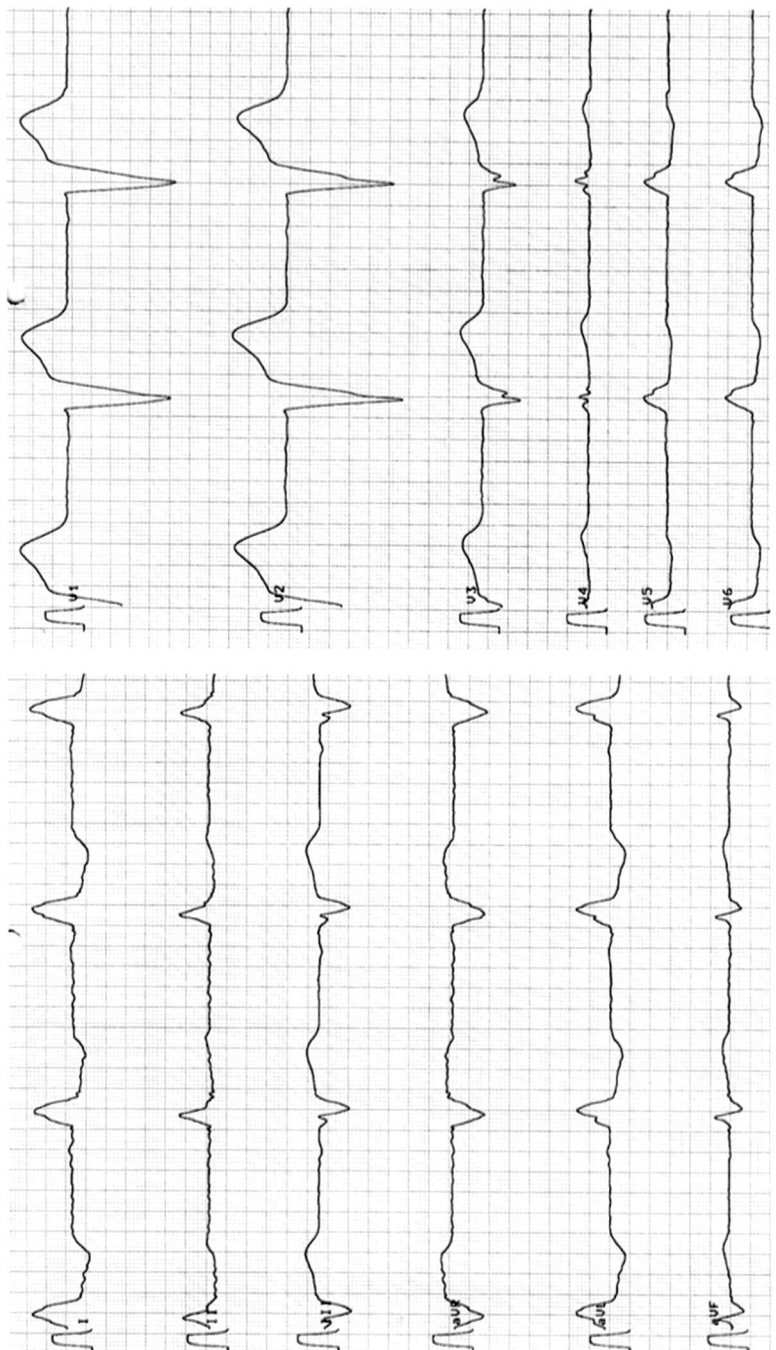

9.

22.14 EKG-Übungen

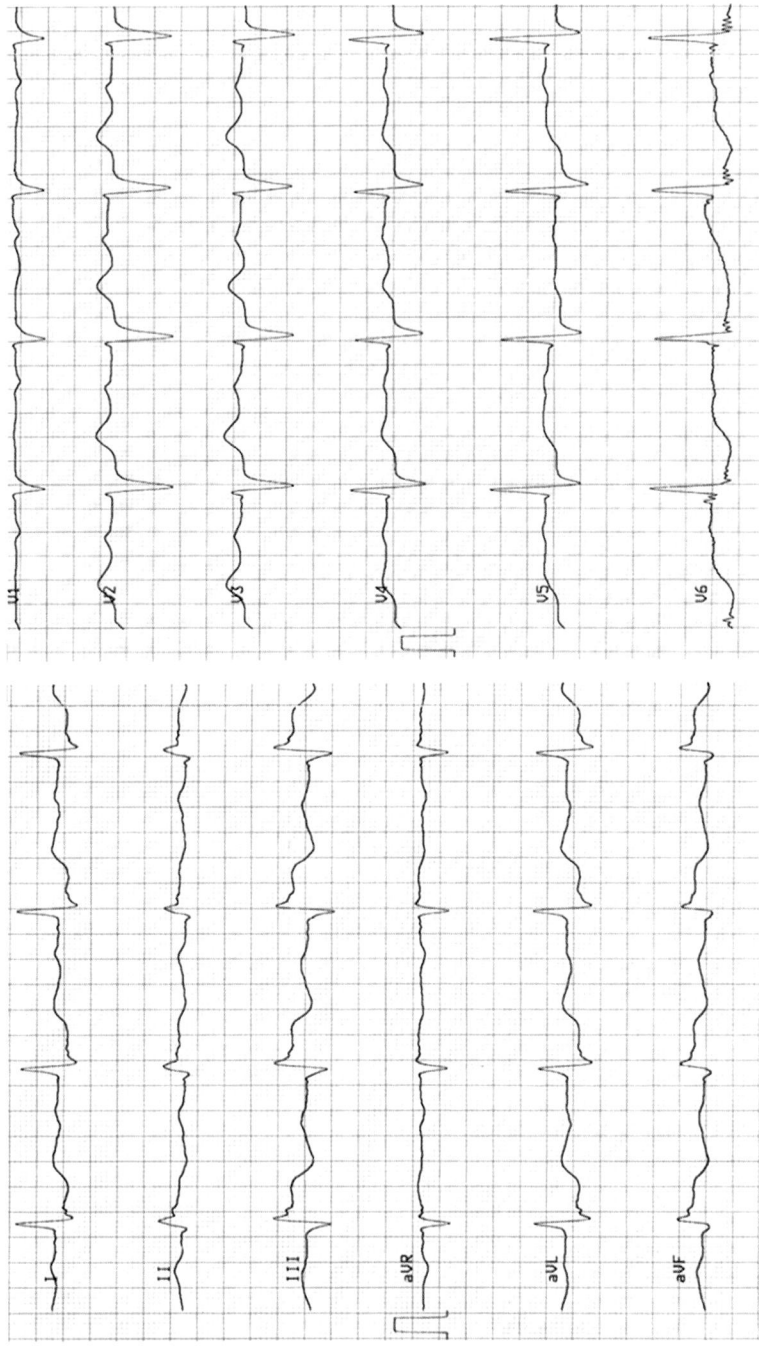

10.

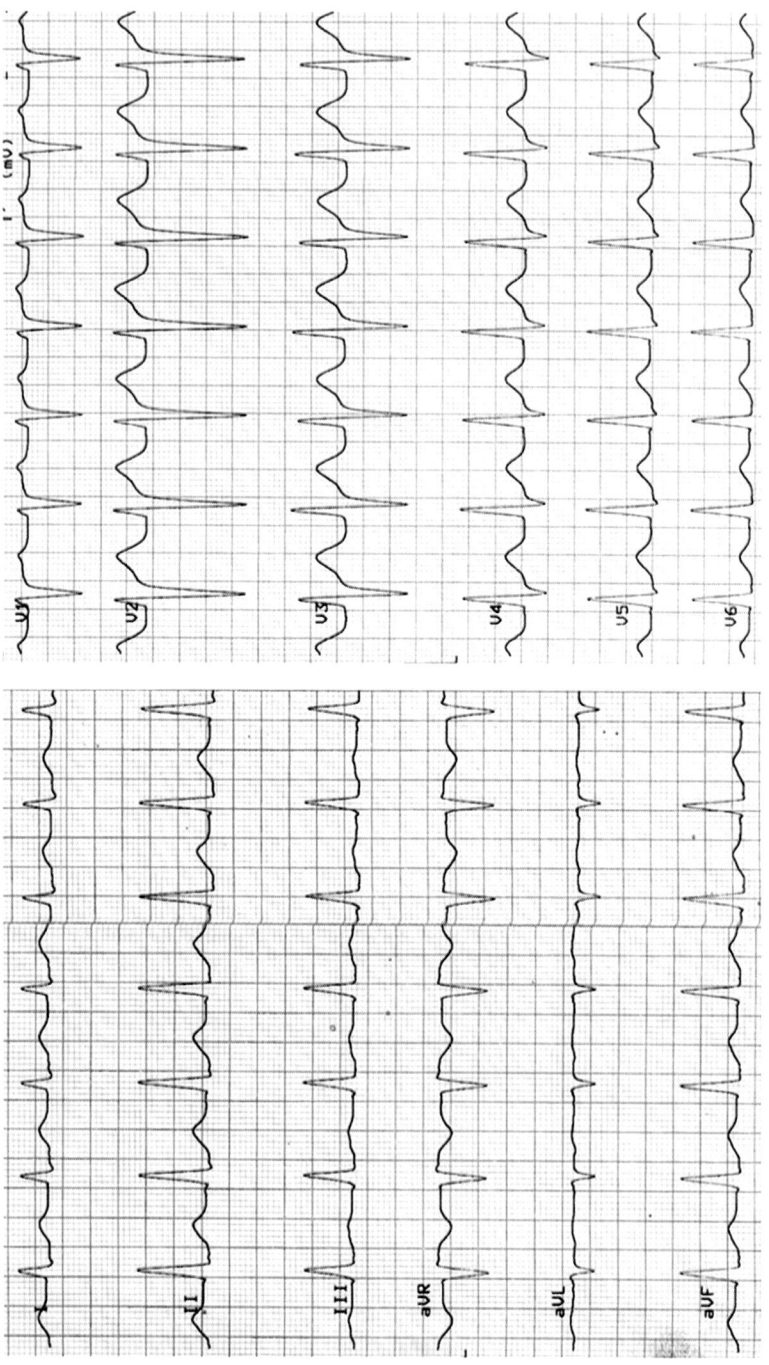

11.

22.14 EKG-Übungen

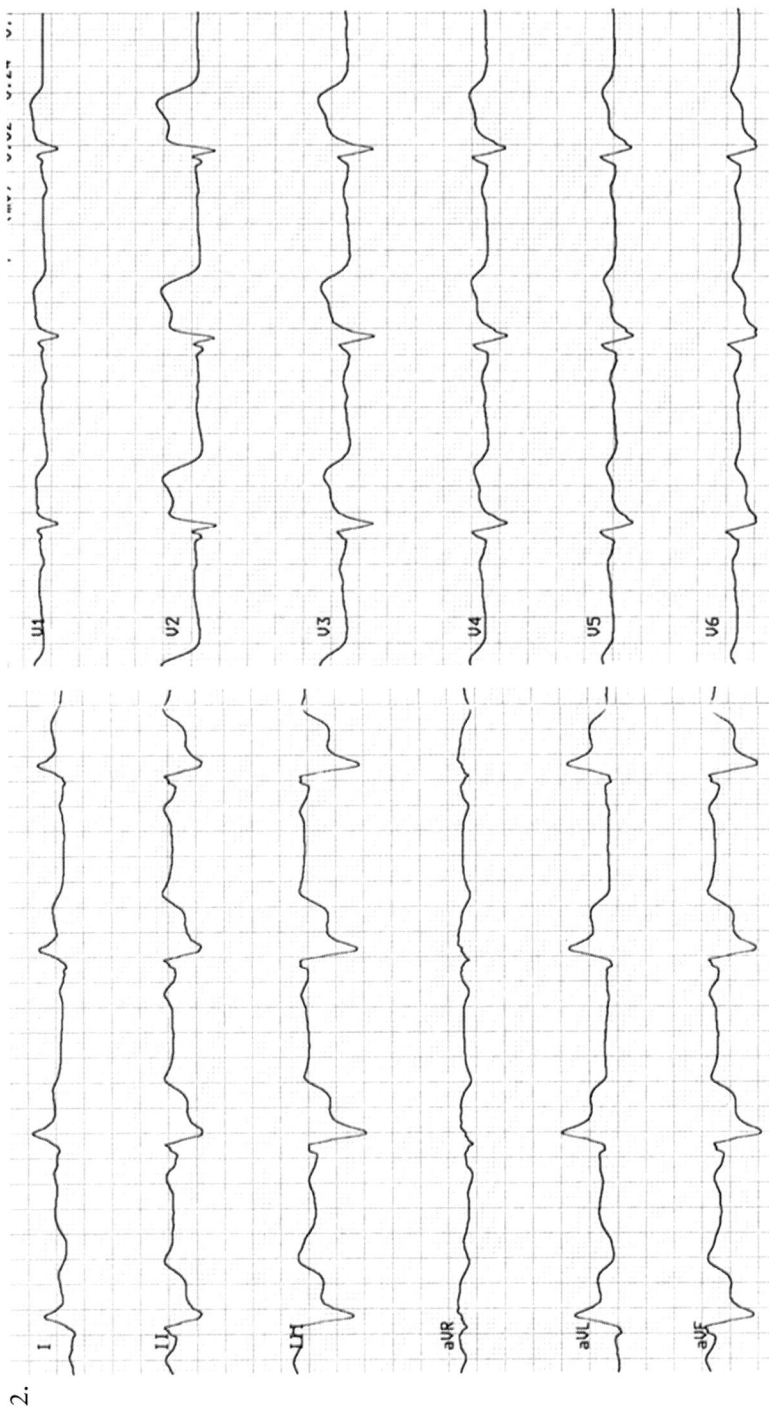

12.

341

22 Fragensammlung und EKG-Übungen

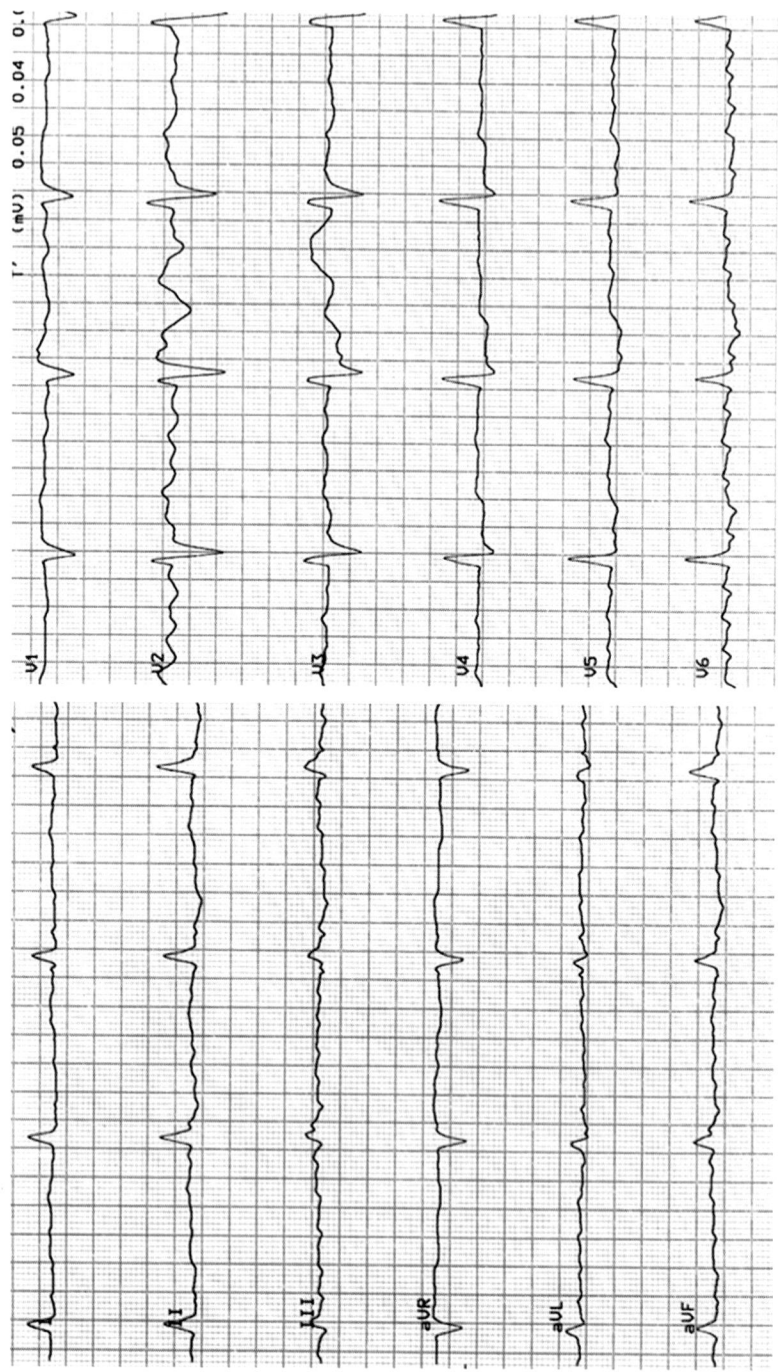

13.

22.14 EKG-Übungen

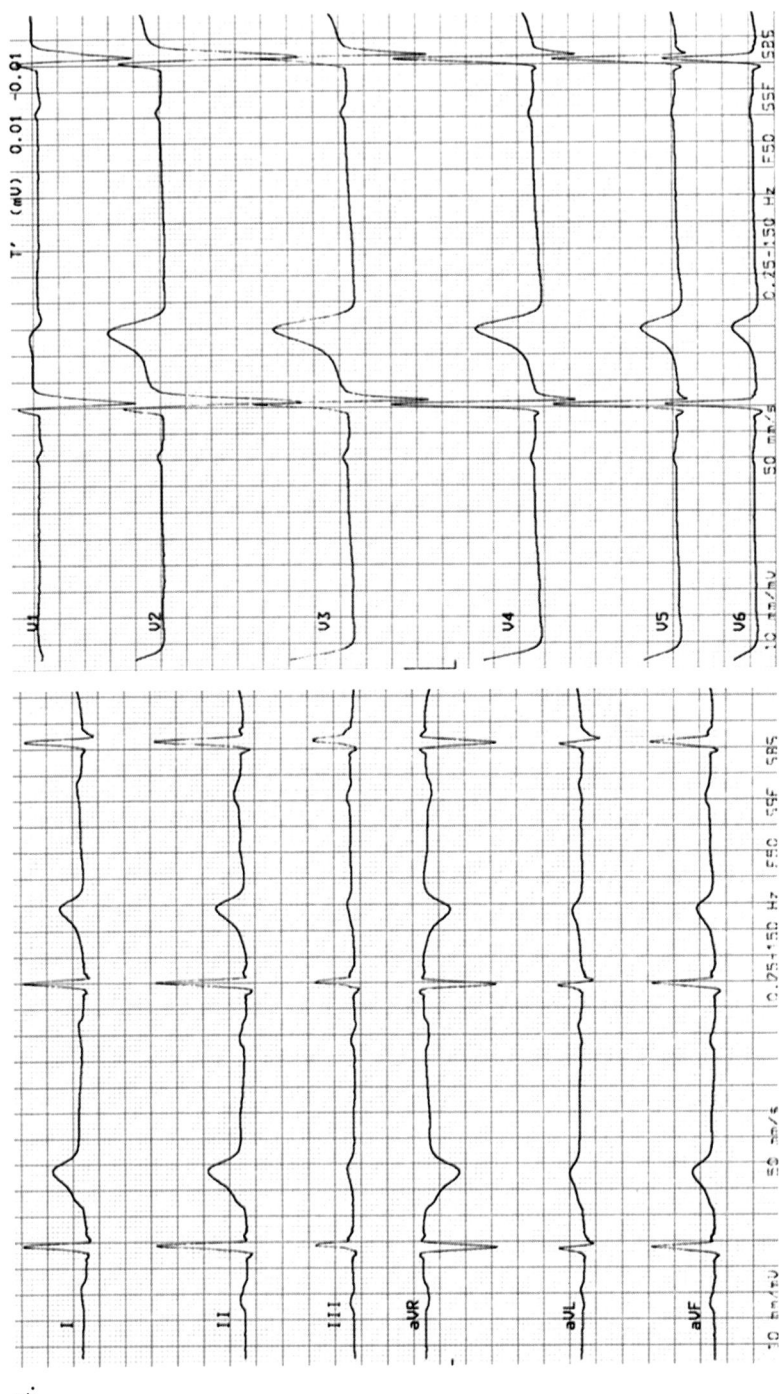

14.

15.

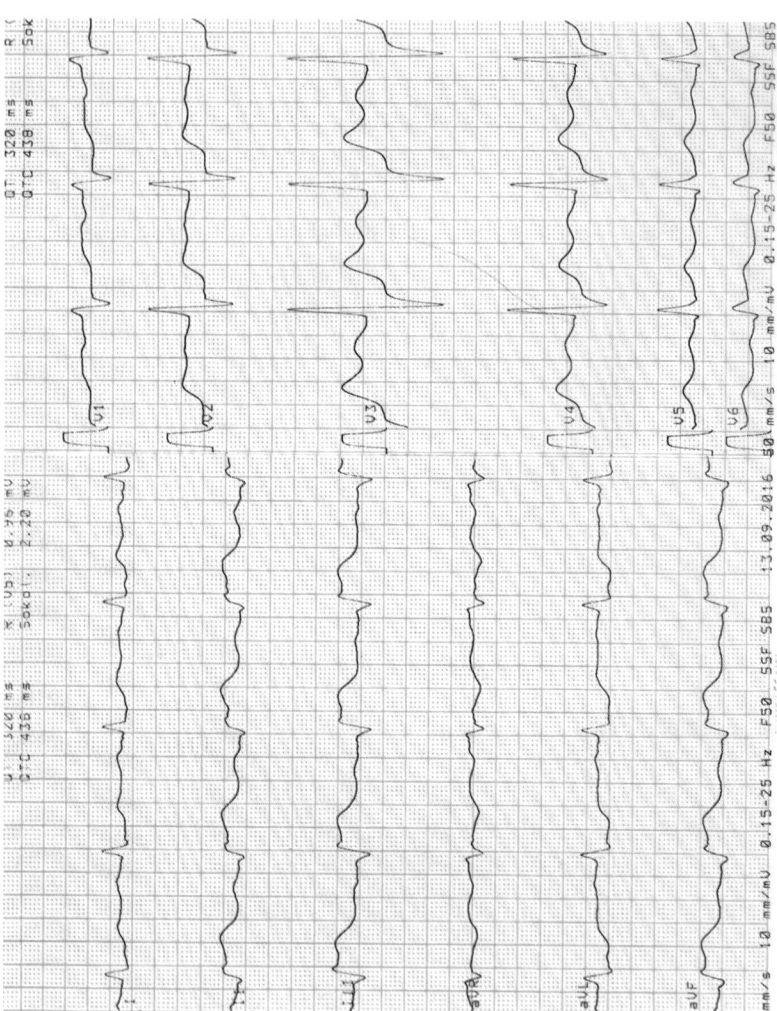

22.14 EKG-Übungen

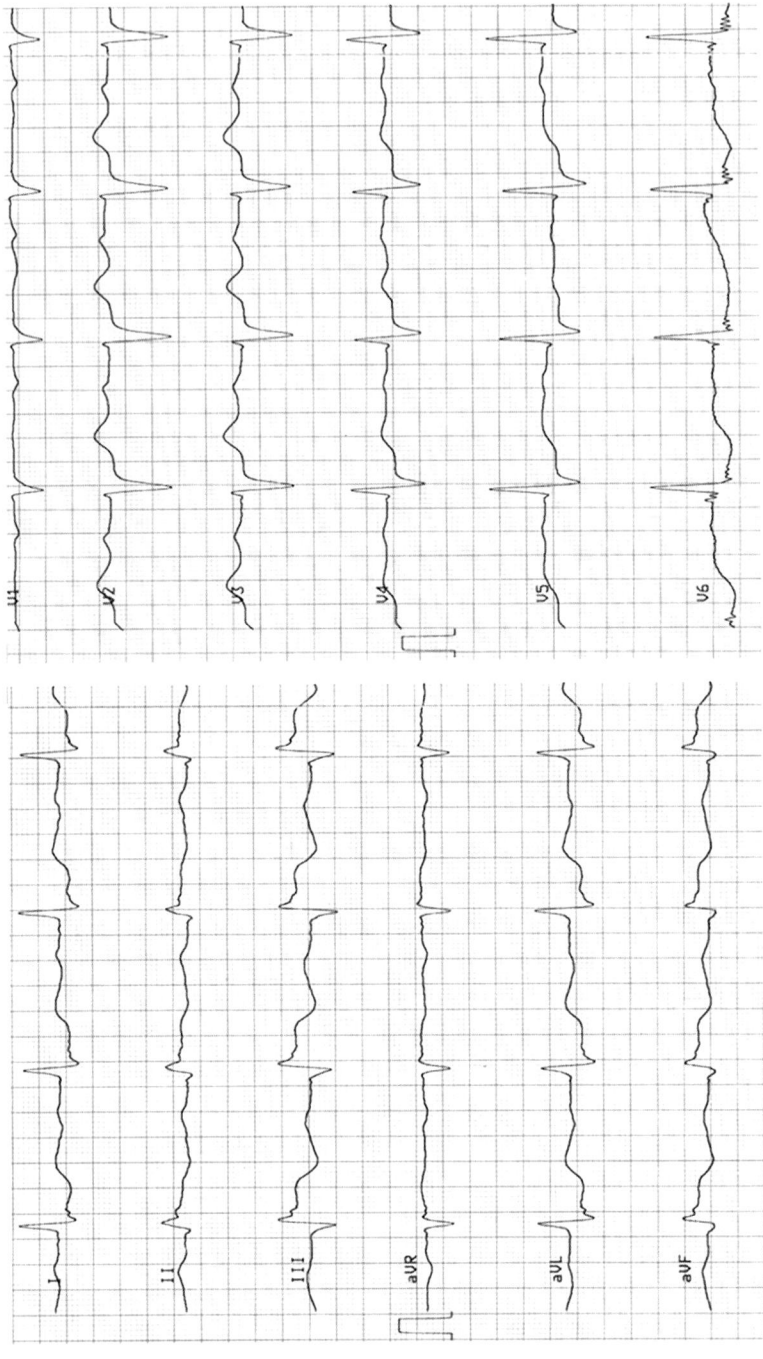

16.

22 Fragensammlung und EKG-Übungen

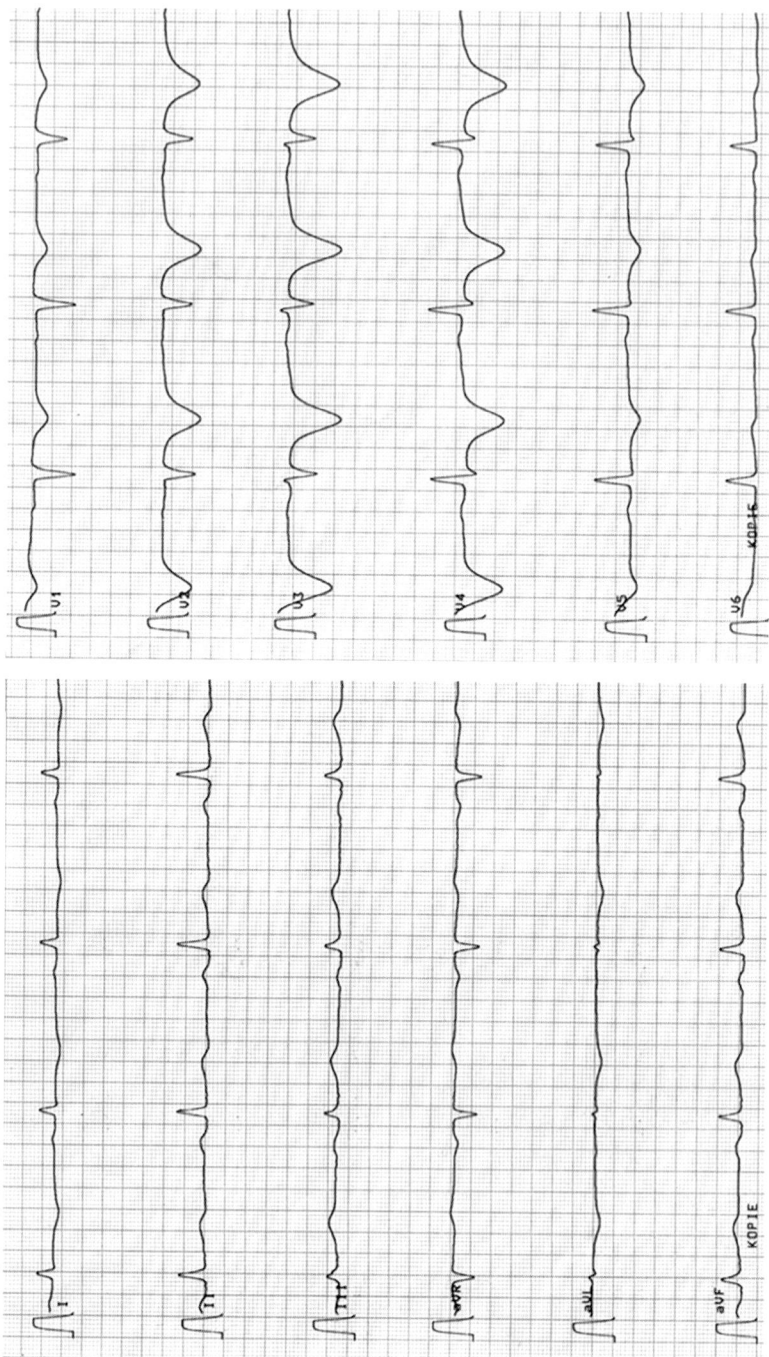

17.

22.14 EKG-Übungen

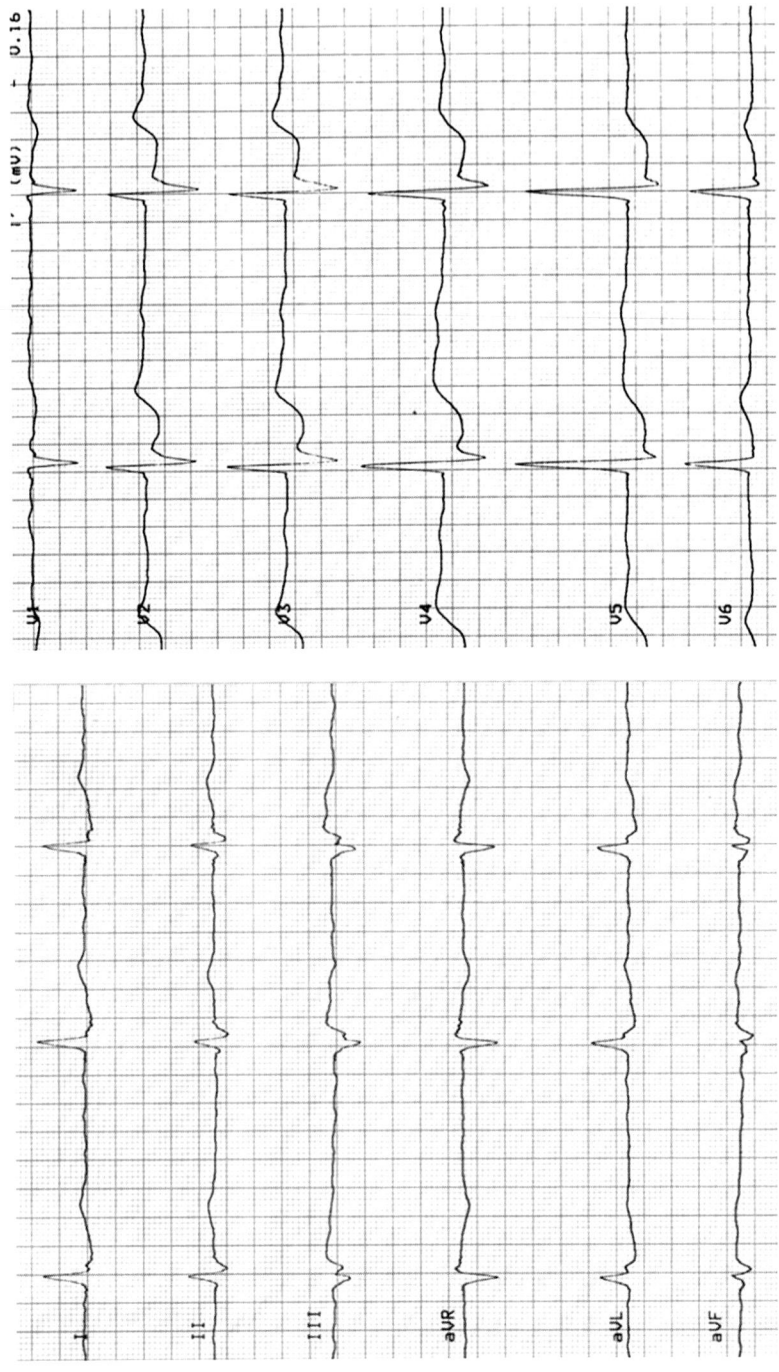

18.

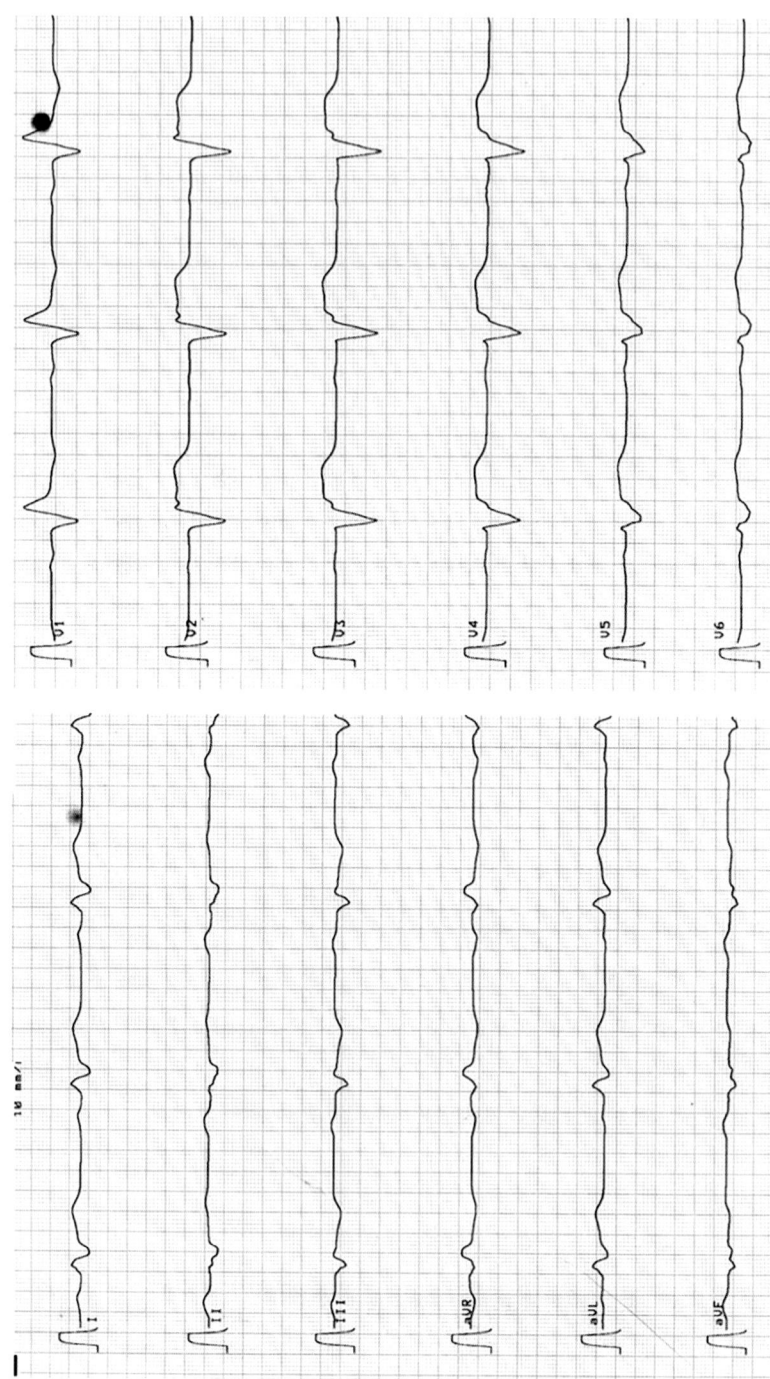

19.

22.14 EKG-Übungen

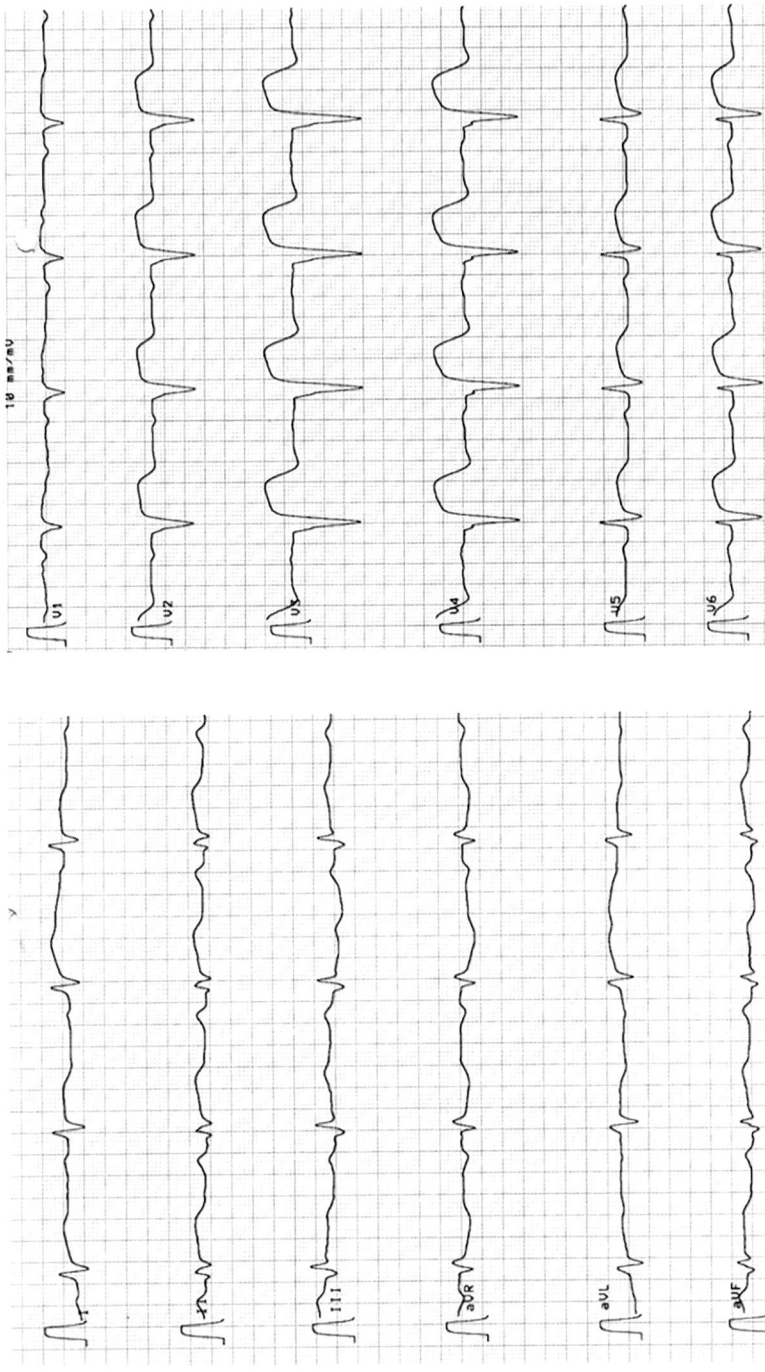

20.

22 Fragensammlung und EKG-Übungen

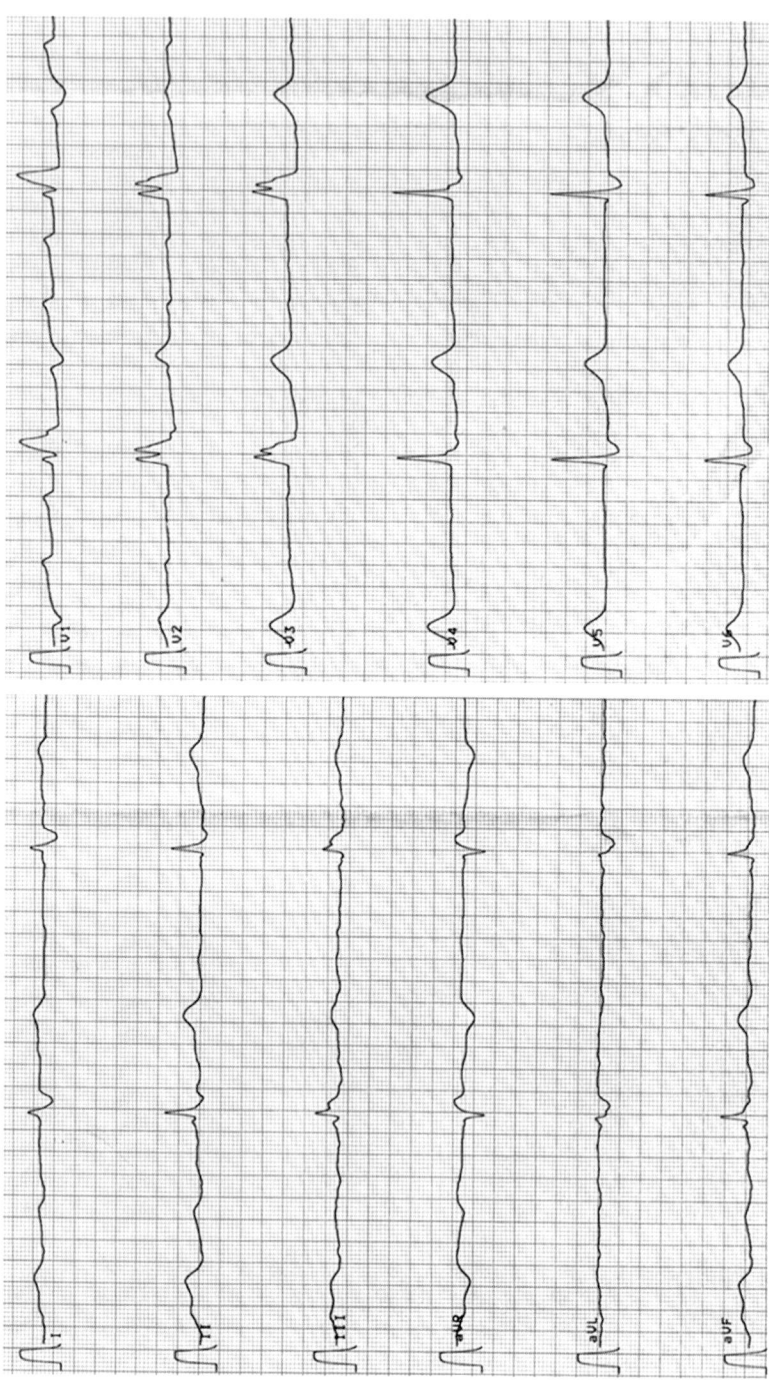

21.

22.14 EKG-Übungen

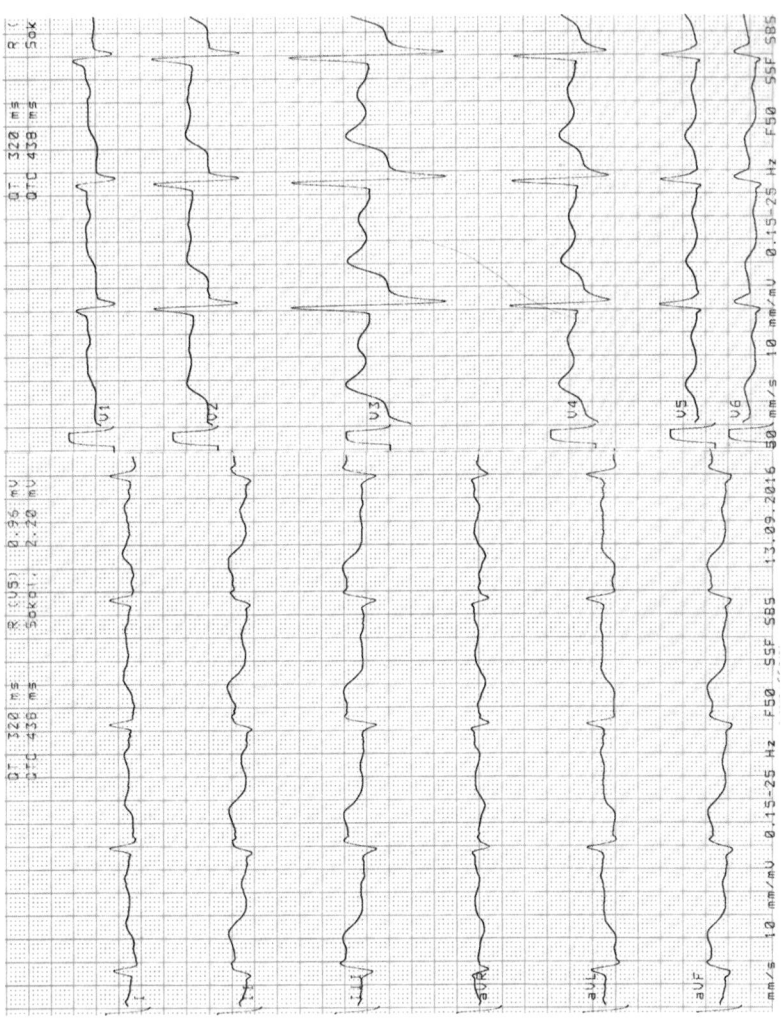

22.

22 Fragensammlung und EKG-Übungen

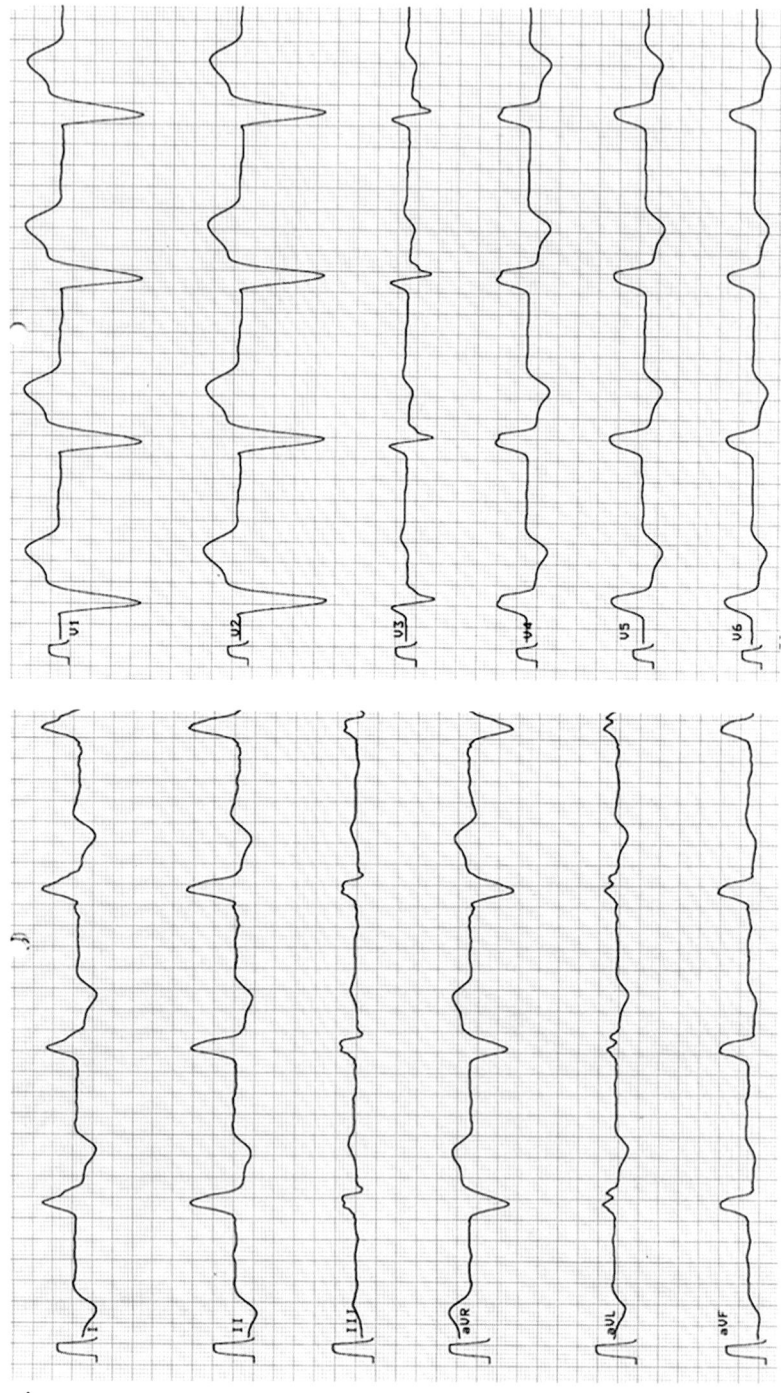

23.

352

22.14 EKG-Übungen

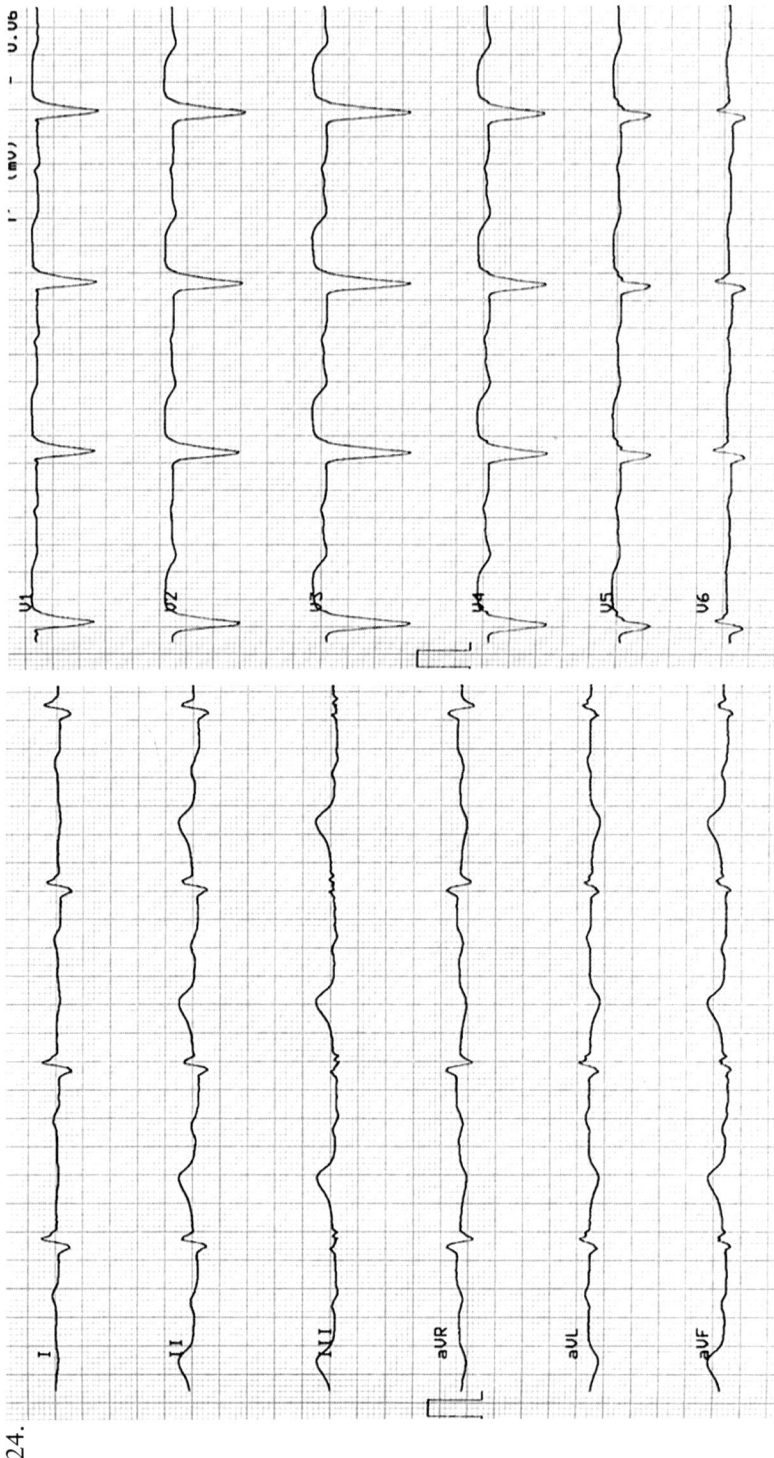

24.

22 Fragensammlung und EKG-Übungen

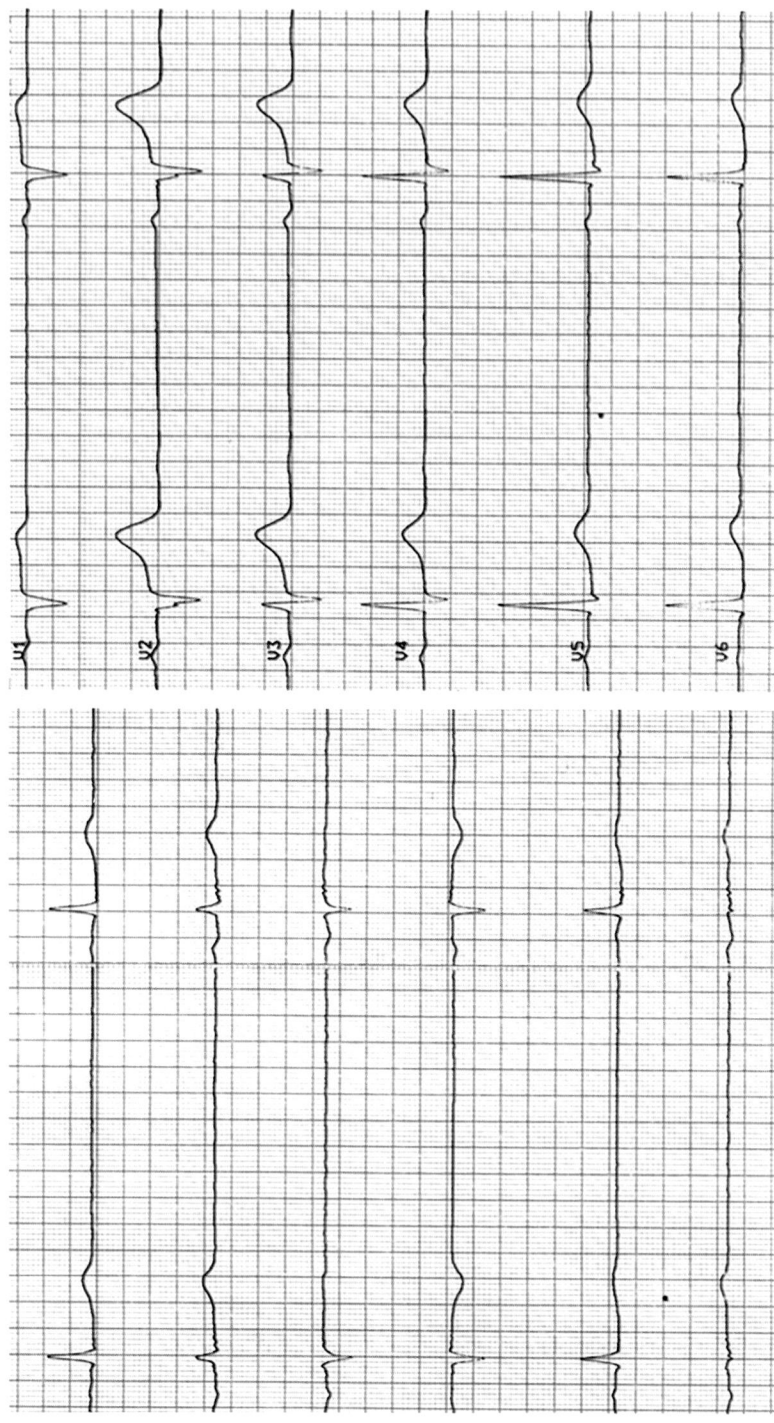

25.

22.14 EKG-Übungen

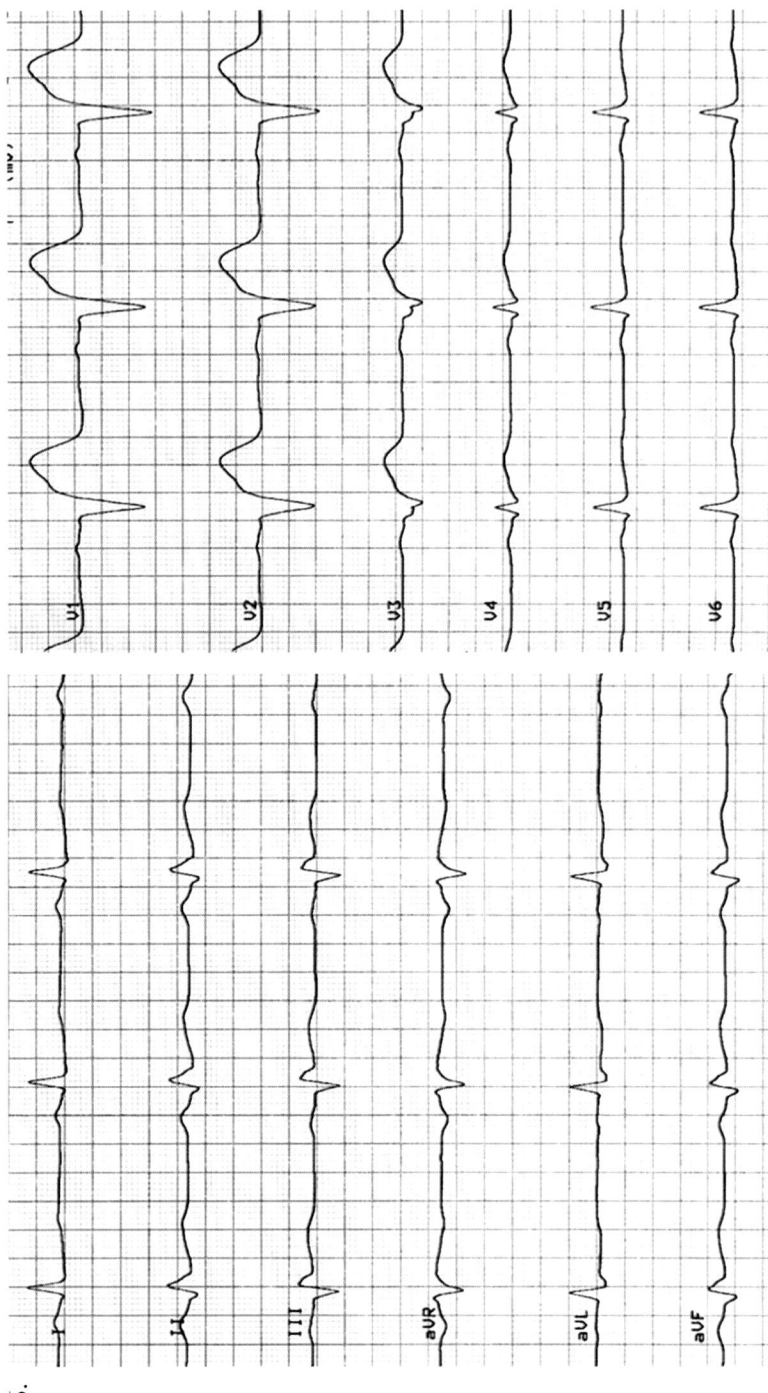

26.

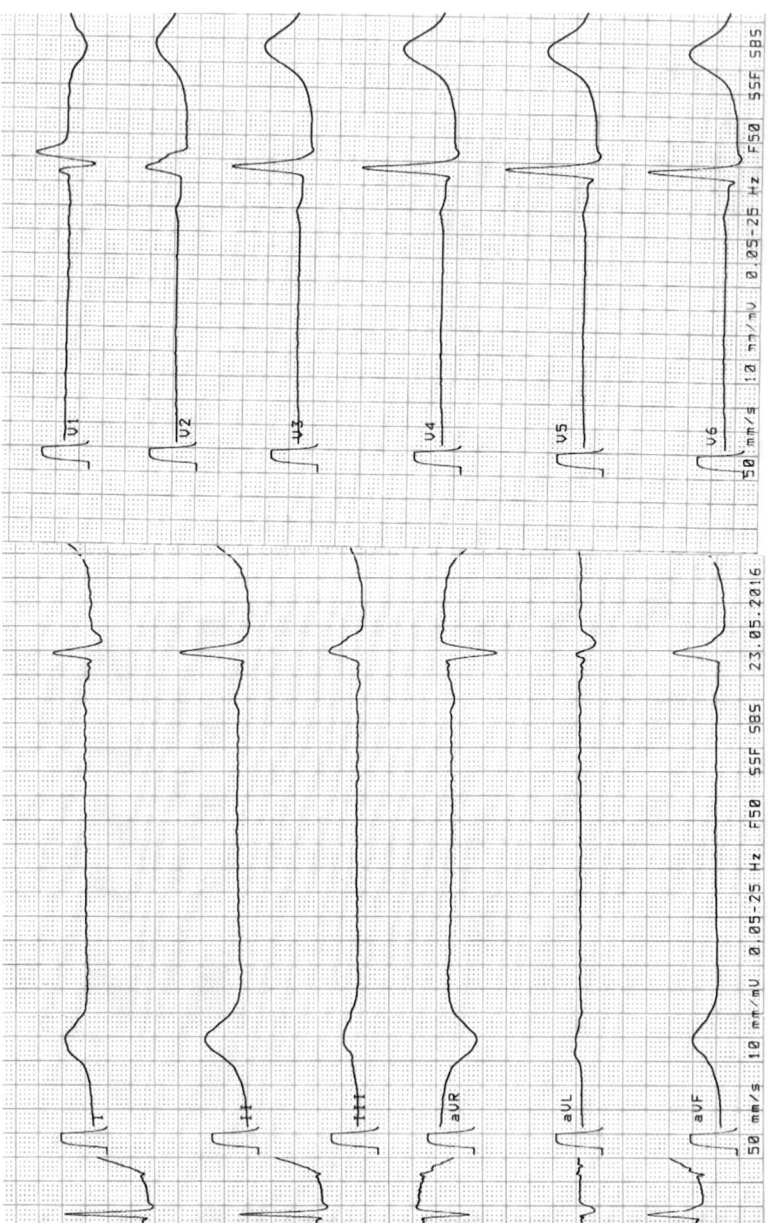

27.

22.14 EKG-Übungen

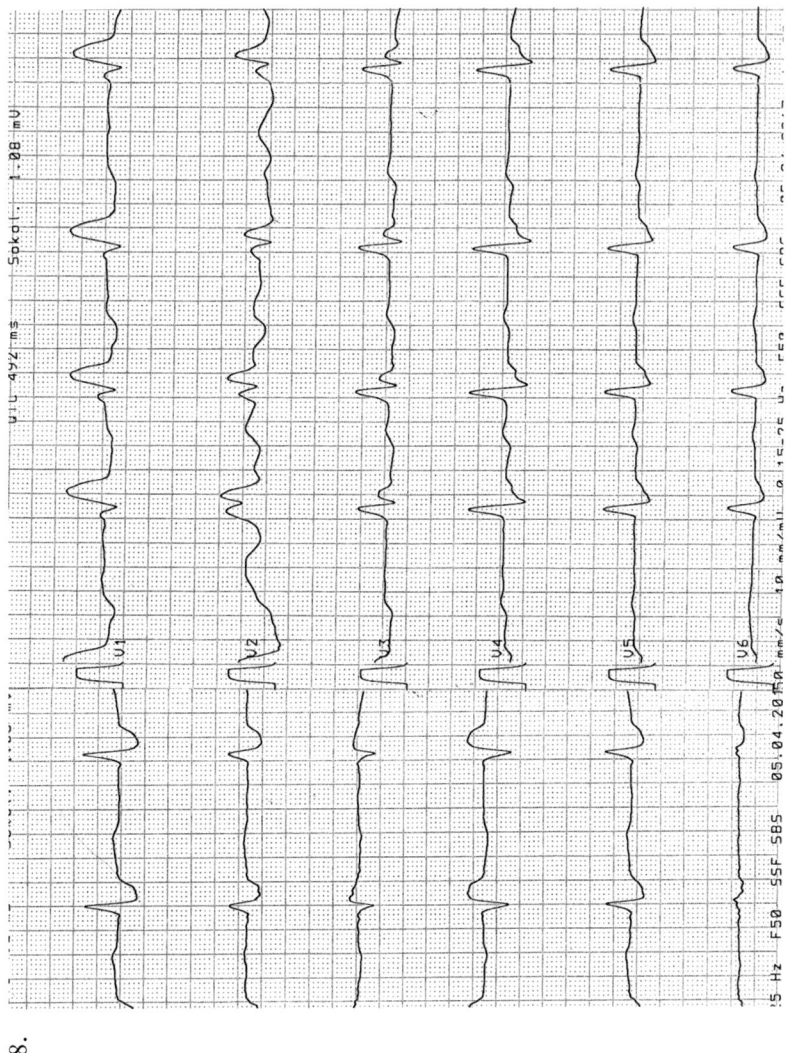

28.

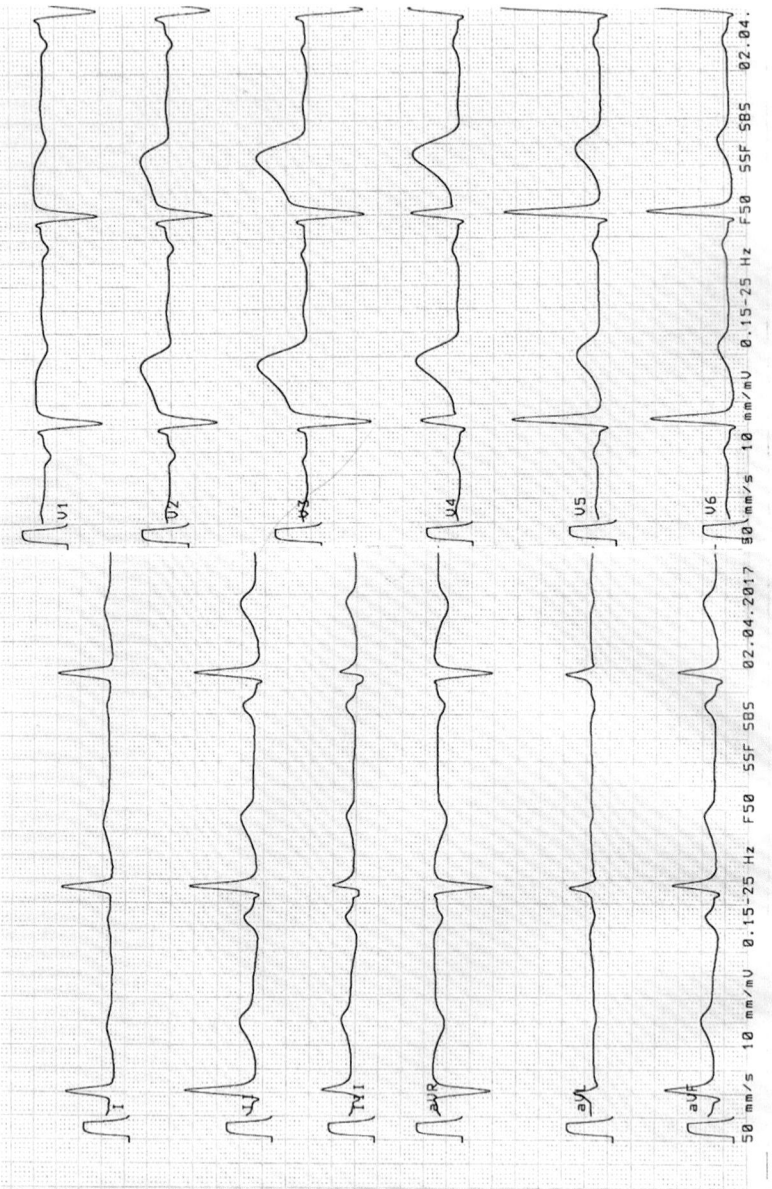

29.

22.14 EKG-Übungen

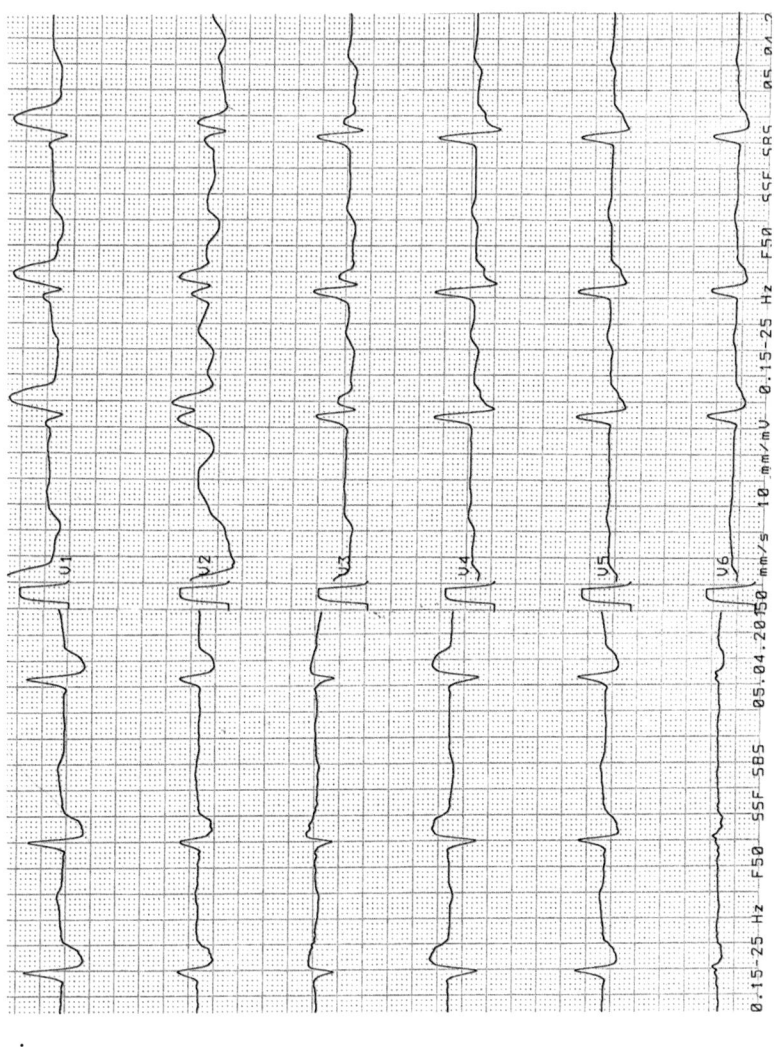

30.

22 Fragensammlung und EKG-Übungen

31.

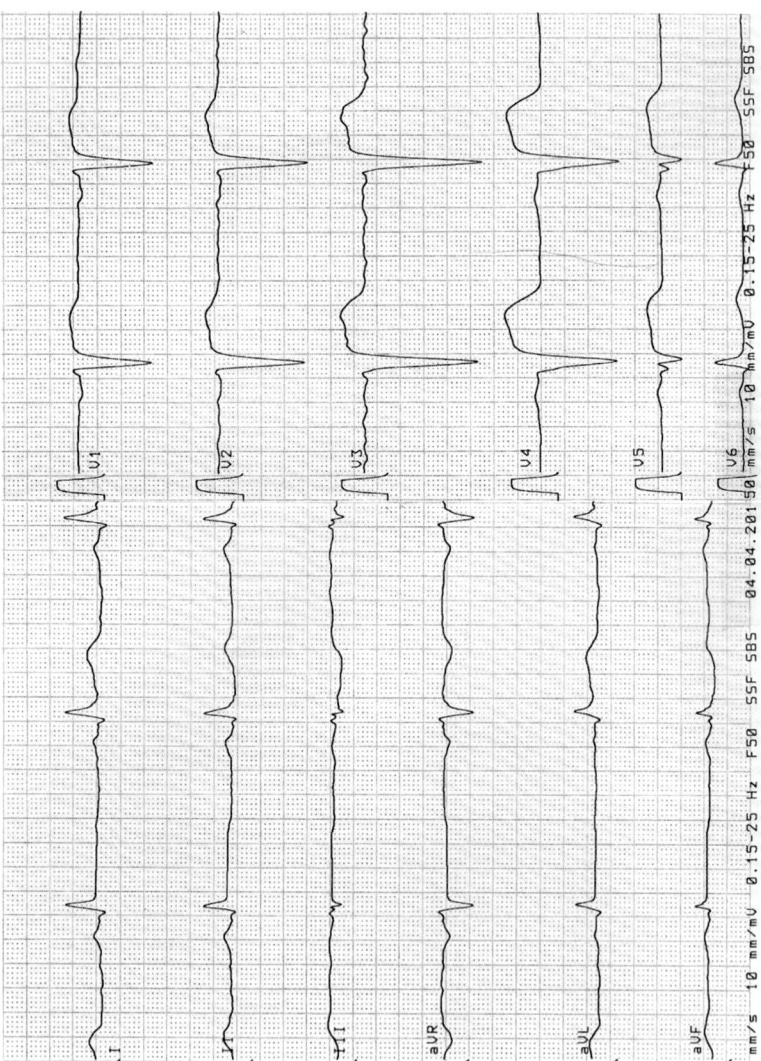

22.14 EKG-Übungen

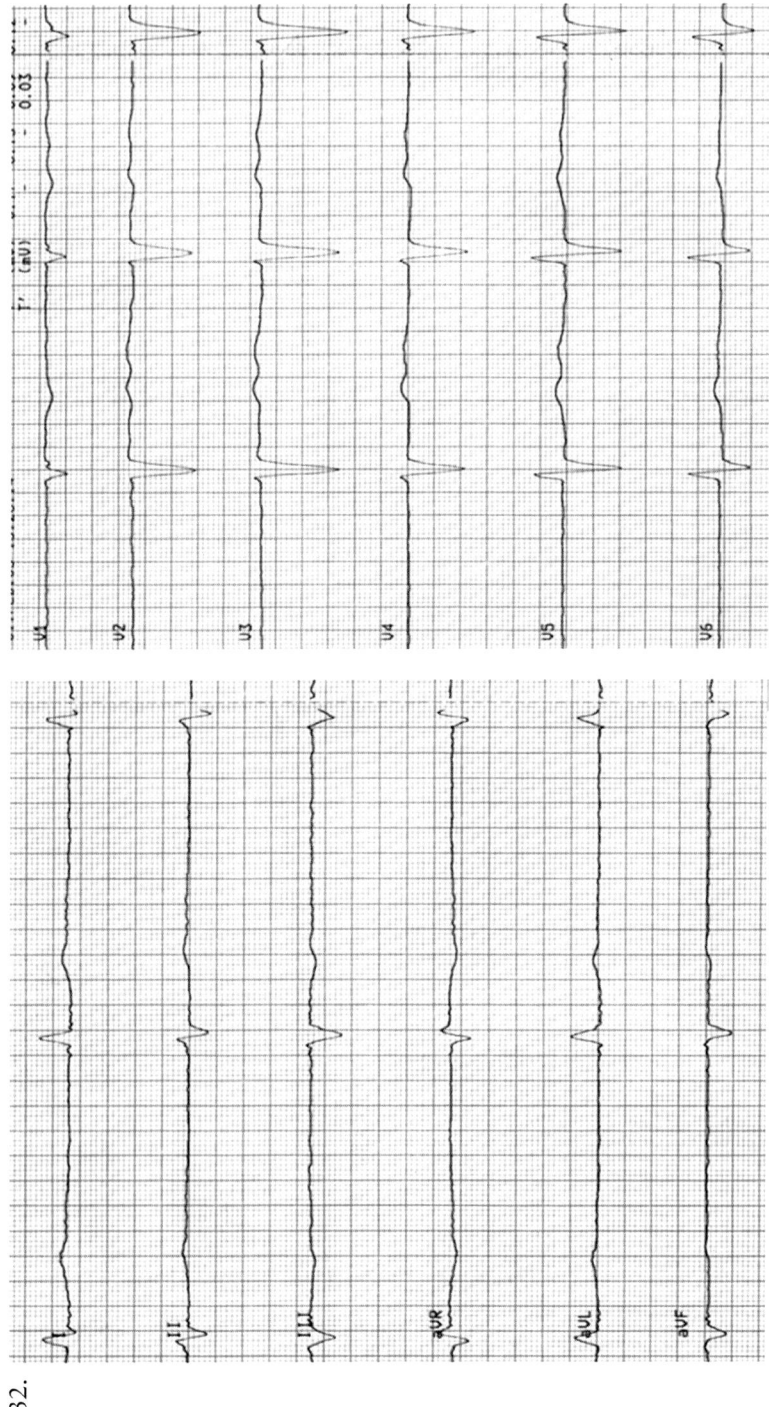

32.

22 Fragensammlung und EKG-Übungen

33.

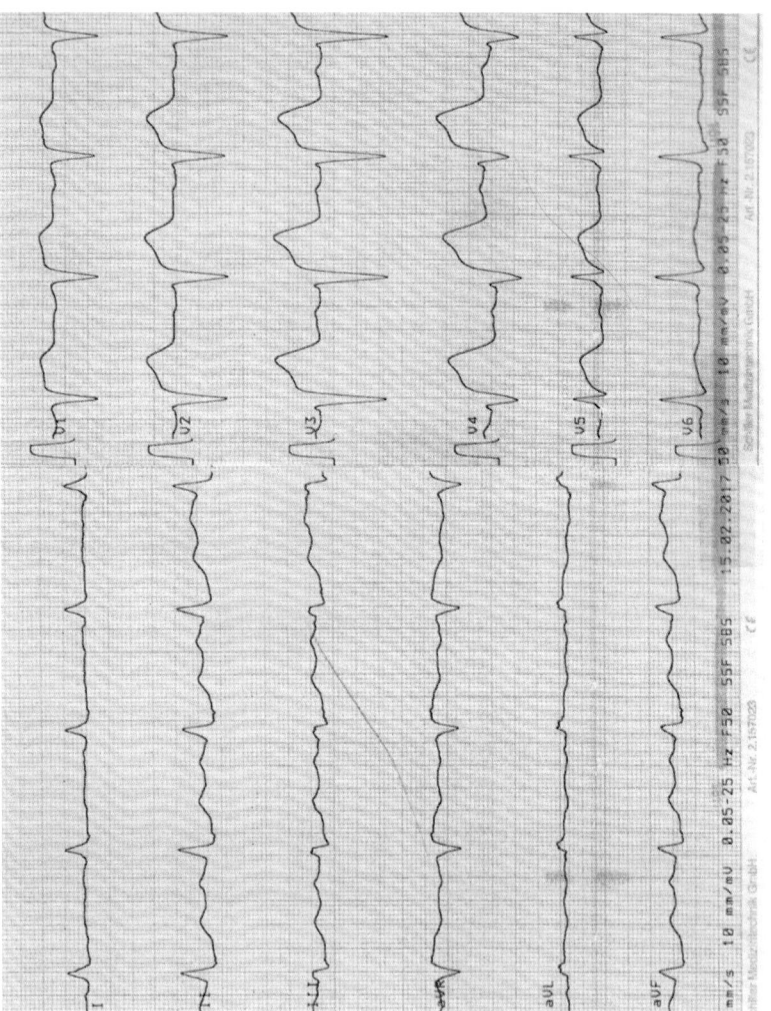

22.14 EKG-Übungen

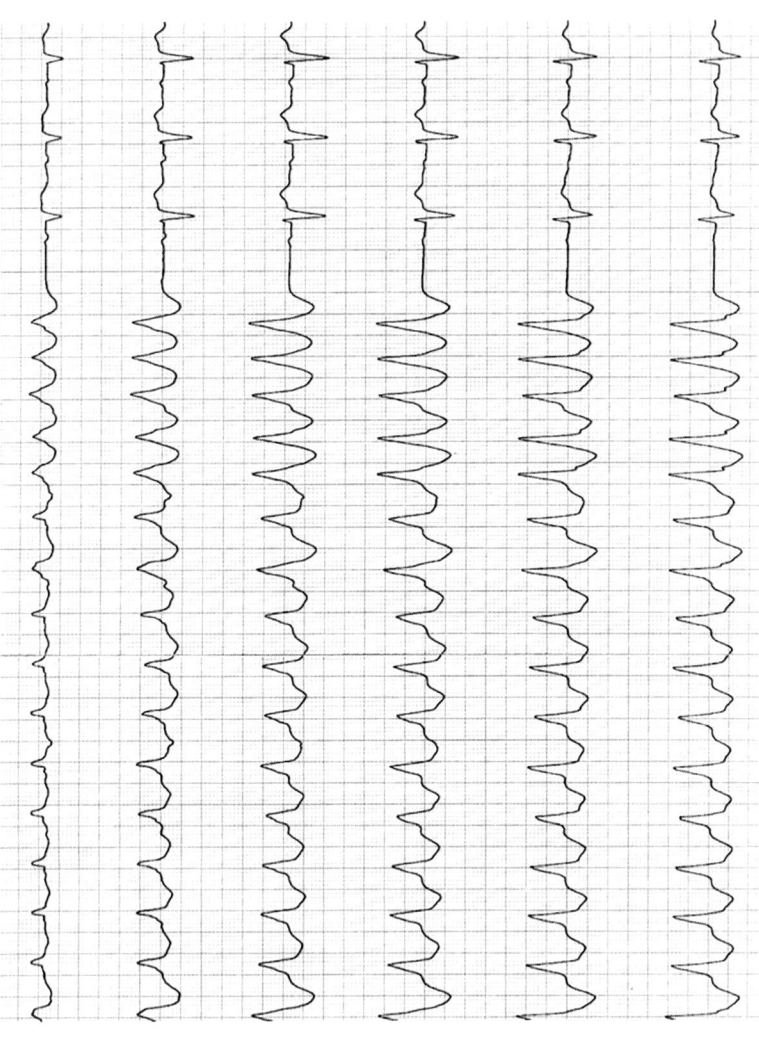

34.

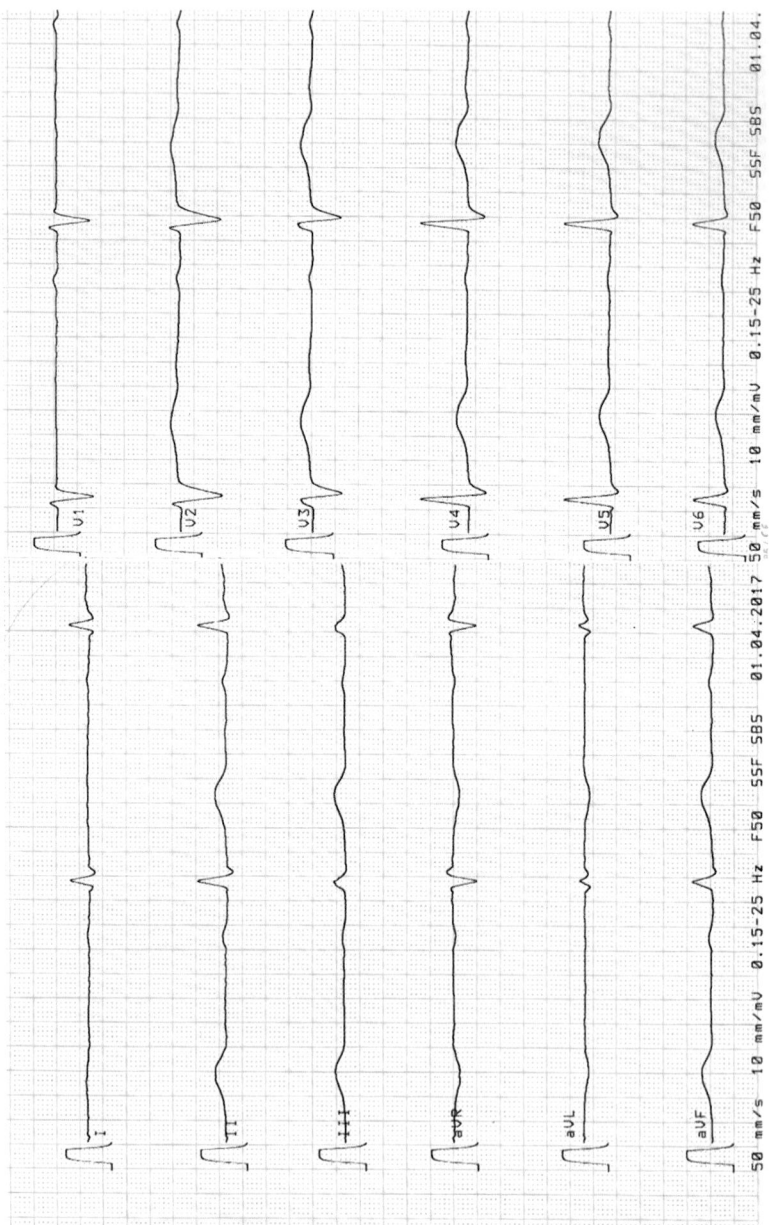

35.

22.14 EKG-Übungen

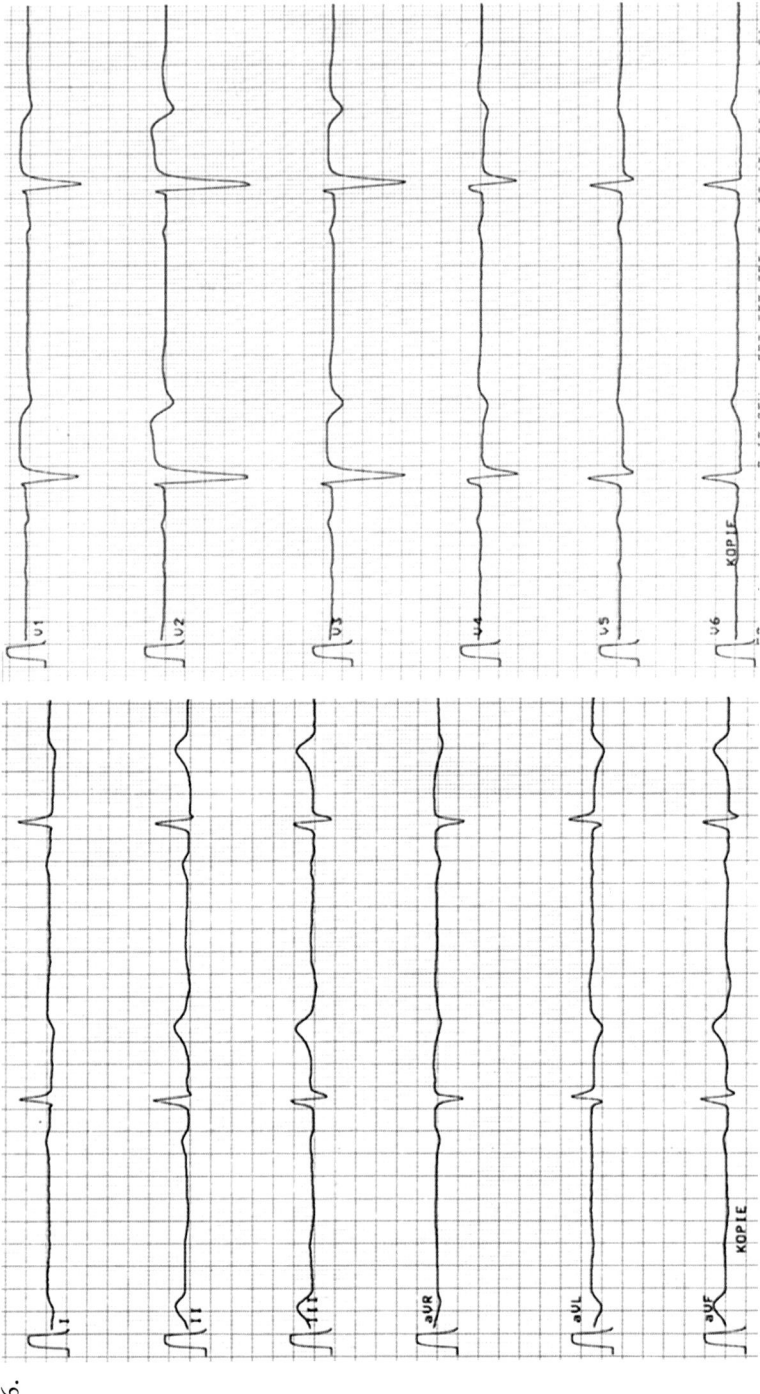

36.

22 Fragensammlung und EKG-Übungen

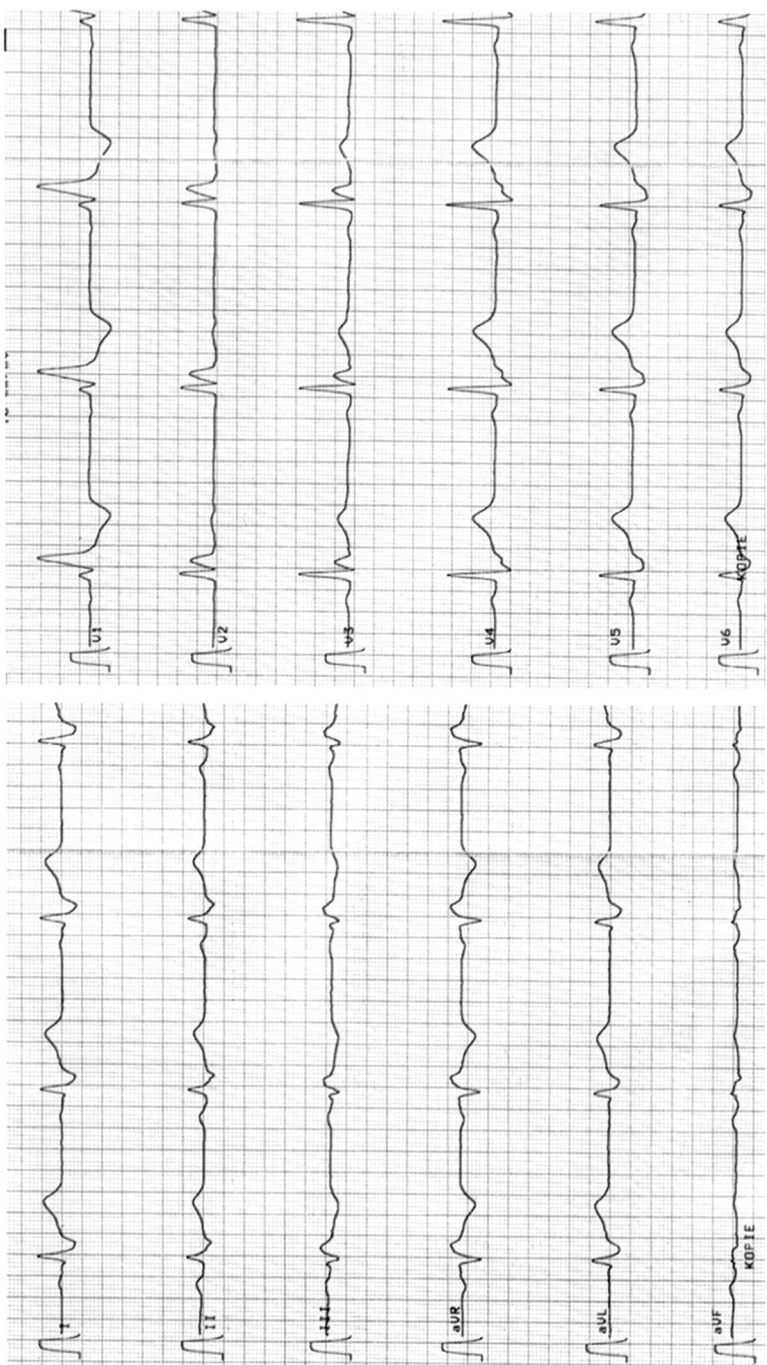

37.

22.14 EKG-Übungen

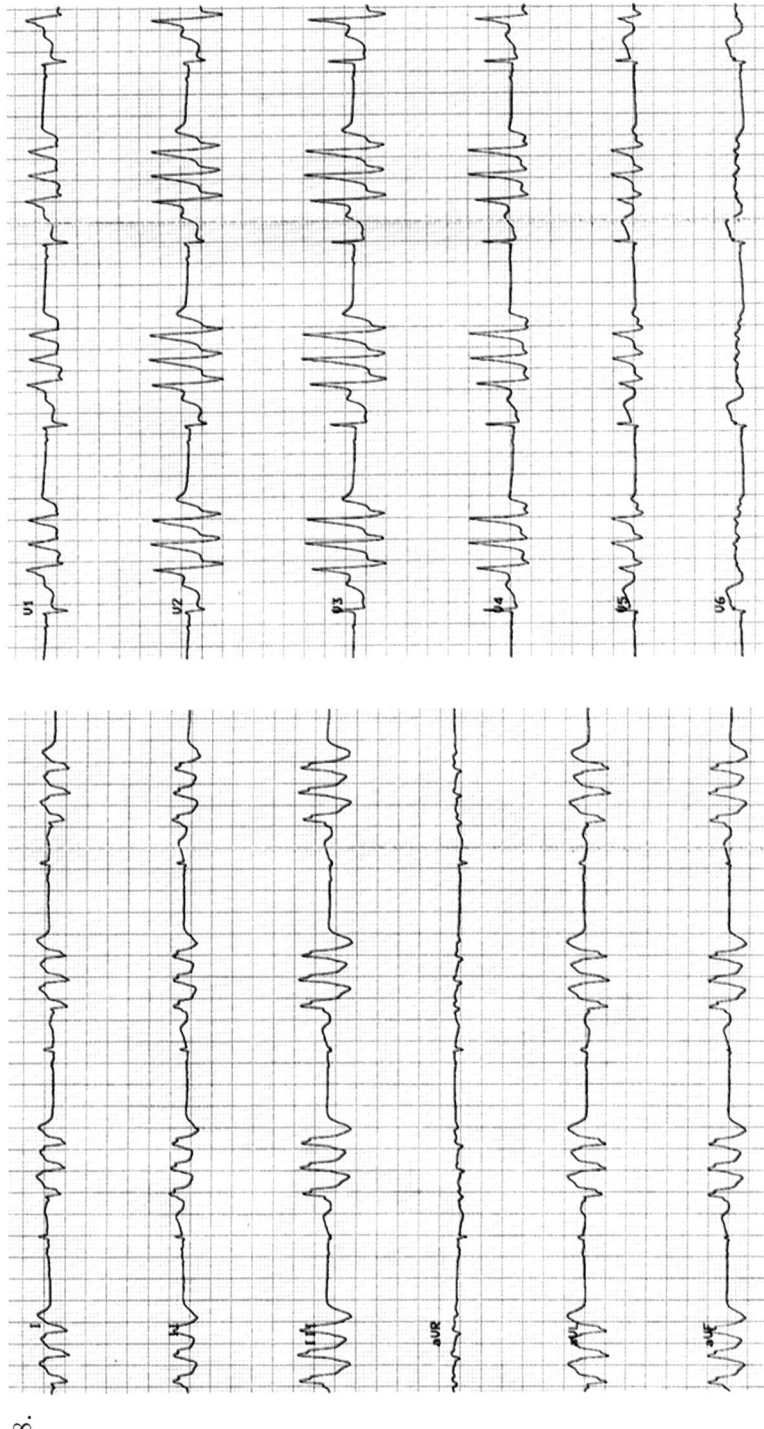

38.

367

22 Fragensammlung und EKG-Übungen

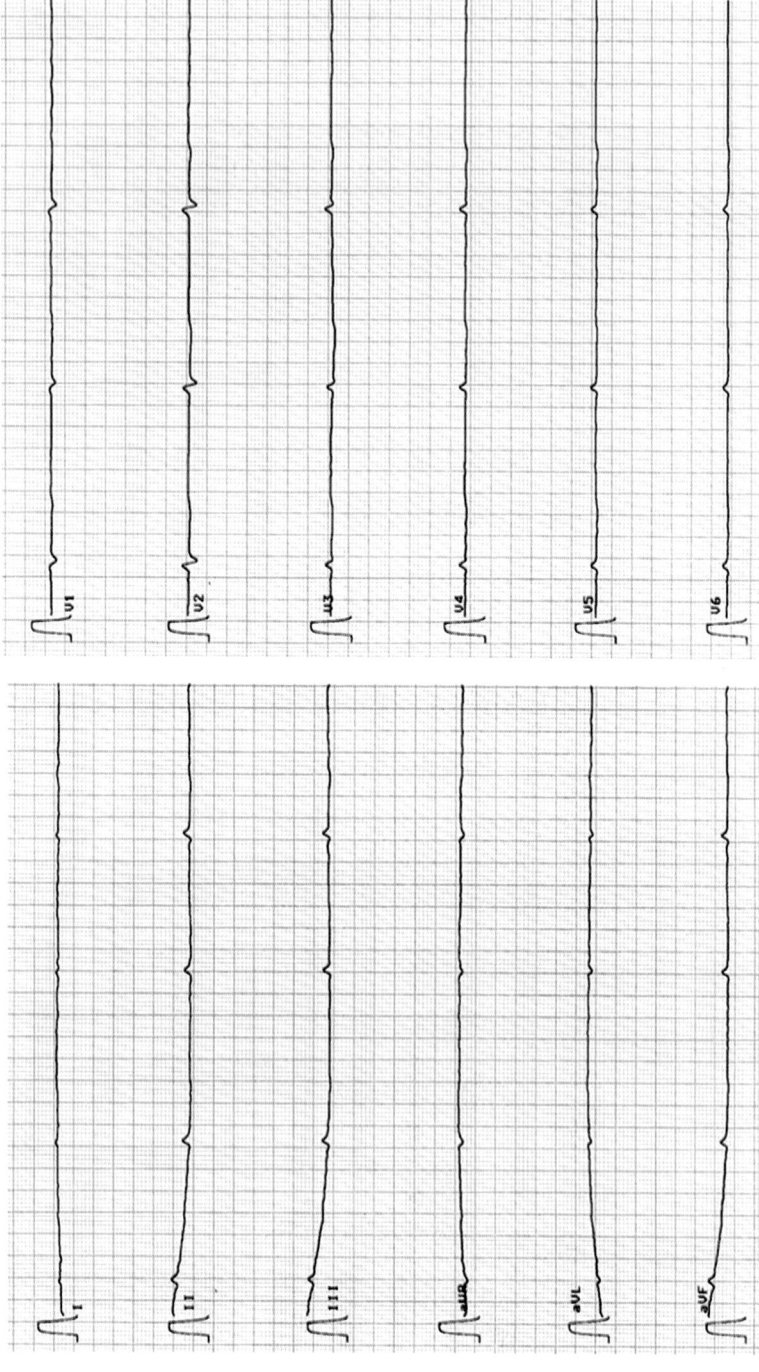

39.

22.14 EKG-Übungen

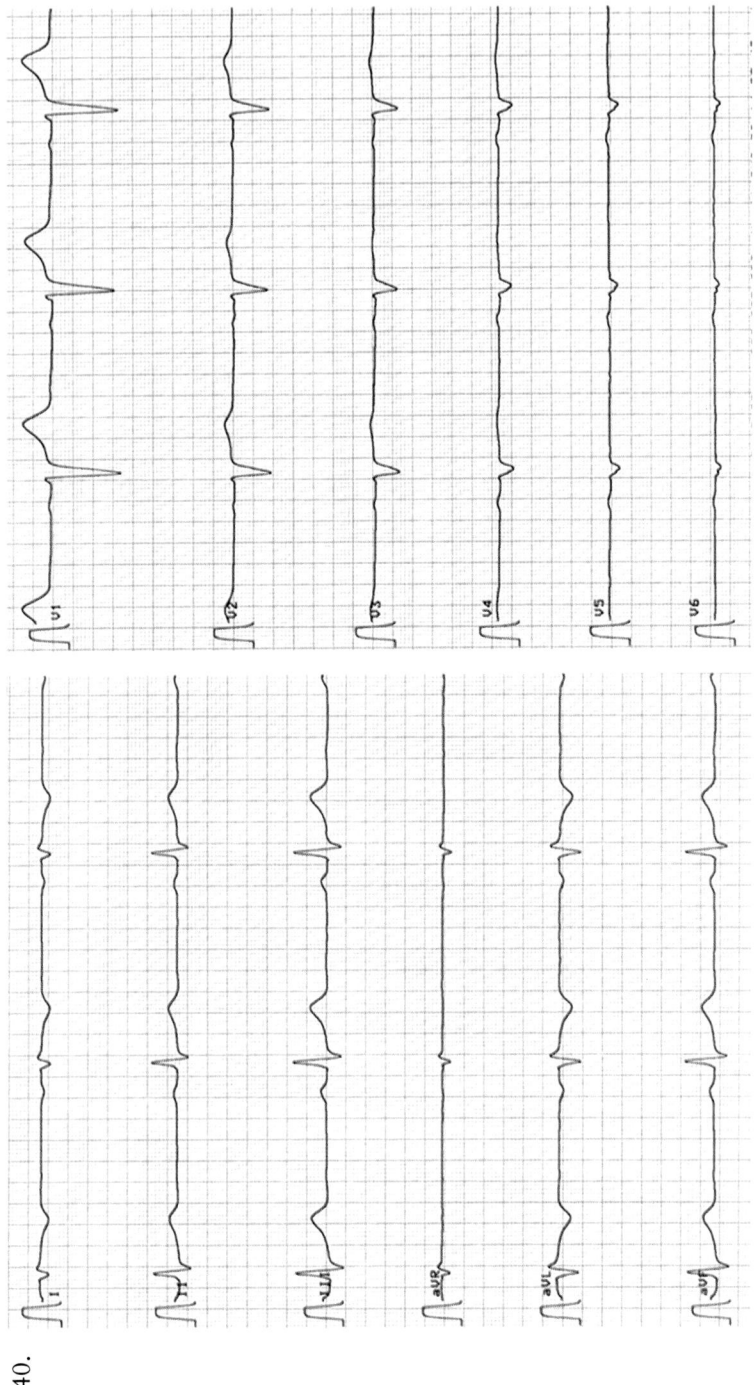

40.

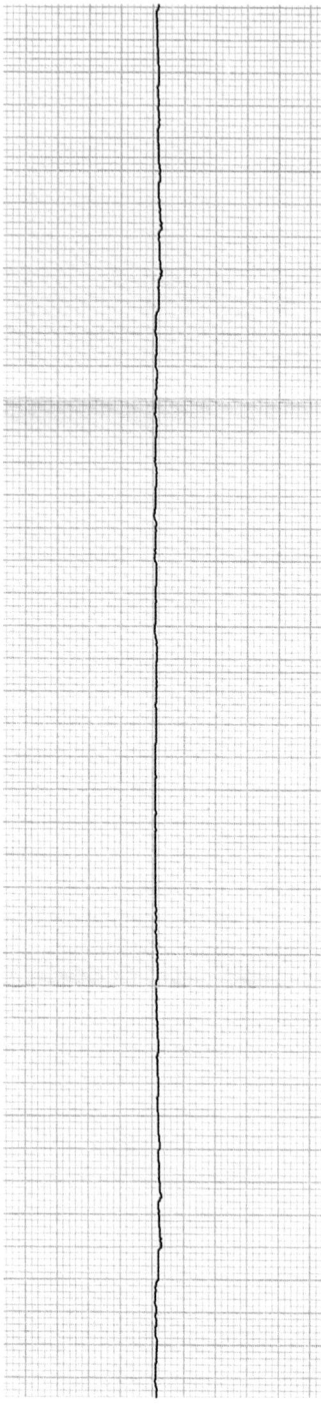

41.

22.14 EKG-Übungen

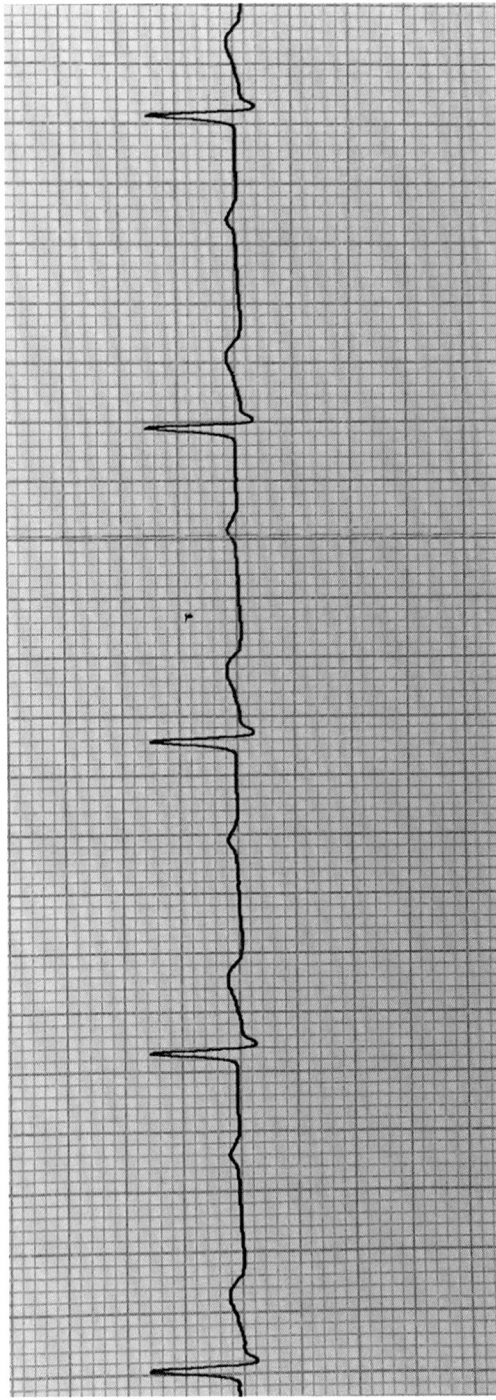

42.

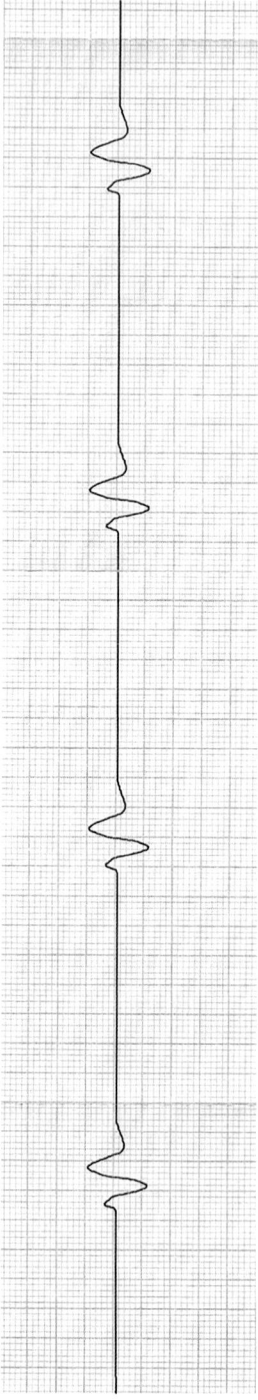

43.

22.14 EKG-Übungen

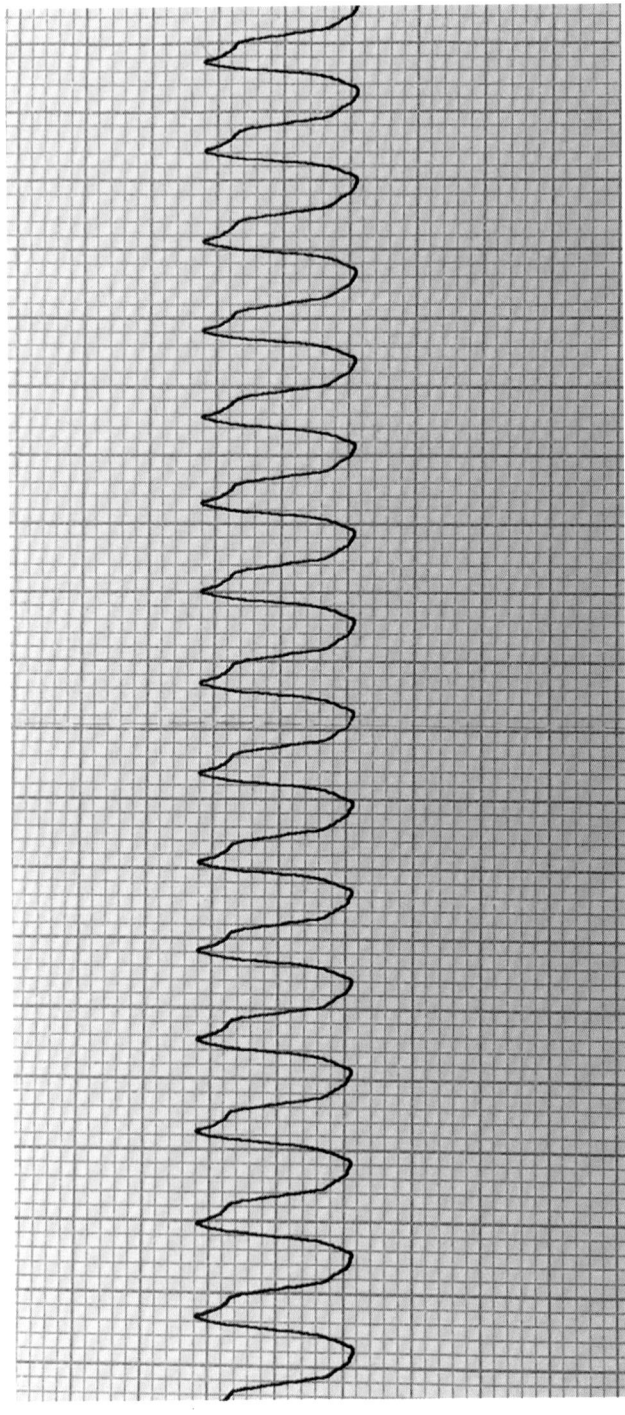

44.

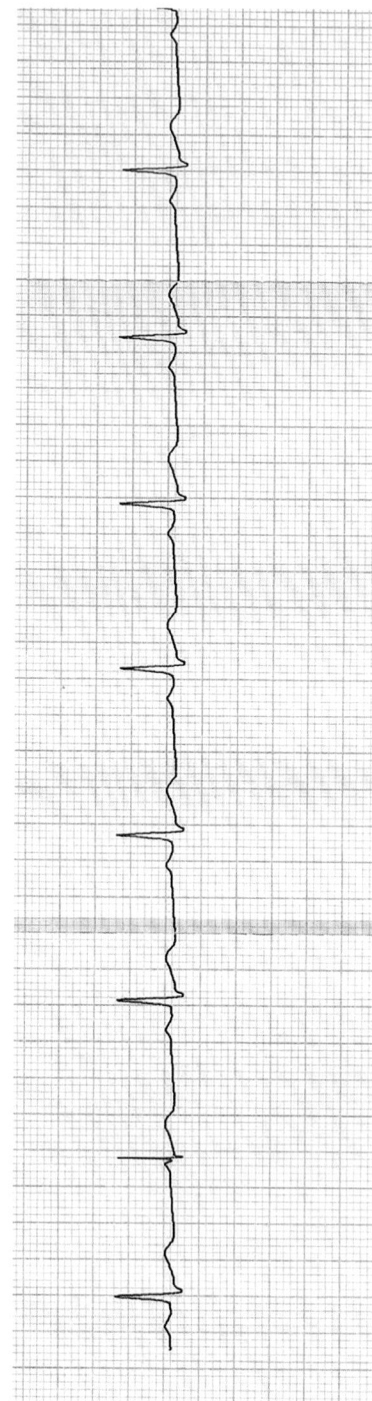

45.

22.14 EKG-Übungen

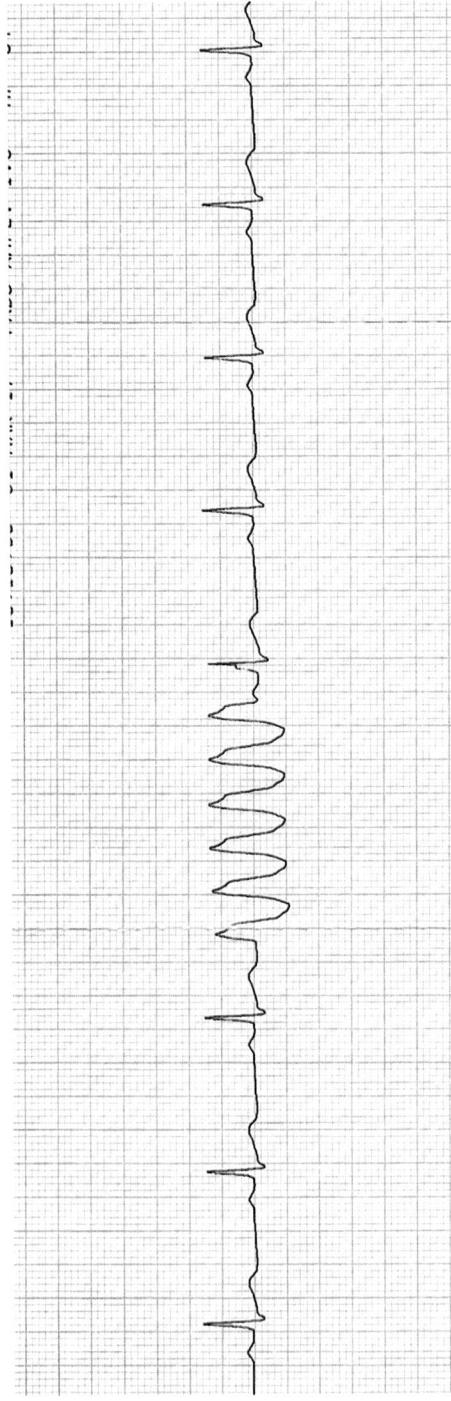

46.

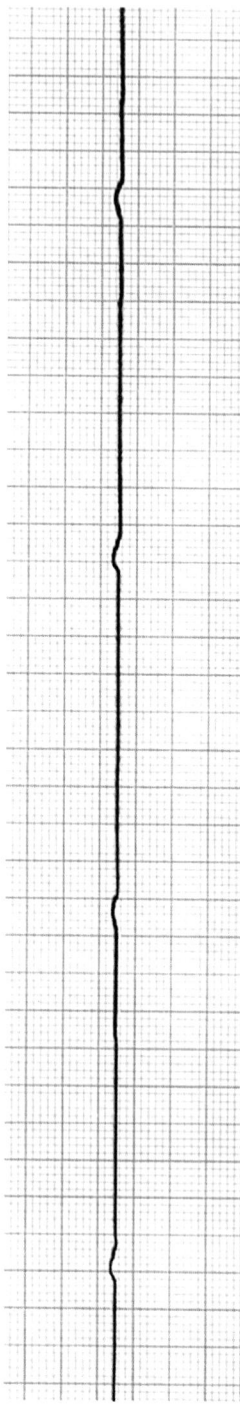

47.

22.14 EKG-Übungen

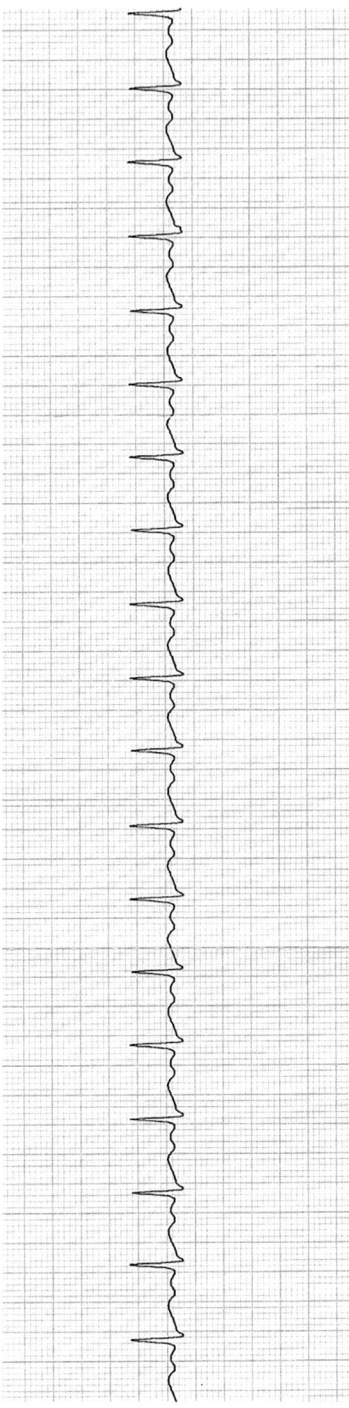

48.

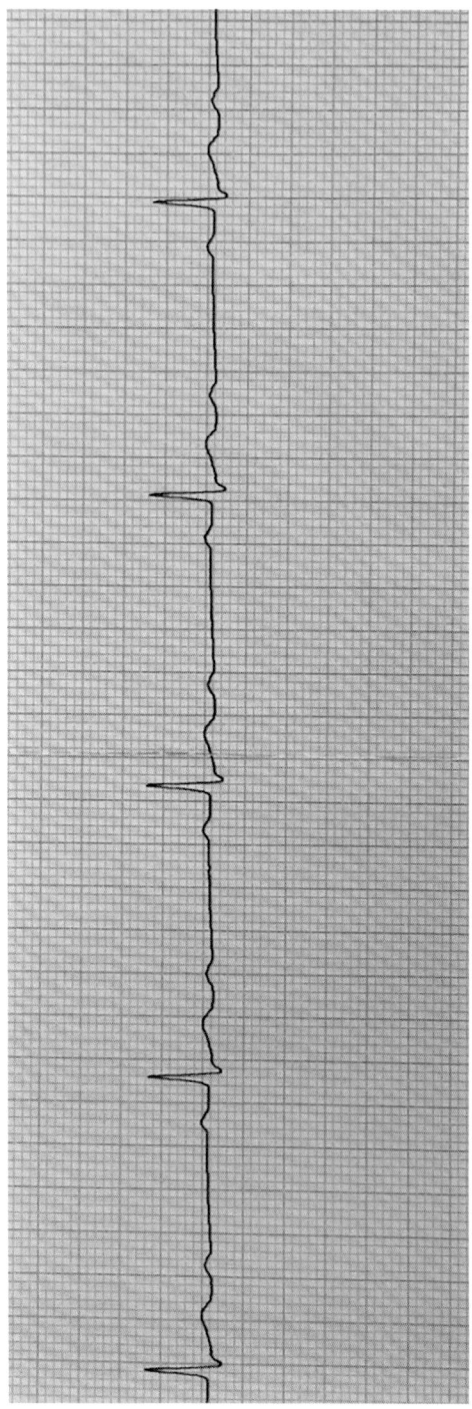

49.

22.14 EKG-Übungen

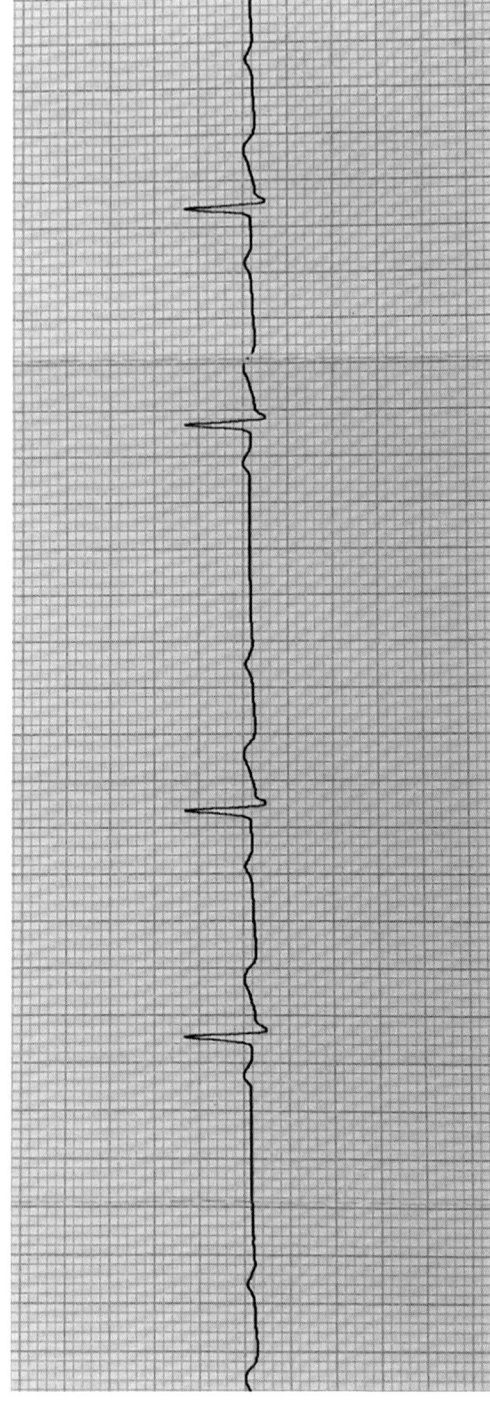

50.

22 Fragensammlung und EKG-Übungen

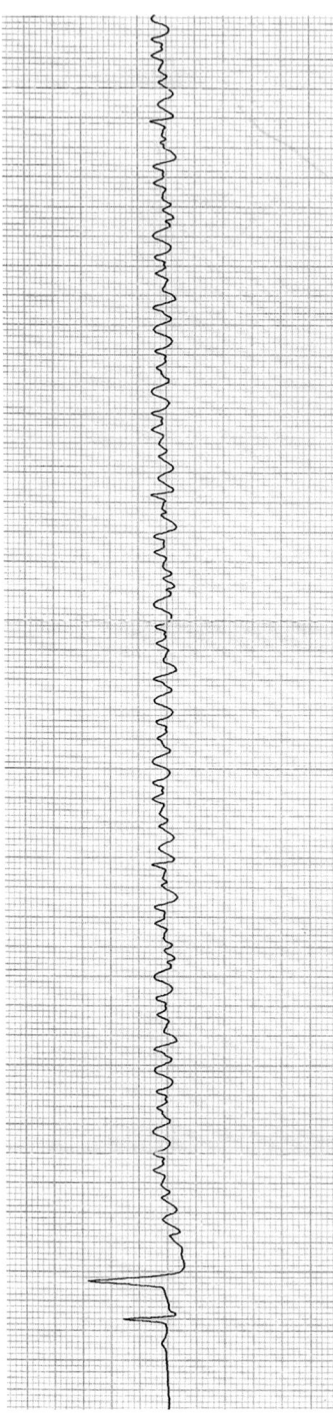

51.

22.14 EKG-Übungen

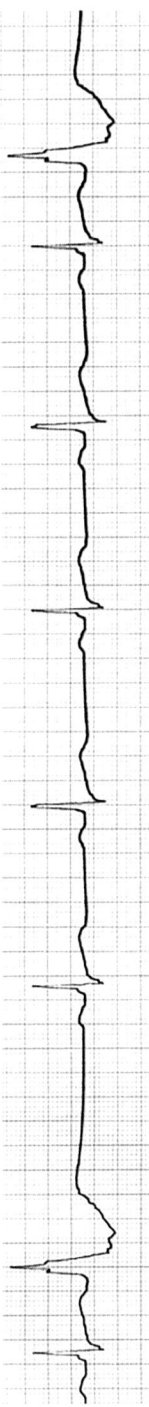

52.

22 Fragensammlung und EKG-Übungen

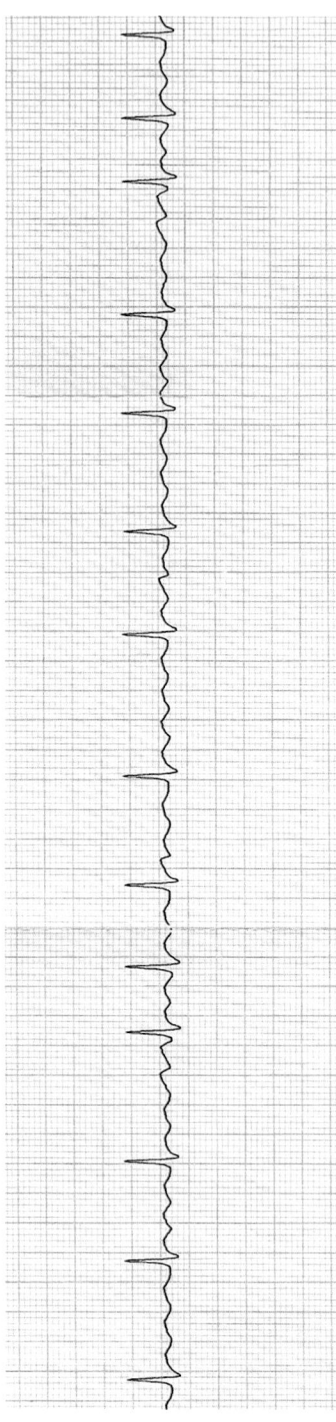

53.

22.14 EKG-Übungen

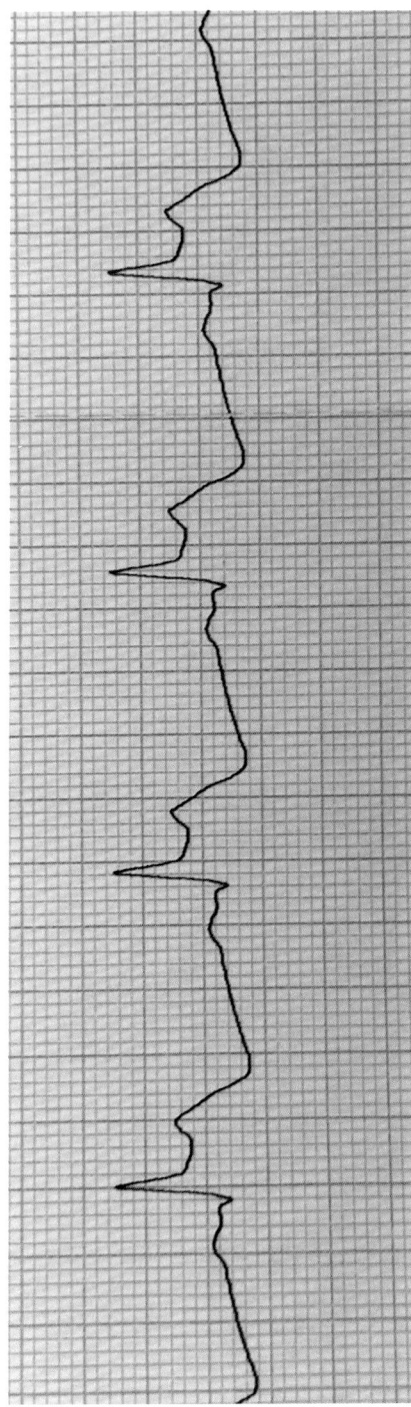

54.

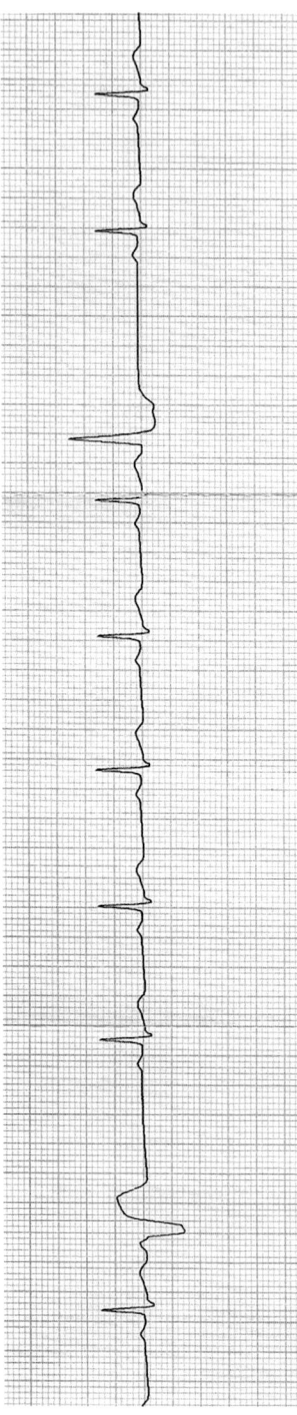

55.

22.14 EKG-Übungen

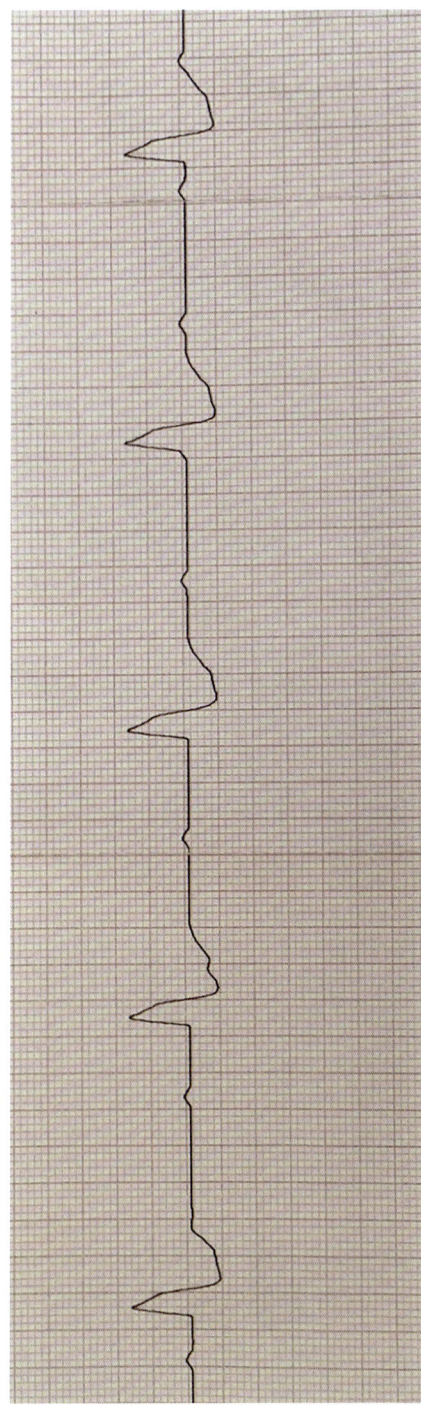

56.

22 Fragensammlung und EKG-Übungen

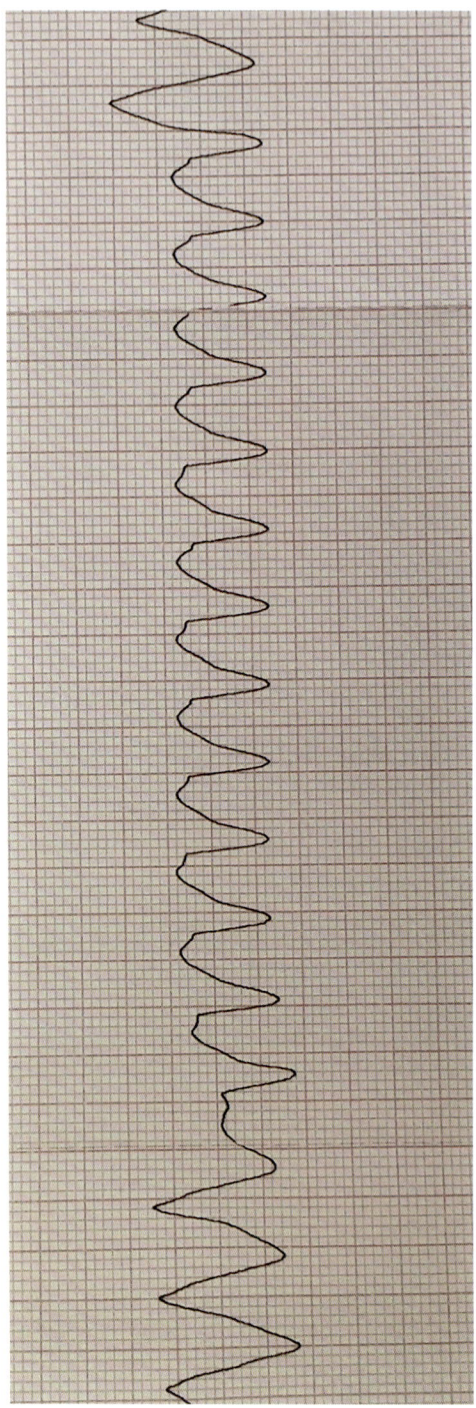

57.

22.14 EKG-Übungen

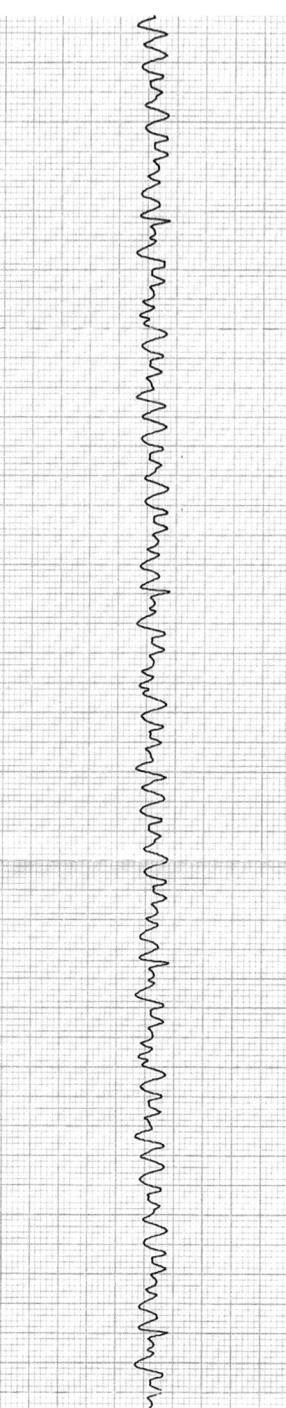

58.

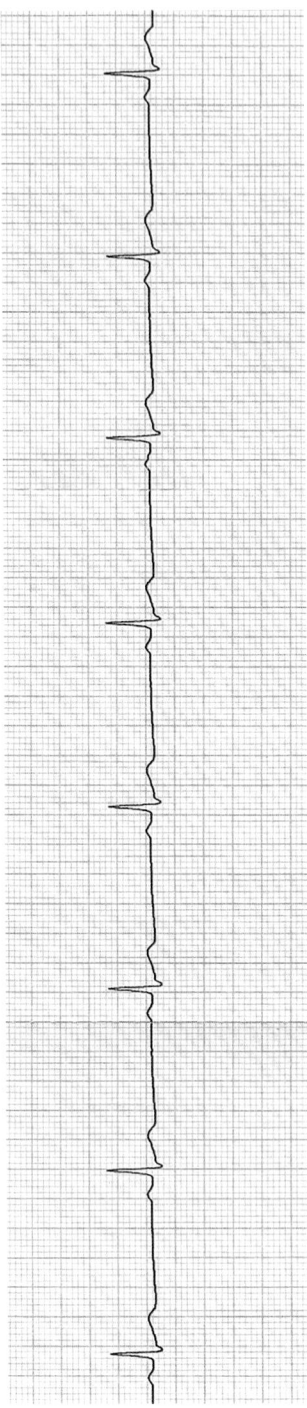

59.

22.14 EKG-Übungen

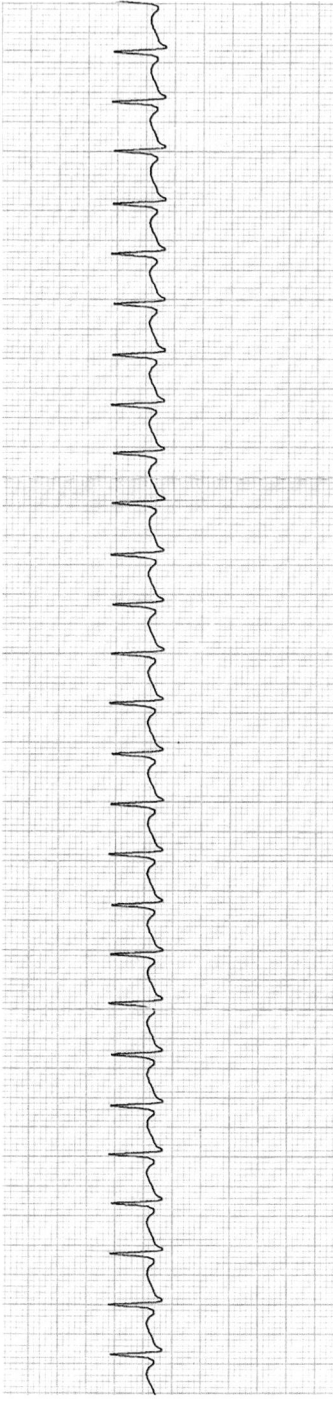

60.

Literaturverzeichnis

Abdulla, W. (2007): Interdisziplinäre Intensivmedizin, 3. Aufl., München: Urban & Fischer

A. Truhlář, C. D./Deakin, J. Soar et. al. (2015): Kreislaufstillstand unter besonderen Umständen. Kapitel 4 der Leitlinien zur Reanimation 2015 des European Resuscitation Council. Notfall Rettungsmed, doi: 10.1007/s10049-015-0096-7

Bolanz, H./Oßwald, P., Ritsert, H. (Hrsg.) (2008): Pflege in der Kardiologie/Kardiochirurgie, 1. Aufl., München, Elsevier

Deschka, M. (2014): EKG-Monitoring, 2. Aufl., Stuttgart: Verlag W. Kohlhammer

Dobson, M. (2013): Die Geschichte der Medizin. Vom Aderlass bis zur Genforschung, 1. Aufl., National Geographic History

Faller, A./Schünke, G. (2012): Der Körper des Menschen. Einführung in Bau und Funktion, 16. Aufl., Stuttgart: Georg Thieme

Fertig, B. (Hrsg) (1997): Strategien gegen den plötzlichen Herztod, 3. Aufl., Edewecht: Stumpf + Kossendey

Geisler, L. (1999): Innere Medizin, 17. Aufl., Stuttgart: Verlag W. Kohlhammer

Juchli, Schwester L. (1983): Krankenpflege. Praxis und Theorie der Gesundheitsförderung und Pflege Kranker, 4.Aufl., Stuttgart: Georg Thieme

Juchli, Schwester L. (1976): Allgemeine und spezielle Krankenpflege. Ein Lehr- und Lernbuch, 3.Aufl., Stuttgart: Georg Thieme

Kleindienst, R. (2012): Grundkurs EKG, 10. Aufl., Stockach: Leo-Druck GmbH

Köhler, J. (2017): Kardiopulmonale Reanimation, 1. Auflage.: Stuttgart: Verlag W. Kohlhammer

Kösters, W. (2004): Rhythmusstörungen: Kompaktwissen für den Rettungsdienst, 3. Aufl., Edewecht: Stumpf + Kossendey

Marijon, E./Uy-Evanado, A./Dumas, F. (2016): Warning Symptoms Are Associated With Survival From Sudden Cardiac Arrest, in: Annals of international medicin, 164 (1), DOI: 10.7326/M14-2342

Menche, N. (2011): Pflege heute, 5. Aufl., München: Urban und Fischer

Meyfeld, B. (1999): Die Blutgasfibel, 2. Aufl., Copenhagen: Radiometer

Ong, P./Athanasiadis, A./Hill, S. et al. (2008): Coronary Artery Spasm as a Frequent Cause of Acute Coronary Syndrome. The CASPAR (Coronary Artery Spasm in Patients With Acute Coronary Syndrome) Study, in: Journal of the American College of Cardiology, Vol. 52, Issue 7, DOI: 10.1016/j.jacc.2008.04.050

Otto, O./Dickreiter, B./Schuhmacher, J. (2017): Matrix-Therapie – Ergebnisse einer Therapiestudie, Kompetenznetz Maligne Lymphome, e. V., Köln

Schulz von Thun, F. (1981): *Miteinander Reden. 1: Störungen und Klärungen*, Hamburg: Reinbek

von Eiff, W./Dodt, Chr./Brachmann, M./Niehues, Chr./Fleischmann, Th. (Hrsg.) (2016): Management der Notaufnahme. Stuttgart: Verlag W. Kohlhammer

Vorstand der Deutschen Gesellschaft für Kardiologie – Herz-und Kreislaufforschung e. V. (Hrsg) (2015): Der Kardiologe 2/2015 – Kriterien der Deutschen Gesellschaft für Kardiologie – Herz-und Kreislaufforschung für »Chest Pain Units«: Berlin: Springer-Verlag

Watzlawick, Paul et. al. (1969): Menschliche Kommunikation. Formen, Störungen, Paradoxien, Bern: Hans Huber

Internet-Quellen

Annals of Internal Medicine (2015): WarningSymptomsAreAssociatedWithSurvivalFromSudden CardiacArres, http://www.cercp.org/images/stories/recursos/articulos_docs_interes/Signos%20Alarma%20y%20Supervivencia%20Parada%20cardiaca%20AIM%202016.pdf, Abruf: 24.04.2017

Arznei-Telegramm (4/1994): Erstversorgung bei Herzinfarkt: ASS, Morphin und Nitro unverzichtbar, http://www.arznei-telegramm.de/html/1994_04/9404034_02.html, Abruf 20.07.2017

ÄrzteZeitung (2005): An der CURE-Studie führt kein Weg vorbei, http://www.aerztezeitung.de/medizin/krankheiten/herzkreislauf/herzinfarkt/article/344492/cure-studie-fuehrt-kein-weg-vorbei.html, Abruf: 18.07.2017

ÄrzteZeitung (2014): NSTEMI verdrängt STEMI, http://www.aerztezeitung.de/medizin/krankheiten/herzkreislauf/herzinfarkt/article/855986/herzinfarkt-deutschland-nstemi-verdraengt-stemi.html, Abruf: 18.07.2017

Arzneimittelkommission der Deutschen Ärzteschaft (2004): Koronare-Herzkrankheit, http://www.akdae.de/Arzneimitteltherapie/TE/A-Z/PDF/KHK.pdf, Abruf: 18.07.2017

Berufsverband Deutscher Internisten e. V. (Hrsg.) (2017): Internisten im Netz – Ihre experten für Innere Medizin, http://www.internisten-im-netz.de/, Abruf 30.07.2017

BONCAS Communications GmbH & Co KG (Hrsg.) – Navigator Medizin (2017): http://www.navigator-medizin.de/, Abruf: 23.02.2017

Deutsche Apotheker Zeitung (2012): Schlechte Prognose und miserable Lebensqualität - Therapie der chronischen Herzinsuffizienz, https://www.deutsche-apotheker-zeitung.de/daz-az/2012/daz-24-2012/schlechte-prognose-und-miserable-lebensqualitaet, Abruf 16.03.2017

Deutsche Gesellschaft für Kardiologie – Herz- und Kreislaufforschung e. V. (2015): Management der stabilen koronaren Herzkrankheit (KHK), http://leitlinien.dgk.org/files/2015_PLL_Stabile_KHK_Internet.pdf, Abruf: 26.04.2017

Deutsche Gesellschaft für Kardiologie – Herz- und Kreislaufforschung e. V. (2014): Pocket-Leitlinie: Aortenerkrankungen (Version 2014), http://leitlinien.dgk.org/files/2015_PLL_Aortenerkrankungen1.pdf, Abruf: 17.03.2017

Deutsche Gesellschaft für Kardiologie – Herz- und Kreislaufforschung e. V. (2013): Pcket-Leitlinie: Herzinsuffizienz Update 2012, http://leitlinien.dgk.org/2013/pocket-leitlinie-herzinsuffizienz-update-2012/, Abruf: 23.03.2017

Deutsche Gesellschaft für Kardiologie – Herz- und Kreislaufforschung e. V. (2012): Pocket-Leitlinie: Akutes Koronarsyndrom ohne ST-Hebung (NSTE-ACS), http://leitlinien.dgk.org/2012/pocket-leitlinie-akutes-koronarsyndrom-ohne-st-hebung-nste-acs/, Abruf: 15.03.2017

Deutsche Gesellschaft für Kardiologie – Herz- und Kreislaufforschung e. V. (2010): Akutes Koronarsyndrom mit persistierender ST- Streckenhebung (STEMI), http://leitlinien.dgk.org/2010/pocket-leitlinie-akutes-koronarsyndrom-mit-persistierender-st-streckenhebung-stemi/, Abruf: 15.03.2017

Deutsche Herzstiftung e. V. (Hrsg.) (2017): Website der Deutschen Herstiftung, http://www.herzstiftung.de/, Abruf: 28.07.2017

Deutsches Herzzentrum München (Hrsg.): Aortendissektion, http://www.dhm.mhn.de/de/kliniken_und_institute/klinik_fuer_herz-_und_gefaessc/medizinische_leistungen/chirurgie_bei_erworbenen_herzf/fachwissen/gefaesserkrankungen/aortendissektion.cfm?sCriteria=Aorten%20Dissektion, Abruf: 25.08.2017

Deutscher Verlag für Gesundheitsinformation GmbH (Hrsg.): Cardio.Guide: Patienteninformationen über Erkrankungen des Herzens und der Gefäße, https://www.cardio-guide.com, Abruf: 13.07.2017

DocCheck Medical Services GmbH (Hrsg.) (2017): DocCheck – Dein Sozial Medwork, http://www.doccheck.com/de/, Abruf 18.08.2017

European Heart Journal doi:10.1093/eurheartj/ehx393: 2017 ESC Guidelines for themanagement of acutemyocardial infarction in patients presenting with ST-segment elevation

Grätzel, Philipp (2015): Hoch sensitives Troponin I überzeugt erneut in großer Kohorte, https://www.kardiologie.org/hoch-sensitives-troponin-i-ueberzeugt-erneut-in-grosser-kohorte/3403730, Abruf: 21.08.2017

Hofmann, J. (Hrsg.) (2017): Fachpflegewissen.de – Das Fachportal für Pflegeberufe, http://www.fachpflegewissen.de/, Abruf 17.08.2017

Kardiologie.org (2015): Hoch sensitives Troponin I überzeugt erneut in großer Kohorte, https://www.kardiologie.org/hoch-sensitives-troponin-i-ueberzeugt-erneut-in-grosser-kohorte/3403730, Abruf: 15.08.2017

Kardiologie.org (2015): Neue NSTEMI-Leitlinien: Was sich in Diagnostik und Therapie geändert hat, https://www.kardiologie.org/neue-nstemi-leitlinien-was-sich-in-diagnostik-und-therapie-geaen/794580, Abruf: 03.07.2017

Medizin kompakt (2017): http://www.medizin-kompakt.de/, Abruf: 16.08.2017

Medknowledge. De (2008): Koronararterienspasmus als häufige Ursache eines akuten Koronarsyndroms, http://www.medknowledge.de/abstract/med/med2008/11-2008-20-koronararterienspasmus.htm, Abruf: 30.08.2017

NetDoktor.de GmbH (Hrsg.) – Wissen für Ihre Gesundheit (2017): http://www.netdoktor.de/, Abruf: 06.05.2017

Pharmazeutische Zeitung online (2015): Plötzlicher Herzstillstand: Viele Patienten ignorieren Symptome, http://www.pharmazeutische-zeitung.de/index.php?id=61418, Abruf: 19.06.2017

Thieme E-Journals – DMW - Deutsche Medizinische Wochenschrift/Abstract (2015): Prinzmetal-Angina nach Lakritz-Konsum, https://www.thieme-connect.com/products/ejournals/html/10.1055/s-0041-101294, Abruf: 30.08.2017

WebMD LLC (Hrsg.) – Medscape (2012) : Neue ESC-Leitlinien zur Behandlung von Patienten mit ST-Hebungsinfarkt – Was hat sich geändert?, http://deutsch.medscape.com/artikel/4900534, Abruf: 25.05. 2017

Stichwortverzeichnis

A

ABCDE-Schema 92, 226
ACE-Hemmer 283
Acetylcholin 84
ACS 204
ACS-Algorithmus 182
Actilyse® 288
Adam-Stokes-Anfälle 226, 292
Adenosin 289
Adrekar® 289
Adrenalin 43, 84, 200, 265, 276, 285, 290, 300, 315
Adrenalin® 322
Advanced Life Support
– ALS 275
AED 271
Aggrastat® 291
Airwaymanagement 248
Ajmalin 309
Aktionspotential 294
Akut-PTCA 195
Algorithmen 135, 195, 248
Allen-Test 242
Alpha-Rezeptoren 307
ALS 275
Alteplase 288
Alupent® 291
Amiodaron 276, 294
Anaphylaxie 259
Angina Pectoris
– Stabile 173
Angiox® 293
Antiarrhytmika 283
Antikoagulantien 72, 283
Aortendissektion 204–205
– Klassifikations-Typen 205
Argatra® 296
Argatroban 296
Arixtra® 295
Arrhythmie 133
Arterenol® 200, 297
Arteria coronaria dextra 78
Arterielle Kanüle 241
Aspirin® 297
Aspisol® 297
ASS 297
Asystolie 150, 265, 324
Atemwegshilfen
– supraglottische 254
Atropin 135, 298–299
Atropinsulfat® 298
Automatisch-implantierbare-Cardioverter-Defibrillator
– AICD 223
AutoPulse® 278
AV-Block 138, 261, 305, 324
AV-Knoten 79, 84–85, 115, 137
AV-Überleitungszeit 294
Azetylsalizylsäure 297

B

Bandscheibenprolaps 216
BAP-Score 246
Basic Life Support 267
– BLS 271
Bathmotropie 84
Beatmung 271
Beatmungsbeutel 250, 253
Beloc® 300, 313–314
Beta-1-Rezeptoren 300
Beta-2-Rezeptoren 286
Bigeminus 145
Bivalirudin 293
Blutdruckdifferenz 206
Blutgasanalyse 102
Blutkreislauf 81
– große 82
– kleine 81
BNP 110
Boerhaave-Syndrom 214
Bradykardie 226
Brady-Tachykardie-Syndrom 118
Brillique® 301
Broken-Heart-Syndrome 208
Brugada-Syndrom 151
Bypass-OP 197
– Variationen 198

C

Cabrerakreis 120
Cardiac Care Unit
– CCU 209
C-Griff 250
Chest Pain Unit
– Brustschmerzeinheit 27
– CPU 27
Cholezystitis 215
Chronotropie 84
CK 111
CK-MB 111
Clexane® 302
Clopidogrel® 302, 312, 318
CO2
– -Kurve 259
– -Messung 254
Cordarex® 294, 303
coronaris sinistra 79
Couplet 146
CT 97
CVRF 188

D

Dabigatran 318
DeBakey-Klassifikation 205
Defibrillation 243, 262, 264
– biphasisch 177, 266
– monophasisch 266
Delegation 67
Deliktischer Schadensanspruch 64
Delix® 303, 320
Depolarisation 86, 115, 144, 149, 225, 264
DGK 37, 123, 308
Diagnose
– Kreislaufstillstand 267
Diastole 86
Digimerk® 304
Digitoxin 304
Digoxin 312
Dobutamin 200, 285, 305
Dobutamin® 305
Dobutrex® 305
Dopamin 306
Dreikammersystem 221
Dromotropie 84
Dronedaron 315
Druckpunkt 268, 271, 278

E

Ebrantil® 307
Efient® 307
Einkammersystem 219
EKG 114
EKG-Ableitung 118
EKG-Diagnostik 95
EKG-Elektroden 119, 125
EKG-Monitor 280
Elektrolytentgleisungen 260
Elektrolytverschiebungen 107, 149
Endokard 76
Enoxaparin 302
Epikard 77
Epinephrin 290
Eptifibatid 311
Erregungsausbreitungsstörungen 131
Erregungsrückbildungsstörungen 131
Extrasystole 131
– sentrikulär 145
– supraventrikulär 144
– ventrikulär 147
– ventrikuläre 144
Extrasystolen 144
Extremitäten-Ableitungen nach Einthoven 119

F

Flecainid 322
Fondaparinux 295
Frank-Starling-Mechanismus 168
Furosemid 308, 312

G

Gefährliche Körperverletzung 64
Gerinnung 69
Gerinnungssystem 69
Gilurytmal® 309
Goldberger-Ableitungen 119
Golden Standards 252
GOT 111
Guedel-Tubus 248, 253

H

Hemiblock
– Linksanteriore 143
– Linksposteriore 143
Heparin 310

Herpes Zoster 216
Herz 75
Herzdruckmassage 264, 278, 290
Herz-Druck-Massage
- HDM 268
Herzfrequenz 84
Herzglykoside 284
Herzinfarktrisiko-Rechner 190
Herzinsuffizienz 164, 207
Herzkatheteruntersuchung 99
Herzrhythmusstörungen 86, 133, 207
Herzschrittmacher 218
Herzschrittmacherimplantation 219
Herzschrittmachersysteme 219
Herztod
- Plötzlicher 181
Herzvitien 207
Herzzyklus 86
HF 89
- Herzfrequenz 89
His-Bündel 115
Hissche-Bündel 84
Hustenreanimation 281
Hyperglykämie 109
Hyperkaliämie 106, 261
Hypernatriämie 107
Hypertrophie 76, 131, 168
Hypoglykämie 109
Hypokaliämie 107, 260
Hyponatriämie 108
Hypothermie 152

I

IMC 33, 64, 152, 232, 266
Infarktdiagnostik 94
Infarktstadien 156
Inotropie 84
INR-Wert 74
Integrilin® 311
Intensivstation 33, 64, 107, 225, 232, 266
Intoxikationen
- akute und chronische 135
Intubation 250, 253
IPPAF-Untersuchungsmethode 90
Iscover® 302, 312
Ivabradin 319

K

Kalium 106
Kammer 84
Kammerdiastole 87

Kammerflattern 149
Kammerflimmern 149
Kammersystole 87
Kammertachykardie 147
Kapnographie 259
Kardiaka 284
Kardiale Globalinsuffizienz 168
Kardiale Resynchronisationstherapie
- CRT 224
Kardiogener Schock 199
Kardiomyopathie 207
Kardiopulmonale Reanimation 266
Kardioversion 137–138, 243
Katecholamine 284
Kehlkopfmaske 255
KHK 162
Klassifikationen
- der Antiarrhythmika 284
Kokain-Intoxikation 216
Komplikationen 228, 245
Koronarangiographie 101
Koronararterie
- linke 79
- rechte 78
Koronararterien 78
Koronare Herzkrankheit 162
Koronarsyndrom
- Akutes 204
Koronarvenen 80
Körperverletzung 64

L

Labordiagnostik 94
LAE 204
Laevokardiographie 101
Laktat 109
Lanicor® 312
Laryngoskop 250, 253
Larynxmaske 255
Larynxtubus 256
Lasix® 308, 312
LDH 112
Left artery descending
- LAD 80
Left circumflex (coronary) artery
- LCX 80
Left coronary artery
- LCA 79
Levosimendan 321
Lidocain 324
Linksherzinsuffizienz 166
Linksschenkelblock 141–142, 320
Lokalisation des Infarktes 157
Lopresor® 300, 313

Lown-Klassifikation 147
LUCAS 2™ 279
Lungenembolie 211
Lungeninfarkt 212
Lyse 197

M

Magengeschwür
– perforiertes 204
Magnesium 149
Magnesium Verla® 313
Magnesiumsulfat 313
Malignom 212
Mechanische Reanimationsgeräte 278
Mediastinitis 209
Medikamente 276
MEK-Algorithmus 93
Metabolische Azidose 105
Metohexal® 300, 314
Metoprolol 300
Metoprolol® 314
Mg 10 %-Sulfat® 313
Mitralklappeninsuffizienz 200
Mobitz 2 139
Morphin 314
Morphinhydrochlorid 314
MRT 98
Multaq® 315
Mydriasis 287, 291, 300
Myokard 77
Myokardinfarkt 118, 188
– Komplikationen 198
Myokarditis 210
Myokardruptur 201

N

Natrium 107
Natriumbicarbonat 315–316
Natriumhydrogencarbonat 315
NBG-Schrittmachercode 221
Nehb-Ableitung 125
Nitro Pohl® 317
Nitroglycerin® 317
Nitrolingual® 317
Non-STEMI 191
Noradrenalin 84, 297
Normwerte 103, 111
Notfallmanagement
– in der Chest Pain Unit 248
NSTEMI 180, 191
NYHA-Stadien 169

O

Orciprenalinsulfat 291
Osborne-Welle 152
Ösophagusruptur 204, 214
Overdrive-Pacing 226

P

Pankreatitis 215
Papillarmuskelabriss 202
Parasympathikus 83
Parasympatikomimetika 287
Partielle Thromboplastinzeit
– PTT 72
Patientenaufnahme 229
PEA 150, 265
Peri-Arrest-Rhythmen 262
Perikard 77
Perikarditis 210
Periphervenöser Zugang 236
Pharmakotherapie 283
Plavix® 302, 318
Pneumonie 212
Pneumothorax 90, 241, 269
PQ 130
PQ-Strecke 107, 115–116
Pradaxa® 318
Präkordialer Faustschlag 280
Prasugrel 307
Procoralan® 319
Pulslose Elektrische Aktivität
– PEA 150
Pulsoxymetrie 258
Purkiniefasern 85
P-Welle 133

Q

Qick-Wert 73
QRS 130
QRS-Komplex 114, 117, 129, 145
QT 131
Quadrigeminus 145
Q-Zacke 154

R

Radikulopathie 217
Ramipril® 303, 320
Ramus circumflexus
– RCX 80

Ramus descendens anterior 80
Ramus interventricularis anterior
- RIVA 80
Rapilysin® 320
R-auf-T-Phänomen 86, 146
Reanimationsbrett 268
Rechtfertigender Notstand 64
Rechtsherzinsuffizienz 165
Rechtsherzkatheter-Untersuchung 102
Rechtsschenkelb 212
Rechtsschenkelblock 141–142
- inkomplett 142
- RSB 141
Reentry-Mechanismus 144
Refluxösophagitis 215
Refraktärzeit 86, 294
Reizleitungssystem 84, 115
Reperfusionsstrategien 195
Repolarisation 86
Reteplase 320
Rezeptoren 285
- ADP- 285
- Alpha- 285
- Beta- 286
- Dopaminerge 286
Rhythmusanalyse 126
Rhythmusstörungen 114, 228, 246
Right coronary artery
- RCA 78
Rippenfraktur 213, 269
Rippenkontusion 214
Risikofaktoren
- neuzeitliche 162
Rivaroxaban 323
Ruhe- und Aktionspotential 85

S

Salve 146
Schenkelblock 131, 140, 143, 154
Schrittmacher
- Passagere 225
- Transkutaner 225
Schweigepflicht 67
- Befreiung von der 67
Sehnenfadenruptur 202
Simdax® 321
Sinusbradykardie 136, 153
Sinusknoten 84
Sinusrhythmus 133
Sinustachykardie 136
Spannungspneumothorax 204, 213
Spinalkanalstenose 217

Stanford-Klassifikation 205
Statine 286
STEMI 180, 191
Sternumfraktur 268
Stone Heart 316
Stromunfälle 135, 149
ST-Streckenveränderung 154
Subcutan-implantierbare-Cardioverter-Defibrillator
- S-ICD 223
Suprarenin® 290, 322
Sympathikus 83–84
Sympatomimetika 287
Synkopen 139, 146, 208, 322
Systole 86
Szintigramm 97

T

Tachykardie 47
- Reentry- 144
- ventrikuläre 149
- Ventrikuläre 96
Tako-Tsubo-Kardiomyopathie 208
Tambocor® 322
Tawara-Schenkel 84
TEE 96
Ticagrelor 301
Tirofiban 291
Torsade de Pointes 148
Trigeminus 145
Triplet 131, 146
Troponin 112
T-Welle 155

U

Ulcus
- duodeni 215
- ventriculi 216
Unterlassene Hilfeleistung 64
Urapidil 307
Ursachen
- chirurgische 135
- gastroösophageale 204, 214
- kardiale 134, 204
- neurologische 135, 204, 216
- physikalische 135
- psychologische 135
- pulmonale 204, 211
- sonstige internistische 134
- traumatische 204, 213

V

vegetatives Nervensystem
– im Herzen 83
Vena cardiacae minimae 81
Vena cordis magna 81
Vena cordis media 81
Vena cordis parva 81
Vena ventriculi dextri 81
Ventrikeltachykardie 147
Ventrikulographie 101
VES 144
– Monotope 145
– Polytope 107
Vorhof 84
Vorhöfe 84
Vorhofflattern 136, 243
Vorhofflimmern 137
Vorhofsystole 87
VT 147
Vulnerable Phase 86

W

Wenckebach-Periodik 139
Wilson-Brustwandableitungen 121
WPW-Syndrom 152

X

Xarelto® 323
Xylocain® 324

Z

Zeichen der Instabilität 92
Zentraler Venenkatheter
– ZVK 239
Zweikammersystem 220
Zyanose 48, 169, 211, 213

Anhang

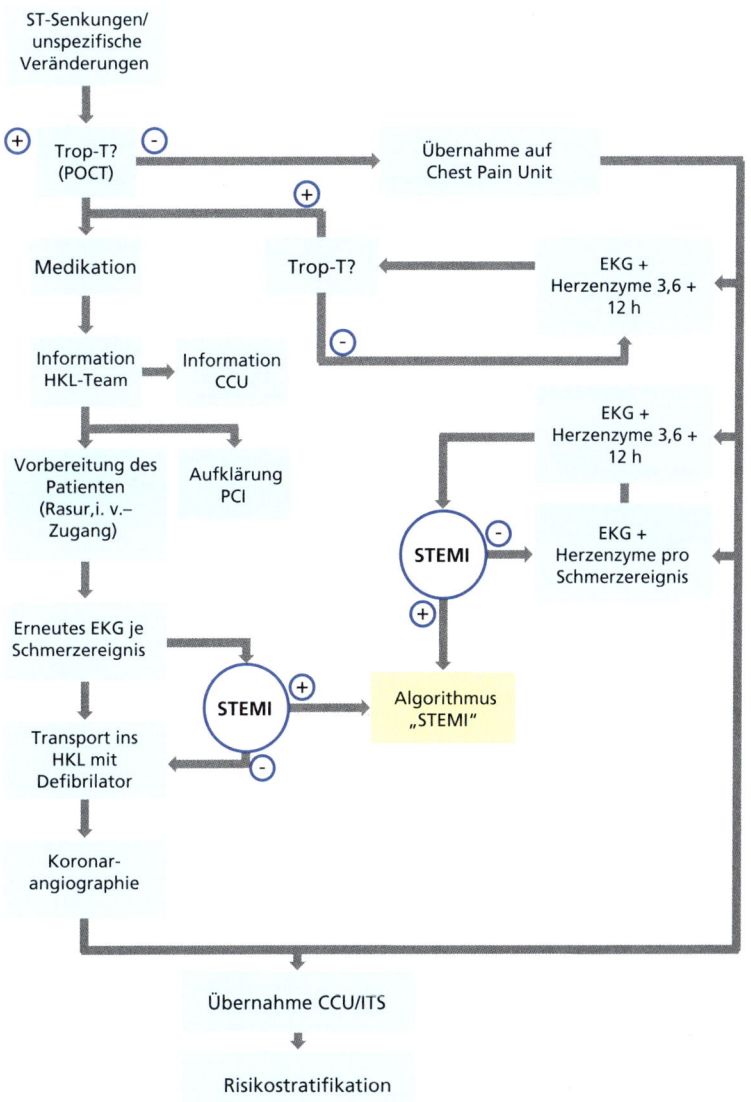

Abb. 69: NSTEMI-Algorithmus

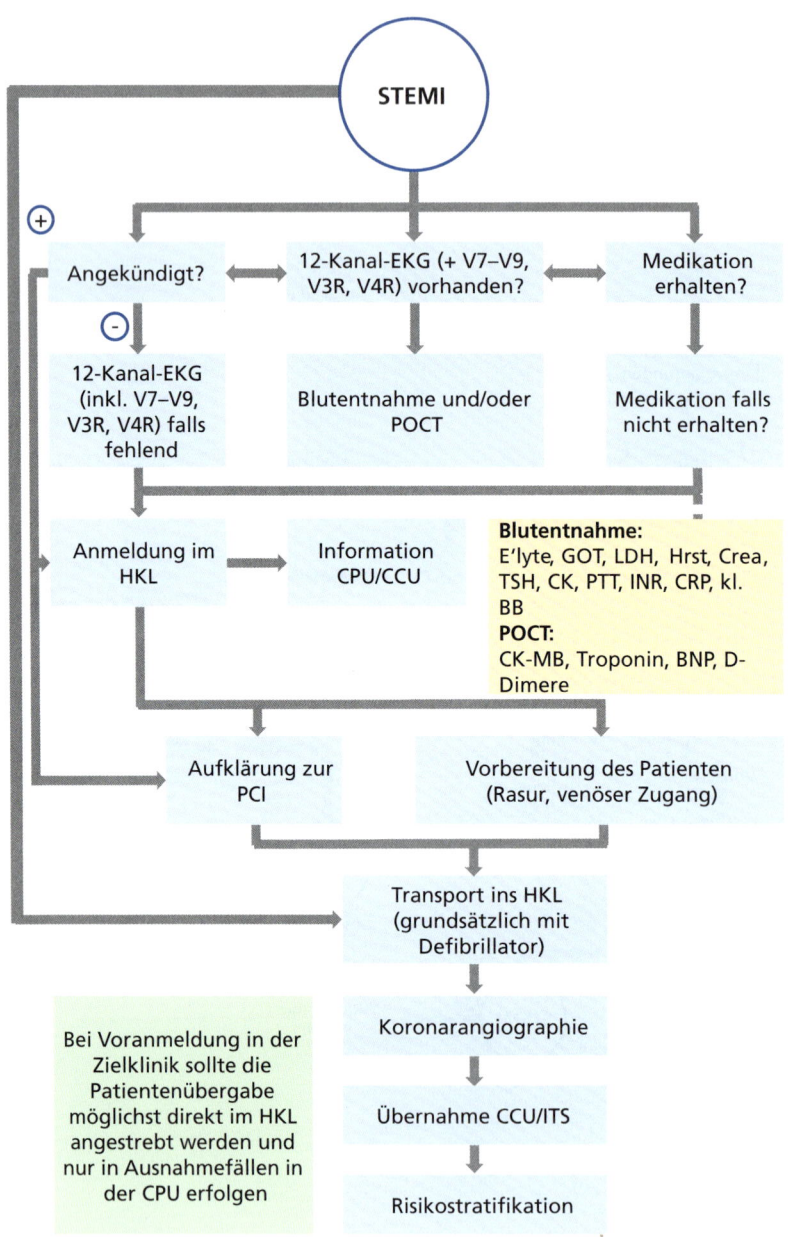

Abb. 70: STEMI-Algorithmus

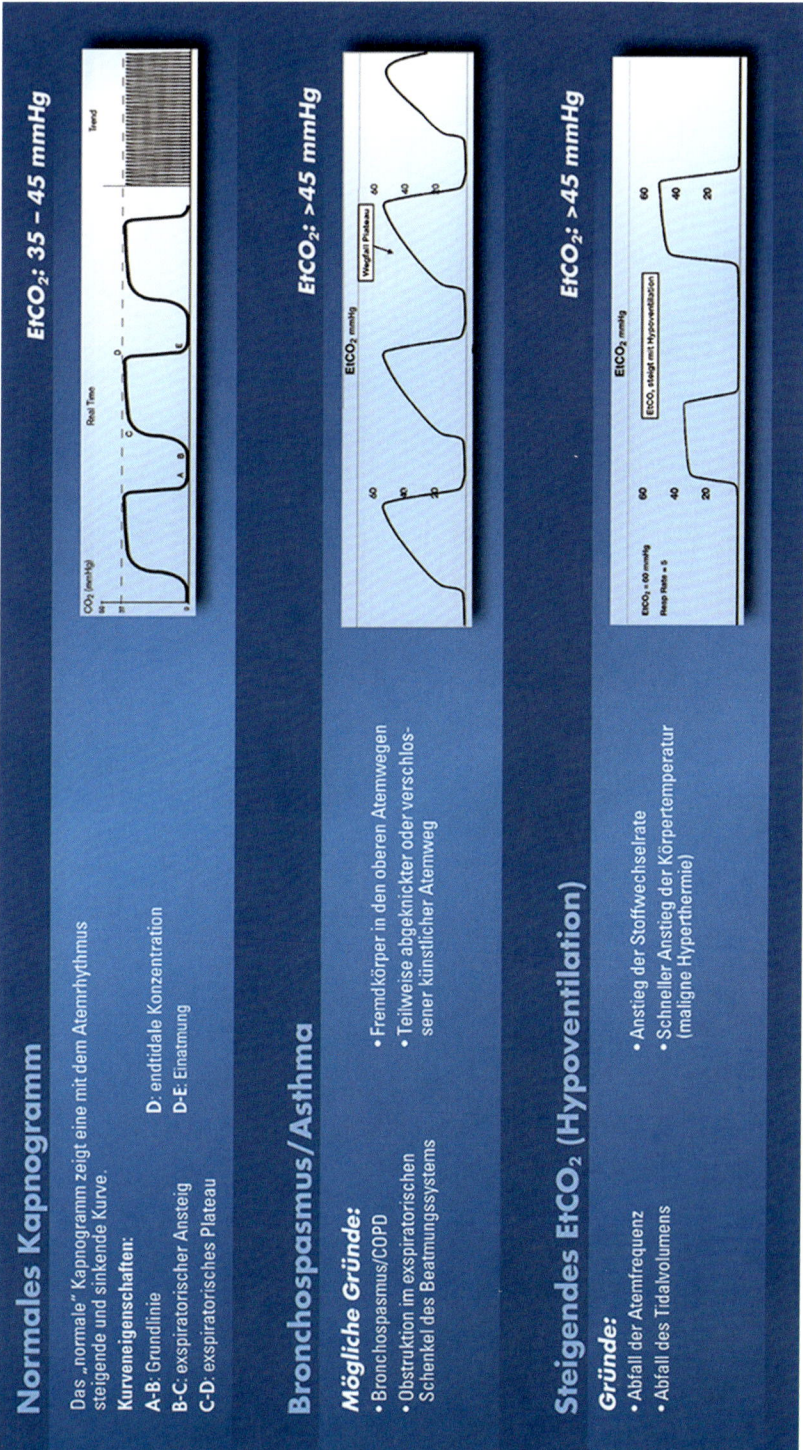

Abb. 85a: Kapnometrie I, mit freundlicher Genehmigung der ZOLL Medical Deutschland GmbH

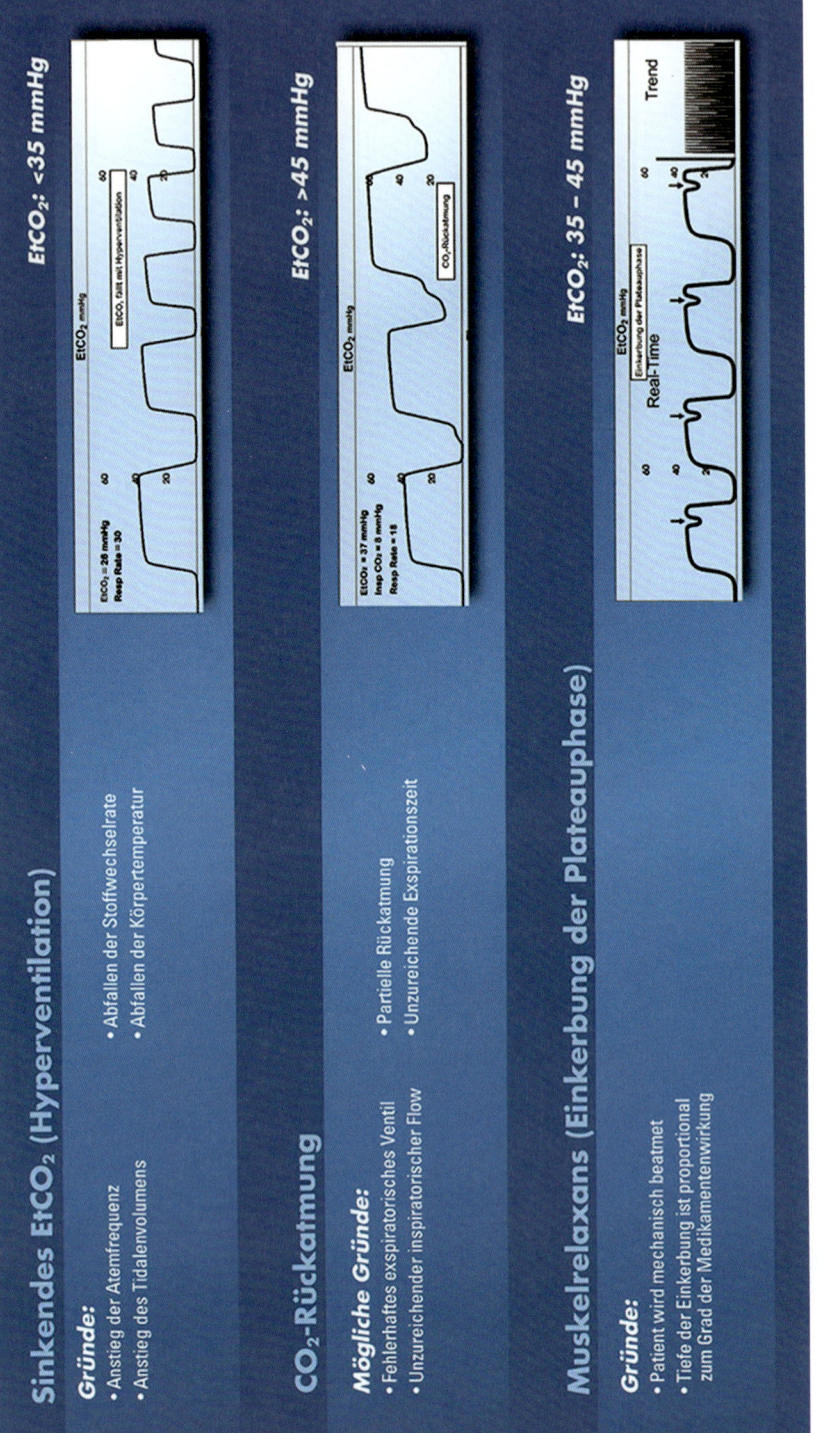

Abb. 85b: Kapnometrie II, mit freundlicher Genehmigung der ZOLL Medical Deutschland GmbH

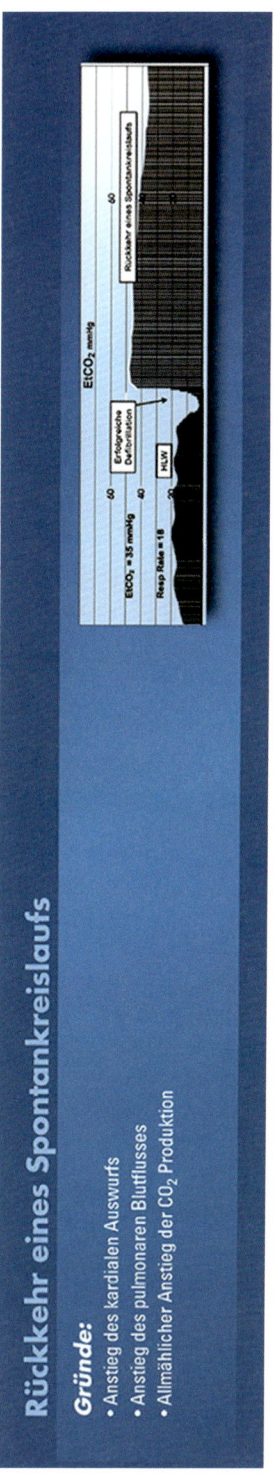

Abb. 86: Kapnometrie bei CPR, mit freundlicher Genehmigung der ZOLL Medical Deutschland GmbH

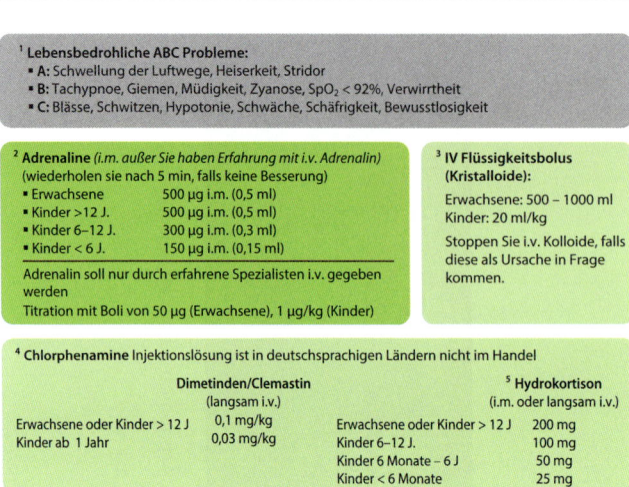

Abb. 87: Algorithmus Anaphylaxie, © German Resuscitation Council (GRC) und Austrian Resuscitation Council (ARC), 2015

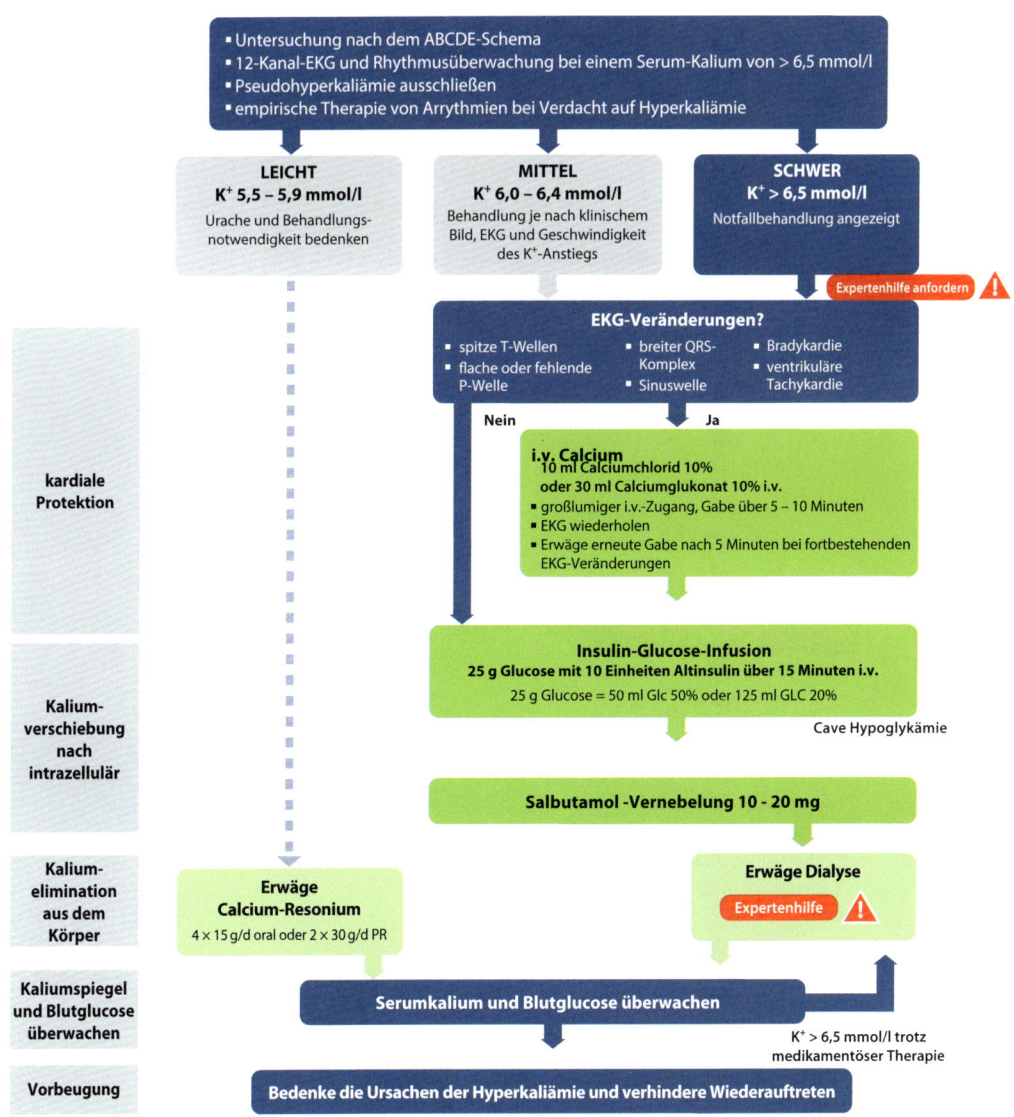

Abb. 88: Algorithmus Hyperkaliämie, © German Resuscitation Council (GRC) und Austrian Resuscitation Council (ARC) 2015

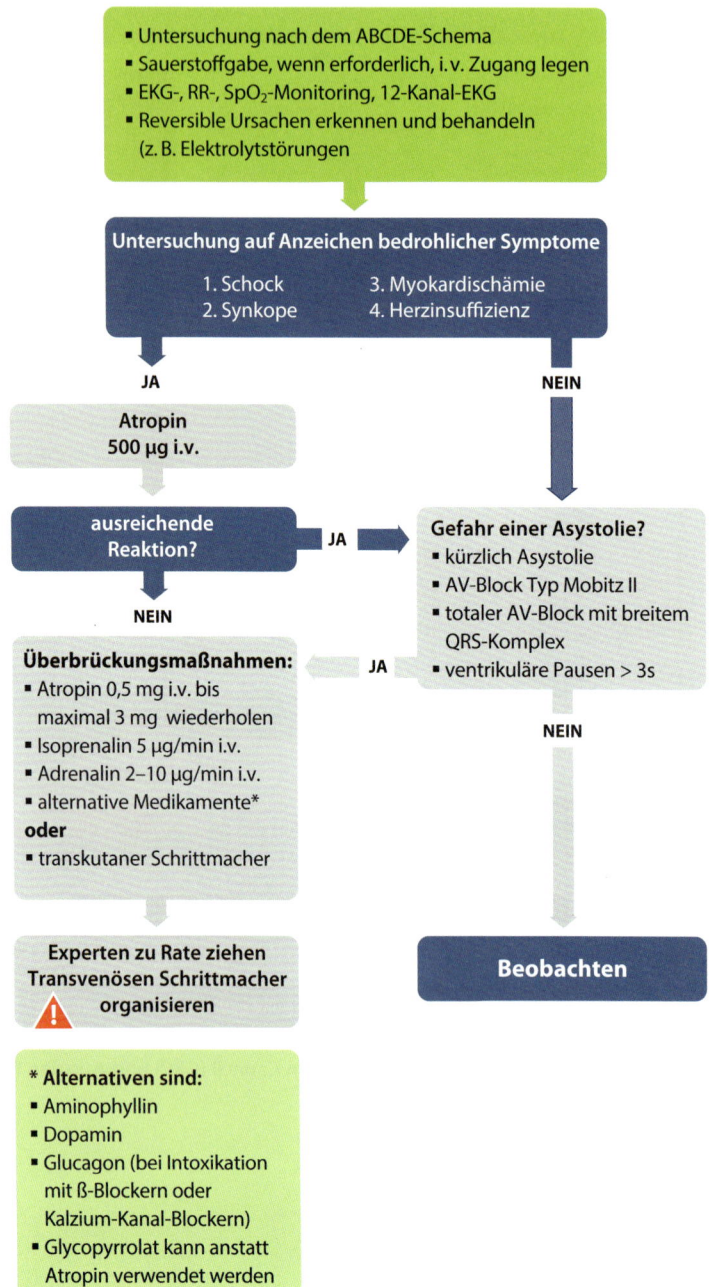

Abb. 89: Algorithmus Bradykardie, © German Resuscitation Council (GRC) und Austrian Resuscitation Council (ARC) 2015

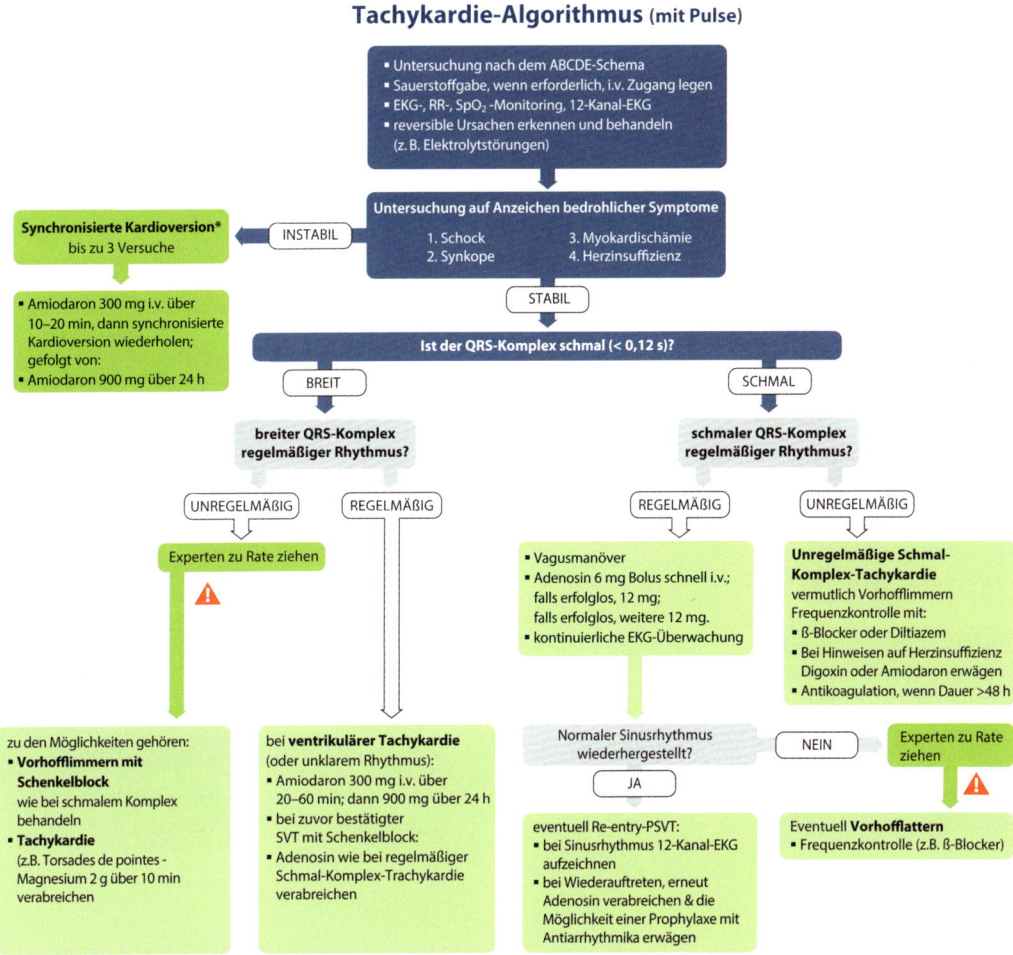

Abb. 90: Algorithmus Tachykardie, © German Resuscitation Council (GRC) und Austrian Resuscitation Council (ARC) 2015

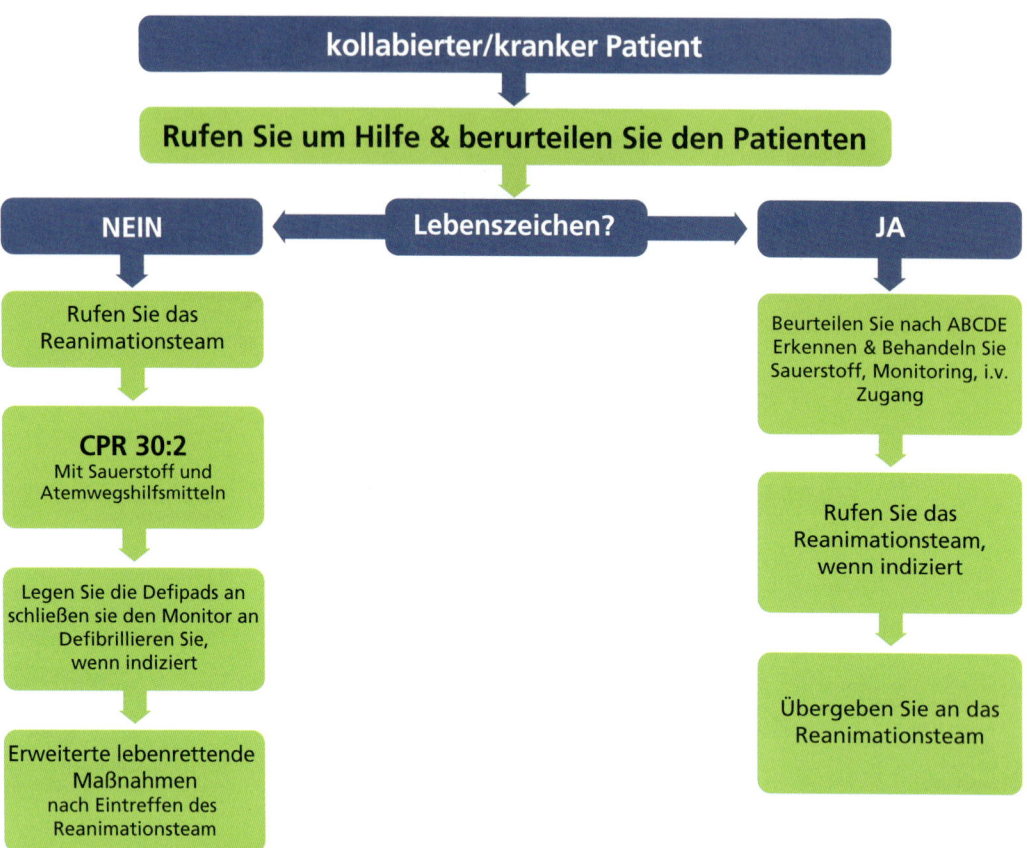

Abb. 97: Algorithmus Innerklinische Reanimation, © German Resuscitation Council (GRC) und Austrian Resuscitation Council (ARC), 2015

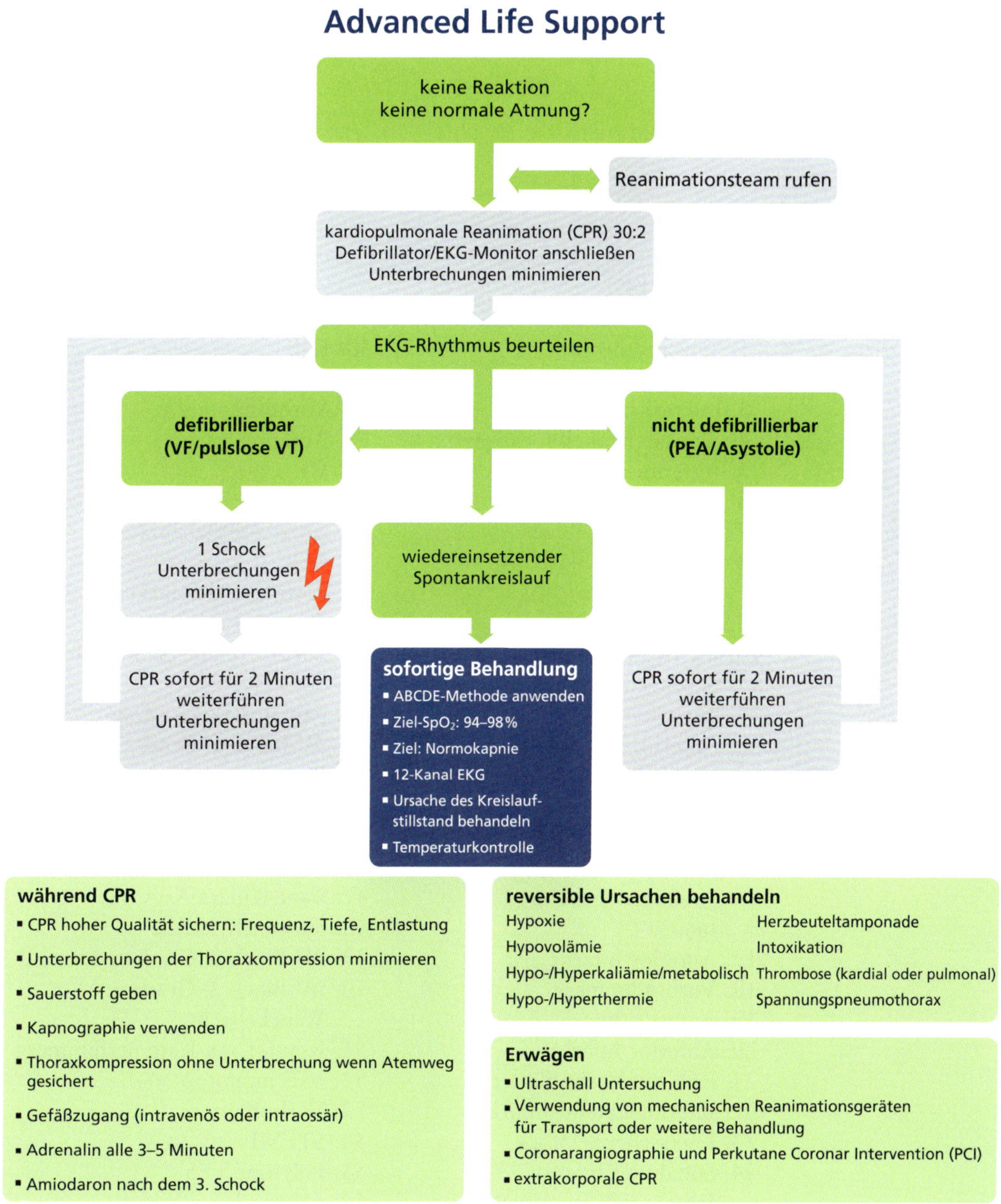

Advanced Life Support

keine Reaktion keine normale Atmung?

→ Reanimationsteam rufen

kardiopulmonale Reanimation (CPR) 30:2
Defibrillator/EKG-Monitor anschließen
Unterbrechungen minimieren

EKG-Rhythmus beurteilen

defibrillierbar (VF/pulslose VT) ←→ **nicht defibrillierbar (PEA/Asystolie)**

- 1 Schock Unterbrechungen minimieren
- wiedereinsetzender Spontankreislauf

CPR sofort für 2 Minuten weiterführen Unterbrechungen minimieren

sofortige Behandlung
- ABCDE-Methode anwenden
- Ziel-SpO$_2$: 94–98 %
- Ziel: Normokapnie
- 12-Kanal EKG
- Ursache des Kreislaufstillstand behandeln
- Temperaturkontrolle

CPR sofort für 2 Minuten weiterführen Unterbrechungen minimieren

während CPR
- CPR hoher Qualität sichern: Frequenz, Tiefe, Entlastung
- Unterbrechungen der Thoraxkompression minimieren
- Sauerstoff geben
- Kapnographie verwenden
- Thoraxkompression ohne Unterbrechung wenn Atemweg gesichert
- Gefäßzugang (intravenös oder intraossär)
- Adrenalin alle 3–5 Minuten
- Amiodaron nach dem 3. Schock

reversible Ursachen behandeln
Hypoxie
Hypovolämie
Hypo-/Hyperkaliämie/metabolisch
Hypo-/Hyperthermie
Herzbeuteltamponade
Intoxikation
Thrombose (kardial oder pulmonal)
Spannungspneumothorax

Erwägen
- Ultraschall Untersuchung
- Verwendung von mechanischen Reanimationsgeräten für Transport oder weitere Behandlung
- Coronarangiographie und Perkutane Coronar Intervention (PCI)
- extrakorporale CPR

Abb. 98: Algorithmus ALS, © German Resuscitation Council (GRC) und Austrian Resuscitation Council (ARC) 2015

Lösungen zum EKG-Übungsteil

(▶ Kap. 22.14)

1. Sinusrhythmus
2. Vorhofflattern
3. Inferior-Infarkt
4. Rechtsschenkelblock
5. Anterior-Infarkt
6. Inferior-Infarkt
7. Linksschenkelblock
8. Linksventrikuläre Hypertrophie
9. Linksschenkelblock
10. Inferior-Infarkt
11. Supraventrikuläre Tachykardie
12. Anterior-Infarkt
13. Vorhofflattern
14. Linksventrikuläre Hypertrophie
15. Inferior-Lateral-Infarkt
16. Subakuter Inferior-Infarkt
17. Anterior-Infarkt
18. Vorhofflimmern
19. Anterior-Infarkt
20. Anterior-Infarkt
21. RSB mit Vorhofflattern
22. Inferior-Lateral-Infarkt
23. Linksschenkelblock
24. Subakuter Inferior-Infarkt mit Anterior-Infarkt
25. Sinusbradykardie
26. Anterior-Infarkt
27. RSB mit Sinusbradykardie
28. RSB
29. Anterior-Infarkt
30. RSB
31. Anterior-Infarkt
32. Vorhofflimmern
33. Anterior-Infarkt
34. VT
35. AV-Block 1. Grades
36. Antero-Septal-Infarkt
37. RSB
38. Postolateral-Infarkt mit Tripletts
39. Niedervoltage bei Pleuraerguss
40. Situs inversus
41. pankardiale Asystolie
42. AV-Block 1. Grades
43. PEA
44. VT
45. Sinusrhythmus
46. Salve
47. Ventrikuläre Asystolie
48. Sinustachykardie
49. AV-Block 2. Grades Mobitz II
50. AV-Block 2. Grades Wenckebach
51. R-auf-T mit Kammerflimmern
52. VES monotop
53. Vorhofflattern
54. STEMI
55. Polytope VES
56. AV-Block 3. Grades
57. Torsades de Pointes
58. Kammerflimmern
59. Sinusbradykardie
60. Supraventrikuläre Tachykardi

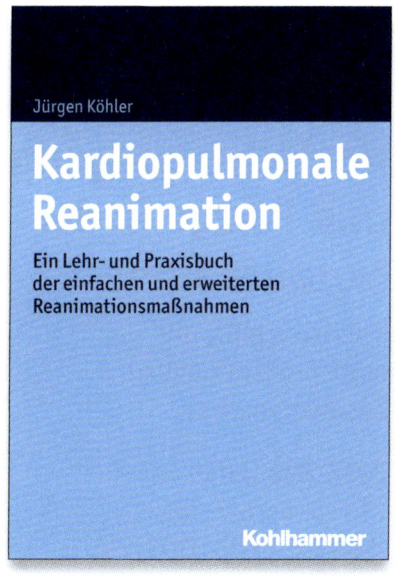

Jürgen Köhler

Kardiopulmonale Reanimation

Ein Lehr- und Praxisbuch der einfachen und erweiterten Reanimationsmaßnahmen

2017. 177 Seiten, 60 Abb., 18 Tab. Kart. € 34,–
ISBN 978-3-17-032105-2

Im Rahmen der kardiopulmonalen Reanimation muss rasch und souverän gehandelt werden. Jedoch sind Unsicherheiten und falsche Handlungsabläufe im Notfall keine Seltenheit – sowohl im Rettungsdienst als auch in der Klinik. Dieses Buch vermittelt, gemäß den ERC-Leitlinien von 2015, die notwendige Handlungskompetenz und zeigt konkret und verständlich mit zahlreichen Abbildungen und Algorithmen die einzelnen Handlungsabläufe auf. Das Buch ist unentbehrlich für alle, die im beruflichen Alltag mit Reanimationssituationen konfrontiert werden.

Leseproben und weitere Informationen unter www.kohlhammer.de

W. Kohlhammer GmbH
70549 Stuttgart

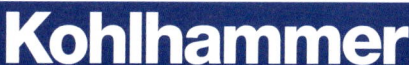

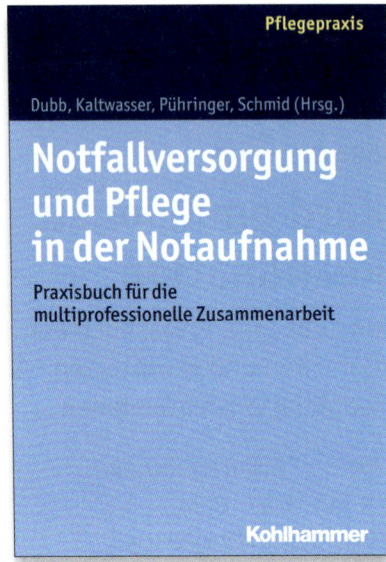

Rolf Dubb/Arnold Kaltwasser/
Friedrich Pühringer/
Katharina Schmid (Hrsg.)

Notfallversorgung und Pflege in der Notaufnahme

Praxisbuch für die multiprofessionelle Zusammenarbeit

2017. 299 Seiten, 23 Abb., 14 Tab. Kart. € 36,–
ISBN 978-3-17-030547-2

Die (interdisziplinären) Notaufnahmen als Nahtstelle zwischen Präklinik und Klinik stehen vor zunehmenden Herausforderungen der adäquaten Patientenversorgung. Neben den originären medizinischen Kompetenzen sind auch zunehmend Kompetenzen im Bereich Ökonomie und Prozesssteuerung zum reibungslosen Betrieb einer Notaufnahme erforderlich. Ein optimales Schnittstellenmanagement dient der sicheren Patientenversorgung. Die Zusammenarbeit der unterschiedlichen Berufsgruppen erfordert ein hohes Maß an Bereitschaft im interdisziplinären und interprofessionellen Team in kurzer Zeit die richtigen Entscheidungen zu treffen. Dieses Buch bildet die Versorgung des Patienten in der Notaufnahme bis zur ambulanten Behandlung praxisnah ab.

Leseproben und weitere Informationen unter www.kohlhammer.de

W. Kohlhammer GmbH
70549 Stuttgart

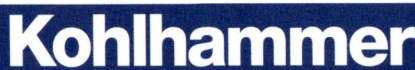